医学实验室ISO 15189认可指导丛书

总主编
周庭银 | 王华梁

临床血液和体液检验标准化操作程序

Standard Operating Procedures for Clinical Hematology and Body Fluid

主编
崔 巍 王 青

上海科学技术出版社

图书在版编目(CIP)数据

临床血液和体液检验标准化操作程序 / 崔巍,王青主编. —上海:上海科学技术出版社,2020.1

(医学实验室 ISO 15189 认可指导丛书 / 周庭银,王华梁总主编)

ISBN 978-7-5478-4689-6

Ⅰ.①临… Ⅱ.①崔… ②王… Ⅲ.①血液检查—实验室诊断—技术操作规程②体液—医学检验—实验室诊断—技术操作规程 Ⅳ.①R446.1-65

中国版本图书馆 CIP 数据核字(2019)第 260206 号

临床血液和体液检验标准化操作程序

主编 崔 巍 王 青

上海世纪出版(集团)有限公司
上 海 科 学 技 术 出 版 社 出版、发行
(上海钦州南路 71 号 邮政编码 200235 www.sstp.cn)
上海盛通时代印刷有限公司印刷
开本 787×1092 1/16 印张 24.25
字数 550 千字
2020 年 1 月第 1 版 2020 年 1 月第 1 次印刷
ISBN 978-7-5478-4689-6/R·1976
定价:150.00 元

内容提要

“医学实验室 ISO 15189 认可指导丛书”以 CNAS CL02：2012《医学实验室质量和能力认可准则》为指导，由全国医学检验各专业领域的专家共同编写，对开展 ISO 15189 医学实验室认可有重要的指导意义和实用价值。

本书共 2 篇 6 章。第一篇管理要求，详细介绍了临床血液和体液检验组织和管理、实验室信息管理、生物安全管理、检验前质量管理、检验质量保证、检验后质量管理及环境设施与设备耗材管理等。第二篇为标准操作规程，从检验目的、原理、试剂与仪器、校准、质量控制、操作步骤、结果判断、生物参考区间、注意事项和临床意义等方面阐述了相关操作规程。附录部分不仅收录了临床血液和体液常用的记录表格，方便读者直接引用，而且列举了临床血液和体液检验常见不符合案例及整改要点，有利于读者借鉴和参考，指导作用突出。

本书内容全面，编排格式规范，言简意赅，实用性强，适用于正在准备或计划准备医学实验室认可单位的管理和技术人员学习和借鉴，还可作为我国医学实验室规范化管理和标准化操作的培训用书。

总主编简介

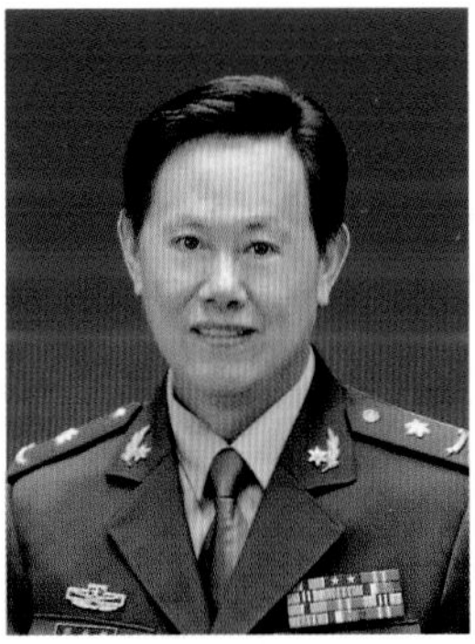

周庭银

海军军医大学附属长征医院实验诊断科主任技师。从事临床微生物检验及科研工作 40 余年，在临床微生物鉴定方面积累了丰富的经验，尤其是对疑难菌、少见菌株鉴定的研究有独到之处。在国内首次发现卫星状链球菌、星座链球菌、霍氏格里蒙菌、拟态弧菌等多株新菌株。近年来，先后帮助国内多家医院鉴定 40 余株疑难菌株。主办国家医学继续教育“疑难菌株分离与鉴定”学习班 22 期(培训 2 800 余人)，2013 年发起成立上海疑难菌读片会，并已成功举办 15 期。成功研究并解决了血培养瓶内有细菌生长，但革兰染色看不到菌、转种任何平板无细菌生长这一难题。研制了新型双相显色血培养瓶、多功能体液显色培养瓶、尿培养快速培养基、抗酸杆菌消化液，以及一种既适用于痰细菌培养，又适用于结核分枝杆菌和抗酸杆菌培养的痰标本液化留置容器。

获国家实用新型专利 5 项、发明专利 1 项。主编临床微生物学专著 11 部，其中《临床微生物学诊断与图解》获华东地区科技出版社优秀科技图书一等奖。以第一作者发表论文 40 余篇。

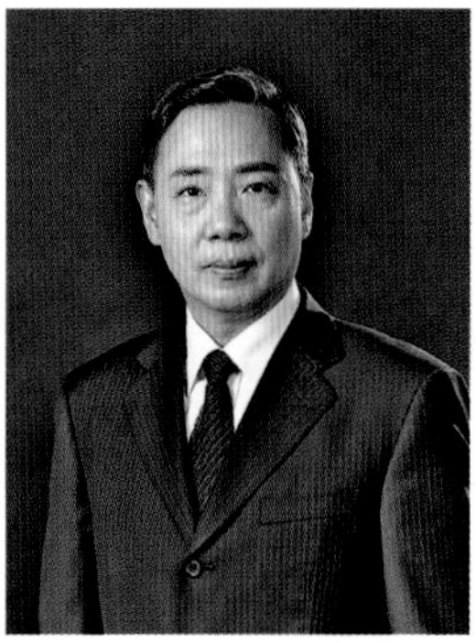

王华梁

医学博士、二级教授、博士生导师，国务院政府特殊津贴专家，上海市临床检验中心主任，《检验医学》杂志主编。

现任全国卫生产业企业管理协会实验医学分会主任委员，中国妇幼保健协会临床诊断与实验医学分会名誉主任委员，中国医师协会检验医师分会分子诊断专家委员会主任委员，中国健康促进基金会质谱精准检验专家委员会主任委员，中国医院协会临床检验管理专业委员会副主任委员，中国遗传学会遗传诊断分会副主任委员，中国医师协会临床精准医疗专业委员会常务委员，国家卫生标准委员会委员，国家卫生健康委临床检验中心专家委员会委员，中华医学会医疗鉴定专家，中国合格评定国家认可委员会 ISO 15189 主任评审员及 17025、17043 评审员等。

先后主持或参与国家“十三五”重大专项、国家自然科学基金、国家博士后基金、上海市重大项目、上海市科学技术委员会产学研重大项目、上海市自然科学基金、上海市卫生健康委员会重点项目等科研项目 20 余项；获上海市科学技术奖一等奖、上海市科技成果奖、军队医疗成果奖多项；先后主编或参编专著 20 余部；在 *Science*、*Clinical Biochemistry*、*Applied Microbiology and Biotechnology*、*Clinical Chemistry and Laboratory Medicine*、*Accreditation and Quality Assurance*、《中华医学杂志》等期刊发表论文多篇。

主编简介

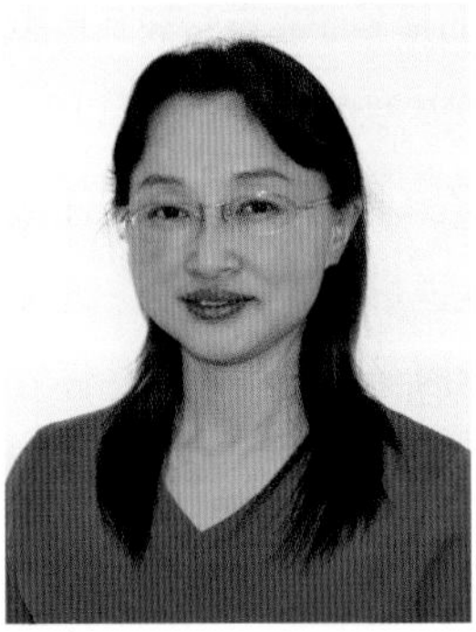

崔　巍

博士生导师，研究员，中国医学科学院肿瘤医院检验科主任。

中国协和医科大学北京协和医院博士，哈佛大学医学院波士顿儿童医院博士后。现任中华医学会检验医学分会副主任委员，北京医师协会检验医师（技师）专业委员会会长，中国医师协会检验医师分会常委、分子诊断专家委员会副主任委员，《中华检验医学杂志》副总编辑，北京医学会检验医学分会副主任委员等。

荣获中华科技奖、北京市科技进步奖等 6 项。主持国家自然科学基金、北京市科委基金等 20 余项。以第一作者或通讯作者在国内外期刊发表文章 160 余篇，编著著作 10 余本。多次参加国内外学术交流，并做会议发言和壁报展示。

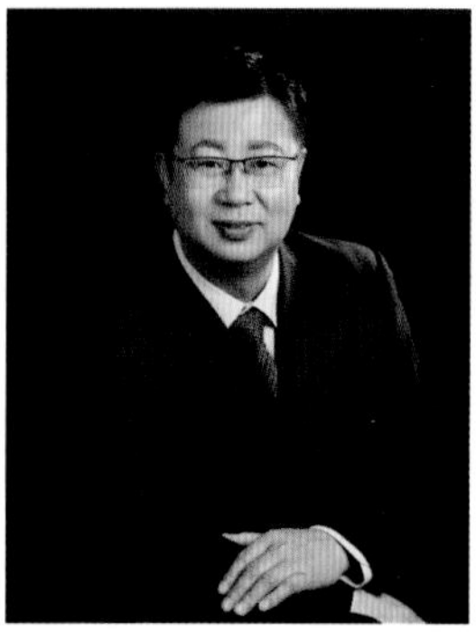

王 青

主任技师，上海市临床检验中心质量管理部主任，上海交通大学医学院客座副教授，上海健康医学院客座教授，ISO 15189 评审员，上海市政府采购评审专家，上海市医学会检验医学分会临床检验学组副组长，上海市医师协会检验医师分会形态学诊断学组副组长，上海市中医药学会检验医学分会血证学组副组长，上海市科学技术专家库成员，第二届中国中西医结合学会检验医学专业专家委员会委员，《检验医学》杂志编委。

主要从事临床血液、体液检验和实验室管理工作。主持和参与课题多项，在核心期刊发表论文 20 余篇，获国家技术发明专利 1 项，主编和参编专著多部。

作者名单

主　编

崔　巍　王　青

副主编

于波海　广州中医药大学深圳医院
樊笑霞　海军军医大学附属长征医院
杨大干　浙江大学医学院附属第一医院
肖秀林　深圳迈瑞生物医疗电子股份有限公司
杨　冀　同济大学附属东方医院
马晓露　大连医科大学附属第一医院
毛红丽　郑州大学第一附属医院

编　委

周厚清　中国医学科学院阜外医院深圳医院
马学斌　中国人民解放军总医院第六医学中心
莫　莉　广州中医药大学深圳医院(福田)
王　力　中国医学科学院肿瘤医院
庄文芳　上海市杨浦区市东医院
李　丽　海军军医大学附属长征医院
李　佳　中国医学科学院肿瘤医院
李焱鑫　四川省医学科学院·四川省人民医院
刘　魏　海军军医大学附属长征医院
宋　颖　上海市临床检验中心

徐卫益　浙江大学医学院附属第一医院
施英娟　南通大学附属医院
崔　玲　上海市宝山区仁和医院
孔乐乐　海军军医大学附属长征医院

秘　书

胡晓波　上海中医药大学附属龙华医院
徐玉兵　上海金域医学检验所有限公司

丛书序言

健康是人类进化的不懈追求，医学的进步是人类文明进步的重要标志，医学实验室的发展是医学进步的重要组成部分。

近年来，随着我国医学实验室信息化、自动化、数字化的飞速发展，医学实验室检验的质量管理水平面临着快速提高的历史机遇。ISO 15189《医学实验室质量和能力认可准则》是指导和引领医学实验室走向规范化的重要指南，已经逐渐在全球范围内广泛应用，对实验室管理、检验医学学科建设和能力提升等发挥了积极的作用。

医学检验是一门综合性的学科，为患者疾病的诊断及后续的治疗提供了精准数据支持，其准确性备受关注。检验数据要精准可靠，报告速度要迅速及时。但是，在临床检验的过程中，检测结果受到诸多环节、多种因素的影响。而医学实验室 ISO 15189 质量管理体系的建立、运行和持续改进，正是不断提高医学检验质量管理水平、保障检验结果准确性的法宝，是提高实验室核心竞争力的重要因素。

“医学实验室 ISO 15189 认可指导丛书”共有 6 个分册，包括《临床微生物检验标准化操作程序》《分子诊断标准化操作程序》《医学实验室质量管理体系》《临床化学检验标准化操作程序》《临床免疫检验标准化操作程序》和《临床血液和体液检验标准化操作程序》。每个分册严格按照 ISO 15189 质量管理体系文件的要求撰写，可以保证实验的精确性、准确性、可溯源性，是从操作层面对 ISO 15189 的一次详细解读，可作为医学实验室建立自身质量管理体系的具体参考，有利于医学实验室的质量管理和技术能力的标准化和规范化建设。

本套丛书邀请了全国一百余名医学检验专家和认可专家参与编写。编写理念新颖，内容实用，符合临床实际，注重整体，重点突出，编排有序，适合于指导建立医学实验室质量管理体系。相信该套丛书的出版，将对我国医学实验室的规范化建设、质量与能力提升、更好地服务患者起到良好的推动作用。

我衷心希望本套丛书能为各实验室开展和运行 ISO 15189 认可发挥积极的作用，并得到读者们的喜爱。我也相信，本套丛书在临床使用的过程中，通过实践的检验，能不断得到改进、完善和提升。

国家市场监督管理总局认可与检验检测监督管理司副司长

2019 年 5 月

丛书前言

随着科学的发展和技术的进步,实验医学对临床医学的贡献越来越大,临床医疗决策对实验医学的依赖越来越高。正是由于医学实验室的重要性不断提高,对其质量和能力的要求也越来越高,医学实验室面临的风险也越来越大。如何保证医学实验室的质量和能力也变得比以往任何时候都重要。ISO 15189《医学实验室质量和能力认可准则》是指导和引领医学实验室走向标准化、规范化的重要指南,已经成为全球范围内被广泛认可和采用的重要标准。

目前,中国医学实验室有以下显著特征:质量管理的标准化、规范化,分析技术的自动化、信息化,以及人员分工的专业化、精细化。医学实验室已进入一个崭新的发展阶段。

为此,我们组织国内一百余名医学检验专家,根据 CNAS－CL02:2012《医学实验室质量和能力认可准则》编写了"医学实验室 ISO 15189 认可指导丛书",共有 6 个分册,包括《医学实验室质量管理体系》《临床血液和体液检验标准化操作程序》《临床化学检验标准化操作程序》《临床免疫检验标准化操作程序》《临床微生物检验标准化操作程序》和《分子诊断标准化操作程序》。本套丛书充分遵循了准则的原则和要求,更是在实际操作层面给读者以提示和指引,旨在提高医学实验室质量的管理能力、室内质控的精确性、室间质评的准确性、测量结果的溯源性等,为各医学实验室自身质量管理体系的建立提供具体参考,对拟申请 ISO 15189 认可的医学实验室具有一定的指导意义和实用价值,可作为医学实验室规范化管理和标准化操作的实用性工具书和参考书。

本套丛书在编写过程中得到了多方的大力支持和无私帮助,尤其是中国合格评定国家认可委员会领导的关心和支持、各分册主编和编者夜以继日的努力与辛勤奉献,在此谨向各位表示诚挚的谢意！此外,还要感谢郑州安图生物工程股份有限公司和上海标源生物科技有限公司对丛书编写给予的大力支持和协助！

由于编者水平所限，加之时间仓促，本套丛书一定有欠缺和不足之处，欢迎专家和读者批评指止。

2019 年 6 月

本书前言

自 2006 年始，国家卫生健康委员会已连续发文，要求各级地方卫生行政部门和医疗机构在保证医疗安全的前提下，积极开展同级医疗机构间检验结果互认工作。医学实验室认可通过临床检验全过程的标准化，逐步实现医疗机构内和医疗机构间检验结果的可比和一致，为医疗机构间检验结果互认提供技术基础。临床血液和体液检验项目是临床上使用最多也是最基础的，其质量直接影响临床疾病的诊断和治疗。为了保证临床血液和体液检验质量，实现医疗机构内和医疗机构间检验结果的可比和一致，为临床提供准确、可靠的检验结果，不断提升医疗机构的诊治水平，我们十多位评审员和被评审医学实验室临床检验负责人，依据《医学实验室质量和能力认可准则》及其在血液、体液检验领域应用说明的要求和标准编写了本书，旨在为那些正在申请医学实验室认可、有意提高临床检验质量或已获认可的医学实验室提供指导和帮助。

本书作为“医学实验室 ISO 15189 认可指导丛书”的一个分册，分为管理要求和标准操作规程两篇。第一篇主要是临床血液和体液检验相关的程序性文件，第二篇主要是相关仪器、检验项目的操作规程和相关检验程序性能验证的要求。同时，还介绍了 ISO 15189 认可过程中发生的典型不符合案例和现场评审流程。

本书涵盖了临床血液和体液检验的所有环节和过程，可为临床血液和体液检验的标准化提供参考和指导，可供从事临床血液和体液检验工作的人员学习和借鉴；也可供医学高等院校从事临床血液和体液检验教学的教师及检验专业的学生参考。

由于编者水平有限，对标准理解深浅不一，书中难免存在欠缺和不足之处，由衷地希望读者给予批评指正，以便再版时加以改正。

编者

2019 年 9 月

目 录

第一篇
管理要求 / 001

第一章 · **组织和管理程序** 002

第一节 人员岗位职责设置及管理程序 / 003
人员岗位设置与职责 / 003
人员配置基本要求 / 006
人员培训、能力评估与授权 / 011

第二节 持续改进程序 / 014
临床咨询管理程序 / 014
投诉管理程序 / 016
内部审核管理程序 / 018
管理评审输入程序 / 021
预防管理程序 / 023
不符合整改和跟踪验证程序 / 025

第三节 实验室信息管理程序 / 027
实验室信息管理程序 / 027
实验室信息系统标准操作程序 / 031

第四节 生物安全程序 / 033
职业暴露处理程序 / 033
废弃物处理程序 / 035

第二章 · **质量管理程序** 038
第一节 检验前质量管理程序 / 039
临检专业用标本容器的选择和验证程序 / 039
标本容器采血量的评估验证程序 / 041
标本采集前患者的准备程序 / 042
标本采集、运送管理程序 / 045
标本接收、拒收处理与保存程序 / 051
不合格和异常标本处理程序 / 054
第二节 检验质量保证程序 / 056
室内质量控制程序 / 056
室间质量评价程序 / 062
实验室间比对程序 / 064
实验室内设备比对程序 / 066
实验室内人员比对程序 / 069
质量改进程序 / 071
质量风险评估和风险管理程序 / 073
第三节 检验后质量管理程序 / 077
检验结果报告管理程序 / 077
标本复核、复检程序 / 080
危急值报告管理程序 / 082
检验结果发布程序 / 084
第三章 · **环境设施与设备耗材管理程序** 086
第一节 实验室设施管理与环境条件程序 / 087
实验室基本设施管理程序 / 087
实验室环境要求管理程序 / 089
实验室安全风险评估程序 / 091
第二节 实验室设备及项目管理程序 / 097
仪器设备管理程序 / 097
仪器设备检定/校准程序 / 101
定量分析仪器的性能验证程序 / 103
定性分析仪器的性能验证程序 / 106
第三节 试剂和耗材管理程序 / 108
试剂和耗材管理程序 / 108

第二篇
标准操作规程 / 111

第四章 · **仪器设备标准操作规程** 112

第一节　血液和血沉分析仪标准操作规程 / 113
血液分析仪标准操作规程 / 113
血液分析仪校准操作程序 / 116
迈瑞 BC－6800 Plus 血液分析仪标准操作规程 / 118
Sysmex 血液分析仪标准操作规程 / 122
血液分析仪标准操作规程 / 127
血沉分析仪标准操作规程 / 130

第二节　凝血分析仪标准操作规程 / 133
凝血分析仪项目定标程序 / 133
ExC810 全自动凝血分析仪标准操作规程 / 135
Sysmex 凝血分析仪标准操作规程 / 140
Stago 凝血分析仪标准操作规程 / 144

第三节　尿液和粪便分析仪标准操作规程 / 148
迈瑞 UA－5800 全自动干化学尿液分析仪标准操作规程 / 148
迈瑞 EH－2080 尿液有形成分分析仪标准操作规程 / 151
Sysmex 尿干化学分析仪标准操作规程 / 154
Sysmex 尿有形成分分析仪标准操作规程 / 158
迪瑞尿干化学分析仪标准操作规程 / 161
迪瑞尿有形成分分析仪标准操作规程 / 165
贝克曼库尔特尿干化学分析仪标准操作规程 / 170
贝克曼库尔特尿有形成分分析仪标准操作规程 / 174
爱威尿有形成分分析仪标准操作规程 / 177
粪便分析仪标准操作规程 / 179

第四节　辅助设备标准操作规程 / 182
离心机标准操作规程 / 182
显微镜标准操作规程 / 184
移液器标准操作规程 / 186
分析天平标准操作规程 / 189

第五章 · **常规检验项目标准操作规程** 192

第一节 血液一般检验项目标准操作规程 / 193
全血细胞计数标准操作规程 / 193
白细胞分类计数标准操作规程 / 196
外周血细胞形态学检查标准操作规程 / 199
网织红细胞计数标准操作规程 / 204
红细胞沉降率标准操作规程 / 206
疟原虫检查标准操作规程 / 208
微丝蚴检查标准操作规程 / 210

第二节 血栓与止血检验项目标准操作规程 / 212
凝血酶原时间测定标准操作规程 / 212
活化部分凝血活酶时间测定标准操作规程 / 214
纤维蛋白原测定标准操作规程 / 216
D-二聚体测定标准操作规程 / 218
纤维蛋白(原)降解产物测定标准操作规程 / 220
凝血酶时间测定标准操作规程 / 222

第三节 尿液检验项目标准操作规程 / 224
尿干化学分析(pH)标准操作规程 / 224
尿干化学分析(白细胞酯酶)标准操作规程 / 226
尿干化学分析(比重)标准操作规程 / 228
尿干化学分析(胆红素)标准操作规程 / 230
尿干化学分析(尿胆原)标准操作规程 / 232
尿干化学分析(尿蛋白)标准操作规程 / 234
尿干化学分析(酮体)标准操作规程 / 236
尿干化学分析(葡萄糖)标准操作规程 / 238
尿干化学分析(隐血)标准操作规程 / 240
尿干化学分析(亚硝酸盐)标准操作规程 / 241
尿有形成分显微镜检查标准操作规程 / 242

第四节 粪便检验标准操作规程 / 244
粪便常规检验标准操作规程 / 244
粪隐血双联半定量法试验标准操作规程 / 246
粪便寄生虫检查标准操作规程 / 248

第五节　穿刺液检验标准操作规程 / 250
脑脊液常规检查标准操作规程 / 250
浆膜腔积液常规检查标准操作规程 / 255
第六节　分泌物检验标准操作规程 / 260
阴道分泌物常规检查标准操作规程 / 260
前列腺液常规检查标准操作规程 / 264
精液常规检查标准操作规程 / 267
第六章 · **检验程序性能验证标准操作规程** ………… 273
第一节　显微镜检验人员比对标准操作规程 / 274
外周血细胞形态学检验人员比对程序 / 274
尿有形成分形态学检验人员比对程序 / 277
粪便标本形态学检验人员比对程序 / 279
体液标本形态学检验人员比对程序 / 280
第二节　仪器性能验证标准操作规程 / 282
全自动血液分析仪性能验证程序 / 282
凝血分析仪性能验证程序 / 286
尿液分析仪性能验证程序 / 289
粪便分析仪性能验证程序 / 294

附　　录 ………… 297
一、典型不符合案例分析与整改 / 298
二、临床血液和体液检验 ISO 15189 医学实验室认可现场评审流程 / 323
三、临床血液和体液检验记录表 / 325

第一篇

管 理 要 求

第一章
组织和管理程序

第一节 · 人员岗位职责设置及管理程序 / 003

第二节 · 持续改进程序 / 014

第三节 · 实验室信息管理程序 / 027

第四节 · 生物安全程序 / 033

人员岗位设置与职责

××医院检验科临检作业指导书		文件编号：××-JYK-LJ-××××
版本：	生效日期：	共 页 第 页

1. 目的

合理设置工作岗位，确保所有人员有明确的工作岗位职责，保证日常工作的顺利进行。

2. 范围

适用于血液和体液检验所有工作人员。

3. 职责

3.1 · 组长制定各工作岗位职责并监督管理。

3.2 · 工作人员按要求完成各岗位职责。

3.3 · 质量监督员负责监督工作人员是否按岗位职责要求进行日常工作。

4. 程序

4.1 · 岗位设置

4.1.1 管理人员由技术负责人、组长、质量监督员构成。管理人员与工作人员应履行各自岗位职责，互相配合。

4.1.2 技术负责人：协助科主任，对专业运作和发展进行技术规划和指导，并提供相应资源。作为临床检验(简称临检)组管理体系责任人，对技术工作负责，并保证符合认可准则、应用说明、法律和法规等各项技术运作要求。

4.1.3 组长：负责管理血液和体液检验所有员工，保质保量完成工作任务；收集和回顾质量评价资料；与科主任、医院其他部门有效沟通；完成指定任务。

4.1.4 质量监督员：在技术负责人和组长指导下，完成仪器维护、质量控制、标本准备、仪器操作、结果审核等质量监督和检查工作。

4.1.5 工作人员：包括岗位、轮转技术人员、标本采集及运送人员。各岗位工作人员认真履行岗位职责并按 SOP 操作，完成记录表格填写，完成组长指派工作。

4.2 · 岗位人员安排

4.2.1 根据仪器配置、检验项目、标本量等设置岗位和人数。工作人员岗位按排班表执行。

4.2.2 在标本量显著增加的情况下，适当增加各岗位人员。

4.2.3 需特殊排班或需连续休息的员工应提前说明，给予优先考虑。如不能满足安排，应服从科室安排。

4.3 · 岗位职责

4.3.1 抽血岗

4.3.1.1 工作时间：7:00～17:00。

4.3.1.2 职责：各类血液标本采集和记录；电脑及打印机维护，抽血区消毒；采血用品及耗材管理。

4.3.1.3 记录：《岗位工作日志》《标本交接记录》等。

4.3.2 血液检测岗

4.3.2.1 工作时间：7:30～17:00。

4.3.2.2 职责：血液标本接收、检测和储存；仪器开机、运行、关机、日常使用、维护和质控；试剂和耗材管理，不同批次试剂验证；室间质评标本检测和结果报告；不合格标本记录；室内温湿度、冰箱温度记录；紧急喷淋、洗眼器等维护和记录。

4.3.2.3 记录：《血液检测岗工作日志》《洗眼器、喷淋维护记录表》《仪器维护、保养记录表》等。

4.3.3 结果审核岗

4.3.3.1 工作时间：8:00～17:00。

4.3.3.2 职责：检验报告审核和复检，血型鉴定和结果报告，疟原虫、微丝蚴检查，外周血细胞形态检查和报告，红细胞沉降率、CRP等检测和报告，显微镜、离心机日常维护。

4.3.3.3 记录：《结果审核岗工作日志》《危急值登记本》《疟原虫登记表》等。

4.3.4 凝血检测岗

4.3.4.1 工作时间：8:00～17:00。

4.3.4.2 职责：凝血标本接收、检测、复查、审核和保存；分析仪使用、维护和质控；试剂库存管理及验证；室间质评标本检测和结果报告；不合格标本记录。

4.3.4.3 记录：《凝血检测岗工作日志》《危急值登记本》等。

4.3.5 体液标本接收岗

4.3.5.1 工作时间：7:00～17:00。

4.3.5.2 职责：体液检验标本接收、登记、送检，室内环境清洁，医疗垃圾清理及交接。

4.3.5.3 记录：《门诊检验室环境清洁记录》《医疗垃圾交接记录》等。

4.3.6 粪便及体液检验岗

4.3.6.1 工作时间：7:30～17:00。

4.3.6.2 职责：体液标本处理、检验、结果审核与报告；各项目质控运行、处理和记录；体液岗所用试剂、质控品库存管理；显微镜日常使用和维护保养；室间质评标本检测和结果处理；工作区环境温湿度、冰箱、水浴箱等检查记录。

4.3.6.3 记录：《粪便岗位工作日志》《体液岗位工作日志》等。

4.3.7 尿液检测和审核岗

4.3.7.1 工作时间：8:00～17:00。

4.3.7.2 职责：所有标本处理、上机、结果审核与报告；仪器日常使用和维护保养、室内质控运行、处理和记录；所有试剂、质控品和耗材库存及有效期管理；室间质评标本的检测和结果处理。

4.3.7.3 记录：《尿液标本处理岗工作日志》《尿常规审核岗工作日志》《仪器维护保养记

录表》《离心机维护记录表》等。

5. 相关文件和记录

5.1・《××岗位工作日志》。

（杨大干　徐卫益）

人员配置基本要求

××医院检验科临检作业指导书		文件编号：××-JYK-LJ-××××
版本：	生效日期：	共　页　第　页

1. 目的

根据实验室实际情况，配置合适组织架构和人才梯队，满足专业发展需要。

2. 范围

用于血液和体液检验的人员配置。

3. 职责

3.1・科主任配置合理人才梯队，任命血液和体液专业组织架构中的核心人员。

3.2・员工服从工作安排，积极完成职称晋升、岗位晋级。

4. 程序

4.1・人员配置要求

4.1.1　根据实验室定位、仪器配置、检验项目、信息化程度、标本量等因素设置组织架构、人才梯队和岗位人数。

4.1.2　人员由技术负责人、组长、质量监督员、技术人员、轮转技术人员、标本采集和运送人员构成，可包括实习生、规培生和进修生。

4.1.3　血细胞分析复检标本 100 份/日以下，至少配备 2 人；复检标本 100～200 份/日时，至少配备 3～4 人；若使用自动推片染色仪、血细胞形态识别仪、自动审核时，可适当减少人员配置。

4.1.4　体液学标本量 1～200 份/日时至少配备 2 人；200～500 份/日至少配备 3～4 人；若采用有形成分分析仪、自动审核时，可适当减少人员配置。

4.2・技术负责人

4.2.1　工作概述：作为专业技术责任人，负责项目按各项技术要求运作。协助科主任，对专业运作和发展进行技术规划和指导，并提供相应资源。

4.2.2　请示上报：向副主任/主任请示和上报。

4.2.3　岗位职责与工作任务描述

4.2.3.1　负责保证并确认血液和体液检测所开展项目、设备、设施、人员、技术能力满足临床要求，并符合认可准则及相关标准要求。

4.2.3.2　协助科主任安排专业学术交流，了解专业相关检测技术发展动态。

4.2.3.3　协助科主任筹划专业技术发展、技术改进规划，组织和审查质控活动，为外部服务提供技术性建议并评价，确保符合各项技术规范要求。

4.2.3.4　规划专业科研方向，帮助研究人员获取科研所需资源，并提供技术指导。

4.2.3.5　严格遵守院、科安全手册，积极参加安全培训和考核，做好卫生工作。

4.2.3.6　根据教学大纲和(或)培训目标,指导和监督学生进行规范的临床操作。

4.2.3.7　严格遵守科室各类文件管理和保密制度,并在工作中严格执行。

4.2.3.8　按科室规定,主动参加继续教育,承担课堂教学任务和学生带教。

4.2.3.9　积极申报各类科研基金,撰写研究论文。

4.2.3.10　明确医院使命、服务理念、医院宗旨,热情对待所有来访者。

4.2.3.11　参与科室持续改进项目,主动承担角色任务。

4.2.3.12　严格遵守劳动纪律,服从工作安排。

4.2.4　任职条件与工作要求

4.2.4.1　学历职称:本科及以上学历,副高及以上技术职称。

4.2.4.2　知识技能:了解临床血液和体液检验各项技术要求,及时了解学科发展动态。

4.2.4.3　职业形象:有良好职业形象意识,外表、着装符合职业要求。

4.2.4.4　工作经验:具有 8 年以上工作经验。

4.2.4.5　从业资格:检验及相关专业。

4.3 · 组长

4.3.1　工作概述:负责管理专业组所有员工,有质量地完成每天工作任务;收集和回顾质评资料;与科主任、医院相关部门有效沟通;圆满地完成科内指定任务。

4.3.2　请示上报:向副主任/主任请示和上报。

4.3.3　岗位职责与工作任务描述

4.3.3.1　做好日常工作安排,合理分工,使工作有序、有效,环境干净、整洁。

4.3.3.2　按各项技术要求做好仪器预防性维护、校准工作,确保仪器正常运转。

4.3.3.3　负责申请或订购及合理经济使用耗材和试剂。

4.3.3.4　对标本进行全程管理,确保所有标本及时、正确处理,避免遗失和漏检。

4.3.3.5　管理部门员工,关心部门员工职业发展,负责部门内技术人员继续教育,组织相关内部培训。

4.3.3.6　以友好态度处理来自客户的咨询及一般性医疗纠纷。积极听取组内工作人员及客户的意见和建议,并酌情进行处理。必要时向科主任和医院反馈。

4.3.3.7　根据教学大纲和(或)培训目标,指导和监督学生进行规范的临床操作。

4.3.3.8　对安全负责,确保所有工作人员遵照科室和专业组安全准则执行。

4.3.3.9　严格遵守检验科各类管理和保密文件,并在工作中严格执行。

4.3.3.10　按科室规定,主动参加继续教育,承担课堂教学任务和学生带教工作。

4.3.3.11　积极申报各类科研基金,撰写研究论文。

4.3.3.12　明确医院使命、服务理念和医院宗旨,热情对待所有来访者。

4.3.3.13　参与科室持续改进项目,主动承担角色任务。

4.3.3.14　严格遵守劳动纪律,服从工作安排。

4.3.4　任职条件与工作要求

4.3.4.1　学历职称:本科及以上学历,主管及以上技术职称。

4.3.4.2　知识技能：有一定管理能力，熟悉临床检验相关专业知识，熟练使用所有设备，熟练形态学专业技能。

4.3.4.3　职业形象：有良好职业形象意识，外表、着装符合职业要求。

4.3.4.4　工作经验：5年以上工作经验。

4.3.4.5　从业资格：检验及相关专业。

4.4·质量监督员兼内审员

4.4.1　工作概述：在完成临检日常工作基础上，作为组内质量监督员认真完成质量指标、工作日志审核、不符合情况发现和纠正等工作。

4.4.2　请示上报：向主任/副主任请示和上报。

4.4.3　岗位职责与工作任务描述

4.4.3.1　及时学习和掌握职责范围相关法律和法规、技术标准。

4.4.3.2　对日常工作中各环节进行监督，有计划地防止和减少不符合情况出现。

4.4.3.3　参与科室内审，完成各项年度评价和评审工作。监督内审、管理评审、日常质量监督中发现不符合情况，决定是否及时采取处理措施、措施是否有效。

4.4.3.4　负责部门质量指标和持续改进项目，持续改进检验质量。

4.4.3.5　严格遵守院、科安全手册，积极参加安全培训和考核，做好卫生工作。

4.4.3.6　根据教学大纲和(或)培训目标，指导和监督学生进行规范的临床操作。

4.4.3.7　协助技术负责人完成各级临检中心室间质评。协助主管订购试剂和质控品。负责检验项目仪器校准、室内质控、性能验证和维护保养等工作。

4.4.3.8　按各项技术要求完成临检日常工作和体检、夜班工作。合理经济使用试剂和耗材。

4.4.3.9　积极撰写研究论文。

4.4.3.10　严格遵守检验科各类管理和保密文件，并在工作中严格执行。

4.4.3.11　严格按医院和科室规定，做好院内感染控制工作。

4.4.3.12　按科室规定，主动参加继续教育，承担教学任务。

4.4.3.13　明确医院使命、服务理念和医院宗旨，并为之努力。

4.4.3.14　严格遵守劳动纪律，服从工作安排。

4.4.4　任职条件与工作要求

4.4.4.1　学历职称：本科及以上学历，主管及以上职称。

4.4.4.2　知识技能：熟悉临床检验相关专业知识，熟练使用组内所有设备，及时学习各项法律、法规和技术标准，有一定文字处理能力。

4.4.4.3　职业形象：有良好职业形象意识，外表、着装符合职业要求。

4.4.4.4　工作经验：5年以上工作经验。

4.4.4.5　从业资格：检验及相关专业。

4.5·技术人员

4.5.1　工作概述：在临检主管指导下，完成仪器维护、质量控制、标本准备、仪器操作、结果审核等各项工作。

4.5.2　请示上报：向组长请示和上报。

4.5.3　岗位职责与工作任务描述

4.5.3.1　按各项技术要求，完成临检日常工作和体检工作，维护和保养各种仪器，合理经济使用试剂和耗材。

4.5.3.2　严格遵守院、科安全手册，积极参加安全培训和考核，做好卫生工作。

4.5.3.3　根据教学大纲和(或)培训目标，指导和监督学生进行规范的临床操作。

4.5.3.4　保持工作区域干净、整洁，各类物品、资料存放整齐有序。

4.5.3.5　严格遵守检验科各类管理和保密文件，并严格执行。

4.5.3.6　按科室规定，主动参加继续教育，完成实习带教。

4.5.3.7　明确医院使命、服务理念和医院宗旨，热情对待所有来访者。

4.5.3.8　参与科室持续改进项目，主动承担角色任务。

4.5.3.9　严格遵守劳动纪律，服从工作安排。

4.5.4　任职条件与工作要求

4.5.4.1　学历职称：大专及以上学历，主管及以上技术职称。

4.5.4.2　知识技能：熟悉临床检验相关专业知识，熟练使用所有仪器和设备。

4.5.4.3　职业形象：有良好职业形象意识，外表、着装符合职业要求。

4.5.4.4　工作经验：5 年以上工作经验。

4.5.4.5　从业资格：检验及相关专业。

4.6 · 轮转技术人员

4.6.1　工作概述：在主管技师指导下，完成标本准备、仪器维护、操作及结果审核等工作。

4.6.2　请示上报：向组长请示和上报。

4.6.3　岗位职责与工作任务描述

4.6.3.1　正确而熟练使用常用仪器，工作过程有组织、有效率。

4.6.3.2　按作业指导书要求，完成部门指派工作，合理经济使用试剂和其他消耗品。

4.6.3.3　严格遵守院、科安全手册，积极参加安全培训和考核，做好卫生工作。

4.6.3.4　保持工作区域干净、整洁，各类物品、资料存放整齐有序。

4.6.3.5　不受任何干扰，独立对临床送检标本按各项技术标准，秉公做出正确操作、检测和判断。

4.6.3.6　严格遵守检验科各类管理和保密文件，理解文件内容并严格执行。

4.6.3.7　按科室规定，主动参加继续教育。

4.6.3.8　明确医院使命、服务理念和医院宗旨，热情对待所有来访者。

4.6.3.9　参与科室持续改进项目，主动承担角色任务。

4.6.3.10　严格遵守劳动纪律，服从工作安排。

4.6.4　任职条件与工作要求

4.6.4.1 学历职称：大专及以上学历。

4.6.4.2 知识技能：熟悉医学检验相关专业知识，熟练使用常用仪器设备。

4.6.4.3 职业形象：有良好职业形象意识，外表、着装符合职业要求。

4.6.4.4 工作经验：完成上岗前培训和考核。

4.6.4.5 从业资格：检验及相关专业。

4.7・标本采集人员

4.7.1 工作概述：在主管领导下，负责处理各种标本的采集。

4.7.2 请示上报：向组长请示和上报。

4.7.3 岗位职责与工作任务描述

4.7.3.1 按院内感染要求和操作规程要求完成日常标本采集工作，做到有效而经济地使用消耗品。

4.7.3.2 标本采集前，做好患者身份核对，热情而耐心地对待，严禁发生争执。

4.7.3.3 严格遵守院、科安全手册，积极参加安全培训和考核，做好卫生工作。

4.7.3.4 严格遵守检验科各类管理和保密文件，并在工作中严格执行。

4.7.3.5 按科室规定，主动参加继续教育，承担教学任务。

4.7.3.6 根据教学大纲和(或)培训目标，指导和监督学生进行规范的临床操作。

4.7.3.7 明确医院使命、服务理念和医院宗旨，热情对待所有来访者。

4.7.3.8 参与科室持续改进项目，积极完成指派临时任务，主动承担角色任务。

4.7.3.9 严格遵守劳动纪律，服从工作安排。

4.7.4 任职条件与工作要求

4.7.4.1 学历职称：大专及以上学历，初级及以上技术职称。

4.7.4.2 知识技能：熟悉标本采集操作规程，熟悉标本采集和院内感染要求。

4.7.4.3 职业形象：有良好的职业形象意识，外表、着装符合职业要求。

4.7.4.4 工作经验：1 年以上工作经验。

4.7.4.5 从业资格：检验及相关专业。

5. 相关文件和记录

5.1・《岗位职责书》。

（杨大干 徐卫益）

人员培训、能力评估与授权

××医院检验科临检作业指导书		文件编号：××-JYK-LJ-××××
版本：	生效日期：	共　页　第　页

1. 目的

明确人员技能培训内容和考核要求，履行质量管理体系相关职责，使员工能人尽其才适合岗位工作。定期进行员工专业能力评估，对通过考核的人员予以适当授权，以满足检验工作需求。

2. 范围

用于临检专业工作人员、新员工、实习人员和进修人员的培训、考核及授权。

3. 职责

3.1 · 科主任：合理配置人员数量和结构，制定培训计划，对员工进行能力评估和动态授权。

3.2 · 组长：负责实施员工技术培训及考核。

3.3 · 员工：参加技术培训和能力评估。

3.4 · 文档管理员：对培训、考核、授权等资料进行归档管理。

4. 程序

4.1 · 培训目标

4.1.1　养成严谨、科学的工作作风，树立患者与服务对象至上的服务理念。

4.1.2　掌握血液和体液专业基本理论、基本技能和基本操作。

4.1.3　熟悉规章制度、岗位职责、生物安全规范。

4.2 · 培训内容

4.2.1　基本理论

4.2.1.1　检验项目涉及生理学、病理学、生物化学、免疫学、微生物学、医学统计学基础理论。

4.2.1.2　标本采集，血液、血栓与止血、尿液、粪便、体液（脑脊液、浆膜腔积液、关节腔积液、前列腺液、阴道分泌物）检验等专业理论知识。

4.2.2　基本技能

4.2.2.1　血液分析仪、凝血分析仪、尿液干化学和有形成分分析仪检测原理、技术参数、使用、维护、校准、性能评价、显微镜复检规则、质量保证及临床应用。

4.2.2.2　临床血液和体液检验分析前、中、后质量管理。

4.2.2.3　临床血液和体液检验结果的临床分析。

4.2.3　基本操作

4.2.3.1　血液、尿液和体液标本采集、运送、接收、处理、检测、报告、保存、质控等技术。

4.2.3.2　信息系统的操作和简单维护。

4.2.4　规章制度

4.2.4.1　现行法律、法规及卫生行业标准。

4.2.4.2　检验科及血液、体液专业的质量管理体系。

4.2.4.3　安全管理要求，包括安全防护、不良事件管理。

4.2.4.4　医学伦理和患者信息保密的政策和法规。

4.2.4.5　外出学习培训的规定。

4.3 · 培训实施

4.3.1　每年年初，根据专业不同层次人员制定培训计划。原则上每月安排培训 1 次，特殊情况可增加计划外培训。

4.3.2　员工应完成组内教育培训和考核。

4.3.3　员工应完成指定工作仪器/方法进行的初次培训和考核。

4.3.4　新进员工，包括未满半年新职工，应完成临检组所有的培训项目。

4.3.5　主要培训内容及方式包括但不限于以下所列内容（表 1－1）。

表 1－1　人员培训内容及形式

培训内容	培训方式
质量管理体系	授课、质量管理体系文件
实验室信息系统	授课、LIS 文件
健康与安全（含不良事件）	自学、政策
医学伦理及信息保密	自学、政策、法规
岗位职责	授课（组长拟定计划）、自学（SOP 文件）
仪器原理	授课、SOP 文件
标本检测	授课、SOP 文件、实践
质量控制和失控处理	授课、SOP 文件、实践
仪器维护和保养	授课、SOP 文件、实践
标本采集、接收与处理	授课、SOP 文件
结果解释	授课、SOP 文件
血、尿、粪、体液有形成分识别	授课、SOP 文件、实践
检测系统的校准与性能评价	授课、SOP 文件
新知识、新方法、新技术	学术会议传达、自学

4.4 · 能力评估

4.4.1　能力评估时间和频率

4.4.1.1　新轮转人员（包括未满半年新职工）入科培训后，开始做标本检测前，应完成岗位理论和技能考核。考核合格者，由科主任授权。实习生、进修人员在出科前考核，考核内容包括日常表现、基础理论、操作技能。

4.4.1.2　工作第一年的新员工，尤其是从事血液和体液检验人员，在最初 6 个月内应至少进行 2 次能力评估，考核形式为基础理论与操作技能。

4.4.1.3 血液和体液检验人员应每年进行一次能力评估。

4.4.1.4 当职责变更或离岗6个月后，或政策、程序、技术有变更时，应对员工进行培训和考核。未通过考核的人员，应进行再培训和再考核，合格后才可上岗。

4.4.2 能力评估方法：通过以下几种方法之一或其组合进行员工能力评估。

4.4.2.1 直接观察标本检测，包括患者标识和准备，标本采集、操作、处理和检验。

4.4.2.2 监测检测结果的记录和报告。

4.4.2.3 审查中间结果或工作记录、室内质控记录、室间质评结果、维护保养记录。

4.4.2.4 直接观察仪器维护和功能检查执行。

4.4.2.5 通过测试已分析过标本、内部盲样、质评标本来评价测试表现。

4.4.2.6 解决问题能力评估。

4.5·岗位授权

4.5.1 科主任根据考核评估情况予以相应授权。

4.5.2 专业组内每一检测系统或检验项目均应进行授权。

4.5.3 考核不合格者不得授权独立从事检验工作，应进行再培训、再考核，通过后才可授权。

4.6·培训记录

4.6.1 填写培训记录表，包括时间、地点、参与人员、培训内容、讲课人等。

4.6.2 填写培训效果评价表，包括时间、地点、培训内容概要、培训效果评价方式及其效果、评价人、审核人等。

4.6.3 由文档管理员负责归档保存。

5. 相关文件和记录

5.1·《培训记录表》。

5.2·《培训效果评价表》。

5.3·《人员岗位授权一览表》。

5.4·《能力评估记录》。

（杨大干 徐卫益）

临床咨询管理程序

××医院检验科临检作业指导书		文件编号：××-JYK-LJ-××××
版本：	生效日期：	共　页　第　页

1. 目的

建立与临床和患者的良好沟通机制，确保实验室以主动咨询服务为主，同时有章可循地提供被动咨询服务，提高用户对实验室服务使用的有效性。

2. 范围

用于检验咨询和解释的服务。

3. 职责

3.1·科主任负责任命咨询小组成员，指导、规范咨询相关工作。

3.2·咨询小组负责日常的咨询和解释工作。

3.3·文档管理员对咨询活动的记录及时归档和保存。

4. 程序

4.1·成立咨询小组

4.1.1　血液和体液专业是检验服务窗口，咨询小组成员应尽量涉及各亚专业领域的技术骨干。

4.1.2　由科主任任命咨询小组成员。成员应具有执业医师资质或为具有丰富临床及检验知识的技术骨干人员。

4.2·咨询小组工作程序

4.2.1　咨询小组成员负责解答来自患者和临床医护人员提出的问题，具体如下。

4.2.1.1　为选择检验和使用服务提供建议：向用户提供检验项目的选择和使用、检验项目的临床意义、使用检验项目的临床指征、申请检验的频率等建议。说明检验项目的标本类型、标本的采集和标本运送及处理等要求；不合格标本的拒收标准、让步检验的要求；有可能出现的检验结果与临床不符合情况的原因等。

4.2.1.2　为临床病例的诊疗提供建议：如参加疑难病例讨论、临床查房、临床会诊等，可从实验室的角度对一些病例提出专业意见。

4.2.1.3　为检验结果解释提供专业判断：如检验项目临床意义、检验方法局限性和影响因素、检验结果测量不确定度等。与其他检验项目的相关性及采取其他检查的进一步建议。

4.2.1.4　推动实验室服务有效利用：应定期或不定期向用户进行检验项目宣讲，包括新项目、重要检验项目指标和不常用检验项目的标本采集、临床意义、应用效能评价等。

4.2.2　咨询小组对用户口头、电话提出的问题应立即回答；如不能立即回答，应告知联系方式，原则上3天内给予答复。对书面、信函等方式提出的咨询，尽可能在咨询者要求时限内给予解答。咨询小组不能在规定时间内解答咨询者问题时，应集体讨论后给予解答。

4.2.3 咨询小组不定期地用网络、微信等平台发送检验资讯，及时将本学科最新研究进展、新开展项目介绍给服务对象，满足服务对象不同的需求。检验信息内容至少包括：新项目检测方法、检测原理、临床意义、干扰因素、参考区间、报告时限、如何合理选用项目、定期复查时间、标本类型、留样注意事项等。

4.2.4 咨询小组成员参加科内或外派培训。外派培训可参加临床轮转、临床查房和会诊等，进一步积累临床经验，同时对临床病例诊断、疗效发表相关意见。

4.2.5 接受被动咨询时，实行首问负责制。任何人不得拒绝用户所提出的业务范围内的问题。

4.2.6 在血液和体液专业开设咨询窗口，在合适时间对咨询小组成员进行轮流排班，主动提供咨询服务。

4.2.7 按需派人到临床进行沟通，如参与临床查房、现场宣讲、提供网络资源等。

4.2.8 定期对咨询、沟通情况进行总结分析，提出解决方案，针对共性问题开展培训。

5. 相关文件和记录

5.1 《临床咨询记录表》。

（杨大干 徐卫益）

投诉管理程序

××医院检验科临检作业指导书		文件编号：××-JYK-LJ-××××
版本：	生效日期：	共 页 第 页

1. 目的

妥善处理来自临床、患者、实验室员工或其他方对实验室质量和安全管理的投诉或反馈意见，不断提高检验质量和服务水平，保证管理体系有效运行。

2. 范围

用于所有与检测或服务有关的投诉受理和处理过程。

3. 职责

3.1·科主任负责重大投诉事件的处理方案。

3.2·投诉第一受理人记录投诉内容并跟踪投诉全过程。

3.3·所有人员均有接受并转达投诉的义务和责任。

3.4·管理层调查投诉和责任界定，建立纠正措施。

4. 投诉处理工作程序

4.1·投诉信息来源

4.1.1 服务对象通过各种途径向本专业上级部门提出对服务质量、服务态度等不满意见，即为投诉。

4.1.2 服务对象通过上门或电话等方式，向本专业负责人或其他人员提出服务质量质疑，在得不到圆满解答时提出不满意见，也形成投诉。

4.1.3 为改进服务质量，指定专人定期以系统化方式，如调查，从服务对象、内部员工那里获取维持和改进服务质量的负面或正面反馈意见或善意建议，实验室也可视为投诉。

4.1.4 极个别情况，如重大质量事故。

4.2·投诉受理

4.2.1 血液和体液专业有窗口服务，在醒目位置公布检验相关投诉处理程序、地点、接待时间、联系方式，也可接受服务对象面对面抱怨、投诉。

4.2.2 科内任何员工有责任接受服务对象以任何方式向本科室提出投诉，并立即转达管理层。

4.2.3 科室为临床科室建立检验服务满意度调查表，定期发放、收集有关情况。

4.2.4 无论何时何地，无论何位员工，遇到有服务对象提出投诉应热情接待，尽可能详细说明情况并做好记录，及时填写投诉单，报告科室管理层。

4.3·投诉处理：投诉受理后，科主任和(或)质量主管应及时与相关部门和(或)相关责任人联系，通过调查核实，分析研究，确定投诉性质(是否为有效投诉)，然后依据情况和各项规定采取相应措施。

4.3.1 有效投诉

4.3.1.1 有关对检验结果有异议或要求复查的投诉，应在报告发出之日 1 周内(视标本保留时间不同而定)提出。受理后须在 3 天内对投诉做出答复；紧急投诉须在 1 小时内做出答复。

4.3.1.2 要求复查结果时，如同一份标本的复查结果与原结果一致，可口头回复，不再发报告单；同一份标本复查结果与原结果不一致时收回原报告单，发出更改后报告单。

4.3.1.3 当实验室与服务对象对检测结果正确性有异议，并各执己见时，可通过双方共同协商选择有资格的第三方仲裁，以求得共识。

4.3.1.4 由于仪器故障等导致检验结果延迟发放，由此引起投诉，责任人向投诉人说明原委，并承诺最迟报告时间，想办法尽快为其检测。

4.3.1.5 属检验项目不符、漏做、错做，责任人应立即为其补做，收回原报告单，发出更改后报告单。

4.3.1.6 属实验室服务态度或其他原因导致客户向医院管理层提出投诉。实验室在签好收件时间或承接人姓名后，交科主任及时向被投诉人或相关人员了解情况。被投诉人或相关责任组组长受理后，首先在被投诉意见表述和检查栏中将事情原委、经过、事件教训填好并签名。科主任依据投诉性质及时与服务对象沟通，做出相应处理，并记录沟通情况。

4.3.1.7 重大过失所致投诉受理，应首先报告院长办公室，必要时请领导批示后，科主任按批示执行。

4.3.1.8 对不能立即回复的投诉，应主动告知服务对象目前处理进度，尽量在最短时间内完成投诉处理。

4.3.1.9 对实验室内部员工投诉，受理后由质量主管安排有效沟通，并采取相应调整措施，及时反馈解决方法和效果，必要时上报科主任处理。

4.3.1.10 检验科在收到服务对象建议和表扬时，也应作为质量管理体系持续改进的重要输入项，做好记录和归档，必要时进行宣传推广。

4.3.1.11 质量主管负责记录和跟踪所有来自实验室内部或外部的投诉。针对所有可能危害到员工、患者安全，可能造成意外事故的问题进行根源性分析，并及时采取有效纠正措施。

4.3.1.12 投诉方如对处理意见不满意，可向主管部门汇报，最后可上报到医疗事故鉴定委员会解决或通过法律诉讼解决。

4.3.2 无效投诉：对经调查表明非本科失误引起的服务对象投诉，或来自服务对象其他方面期望、要求时，实验室应坚持有则改之、无则加勉的原则，耐心向投诉者解释，并欢迎提出宝贵意见。

4.4 · 医院定期进行门诊、住院患者检验服务满意度调查，针对意见和建议落实有效改进措施。

4.5 · 定期向员工调查满意度和征求反馈意见，并落实改进措施。

5. 相关文件和记录

5.1 ·《投诉受理记录表》。

(杨大干 徐卫益)

内部审核管理程序

××医院检验科临检作业指导书		文件编号：××-JYK-LJ-××××
版本：	生效日期：	共　页　第　页

1. 目的

通过对血液和体液专业质量管理体系运行内审，确保符合质量管理体系要求并进行持续改进。

2. 范围

用于血液和体液专业内审活动。

3. 职责

3.1·质量主管：制定内审计划，实施内审并组织整改。

3.2·内审员：编制血液和体液专业内审检查表，提交内审过程记录和不符合报告。跟踪验证内审后采取纠正措施和预防措施的有效性。

3.3·员工：协助组织并进行内审。实施纠正措施和预防措施。

4. 内部审核

4.1·内审计划、内审组、核查表、实施流程：参照科室《内部审核程序》执行。内审员应经ISO 15189培训，有一定资质，熟悉血液和体液工作但无直接关系。

4.2·内审实施：除按科室内审实施要求外，还应结合血液和体液专业进行现场审核。

4.2.1　审核方式：查阅文件体系是否符合最新的行业标准或指南要求，观察实验现场及记录是否符合质量体系要求，提问或与相关工作人员谈话，对已完成的工作进行留样再测或重新阅片，来评估员工技术能力。收集证据时，要随机抽样，尽量不要干扰员工的正常工作，对员工的配合应表示感谢。

4.2.2　详细记录及报告现场审核情况，包括文字、拍照、录音等。现场检查时，除关注正式员工外，还要关注实习、外派、进修、工人等人员。同一个问题可重复询问多个员工，从多个人员来核对培训效果、核查质量体系执行情况。

4.2.3　审核流程和内容：逐条核对条款要求。具体流程和内容如下。

4.2.3.1　实验室安全

4.2.3.1.1　查看实验室岗位职责文件，按当日排班表检查实际执行情况，核对岗位人员，选择1～2名员工考核岗位职责。

4.2.3.1.2　询问员工实验室有哪些安全防护措施，应包括生物安全柜、洗眼器、喷淋、灭火器等。请员工示范操作并查看维护记录。

4.2.3.1.3　观察员工个人防护用品，如防护服、手套、口罩、鞋子(不能露脚趾)等。询问员工什么时候戴手套，戴手套禁止做什么，示范洗手操作。

4.2.3.1.4　查看水、电安全检查记录，禁止多个插座连接。查看物品管理，应离地堆放、归类整齐。

4.2.3.1.5　按设施与环境管理要求，检查工作区域卫生状况，如门框上的死角、桌子下面、水槽底下等；墙壁完整、清洁，无剥脱或腐蚀痕迹，天花板、地面、窗户洁净。每日清洁桌面、地面，用规定消毒液消毒被污染的台面。

4.2.3.1.6　按设施与环境管理要求，储存物品堆放高度至少低于消防喷淋 50 cm。走廊通道和防火门无任何障碍物阻挡，走廊门和防火门都能关紧。紧急出口标志清晰完好、无任何障碍物遮挡。灭火器、消防栓、报警装置处无障碍物堆放。

4.2.3.1.7　查看感染性废物和锐器物管理，考核 1～2 位员工血液标本溢出处理。

4.2.3.1.8　查看实验室意外事件处理情况，询问一名员工针刺伤处理流程。

4.2.3.2　人员培训与能力评估

4.2.3.2.1　依人员培训与能力评估文件，查看有无本年度专业组培训计划，查看培训执行情况，包括签到表、PPT、考核内容、效果评价。询问一名员工，是否知晓医院及科室层面培训内容。

4.2.3.2.2　结合血液或体液情况，抽查 1～2 员工能力评估记录。查看最近 1～2 名新员工、实习进修人员培训和考核记录。

4.2.3.2.3　抽查 1～2 名员工，询问管理体系文件在哪里，查看员工重要文件培训或学习记录。

4.2.3.2.4　询问一名员工，关于血液和体液专业质量指标及数据意义、质量改进项目、进展、参与内容。

4.2.3.3　标本采集与处理

4.2.3.3.1　依据标本采集和处理文件，检查标本前处理情况，抽查不符合标本登记和处理，有无不合格标本登记，有无定期回顾分析。

4.2.3.3.2　检查门诊患者静脉采血过程、患者确认、院内感染防控、标本转运记录等。

4.2.3.3.3　抽查 2 个标本，查看工人有无确认接收记录，关键时间节点是否有记录。

4.2.3.3.4　标本保存，区分已检和未检标本。冷藏温度保持在 2～8℃。冰箱内外清洁，无私人物品，无试剂和标本混放。

4.2.3.4　性能验证

4.2.3.4.1　依仪器性能验证文件，核对仪器清单上每台仪器性能验证报告。

4.2.3.4.2　按仪器性能验证文件，查看性能验证报告完整性，核对 2～3 个项目性能参数与仪器或项目 SOP 要求是否一致。

4.2.3.5　质控及校准

4.2.3.5.1　查看质控程序文件，核对一周内仪器和 LIS 质控数据一致性，查找失控点及原因处理分析记录。

4.2.3.5.2　查看最近几个月质控数据趋势，如有显著性变化时处理措施。

4.2.3.5.3　重点检查，没有商业质控品项目室内质控开展情况。

4.2.3.5.4　依据仪器校准文件，按仪器清单，检查每台仪器校准报告，对实验室校准文件进行内容核对,重点检测报告和仪器原始记录的一致性。

4.2.3.6 结果比对

4.2.3.6.1 参照项目比对文件,按项目清单核查仪器及人员比对报告,核查比对周期和结果。

4.2.3.6.2 结果比对报告内容完整性。

4.2.3.7 能力验证/室间质评试验:根据项目清单分为参加临床检验中心能力验证/室间质评项目和未能参加能力验证/室间质评项目。

4.2.3.7.1 按能力评价文件,抽查某年某次检测记录,不能固定人员检测。

4.2.3.7.2 检查能力验证/室间质评结果回报,重点核查不合格项目处理及整改措施。

4.2.3.7.3 对未参加能力验证/室间质评项目替代方案,抽查几个项目执行情况,包括院间比对频率、标本数、结果评价等。

4.2.3.8 试剂和耗材管理

4.2.3.8.1 无过期物品,打开试剂标明开瓶日期和有效期。

4.2.3.8.2 试剂标签、存储条件。

4.2.3.8.3 按试剂管理文件,抽查新批次、新货运号试剂验证记录。

4.2.3.9 结果报告

4.2.3.9.1 按结果发布文件,抽查结果复查记录。

4.2.3.9.2 从LIS查一条危急值结果,核对危急值报告记录。询问多名涉及危急值报告员工,简述门诊、住院、体检危急值报告流程。

4.2.3.9.3 打印3～5份报告单,查看报告内容是否符合要求(如报告单要素、参考区间等),TAT时间是否符合要求。

4.2.3.10 仪器维修和保养

4.2.3.10.1 依据仪器管理文件,按仪器清单,抽查1～2台仪器维修和保养记录。

4.2.3.10.2 根据维修记录,查维护后验证记录。

4.3·内审报告、整改措施:参照科室《内部审核程序》执行。

5. 相关文件和记录

5.1·《内部审核检查表》。

5.2·《不符合工作报告和纠正记录》。

(杨大千 徐卫益)

管理评审输入程序

××医院检验科临检作业指导书		文件编号：××-JYK-LJ-××××
版本：	生效日期：	共　页　第　页

1. 目的

定期评审血液和体液专业质量管理体系，以确保持续的适宜性、充分性、有效性，以及对患者医疗的支持。

2. 范围

用于血液和体液专业管理评审输入项。

3. 职责

3.1・科主任全面负责管理评审，并组织编写管理评审报告。

3.2・专业组提供管理评审的输入项。

3.3・专业组实施管理评审有关的纠正措施、预防措施和改进计划。

4. 工作程序

4.1・管理评审计划：按科室文件执行。

4.2・评审准备：至少提前 2 周准备血液和体液专业管理评审输入项，内容包括以下几方面。

4.2.1　技术负责人、组长、质量监督员等管理人员工作报告，包括临床、教学、科研、管理等方面。

4.2.2　血液和体液专业持续质量改进报告，包括人、机、料、法、环、测等改进措施。

4.2.3　室间质评报告，包括各级和院际比对参加情况、结果汇总分析及整改措施。

4.2.4　室内质控报告，包括质控项目、目标 CV、每个质控批号 CV、累计 CV、失控率、纠正措施。

4.2.5　临床血液和体液项目申请、程序和标本要求适宜性评审。

4.2.6　质量监测指标报告，包括标本不合格率、患者抽血满意度等。

4.2.7　供应商评价报告，从试剂批号稳定性、供货及时性、试剂质量、售后等评价。

4.2.8　人员培训和能力考核报告，包括培训次数、考核和效果评价，员工能力考核情况和改进措施，特别关注标本采集及运送人员培训和考核。

4.2.9　文件修订和评审报告，包括文件名、修改原因、修改内容等。

4.2.10　安全风险评估报告，根据实验室开展项目和岗位进行生物安全风险评估及采取风险防控措施。

4.2.11　日常安全评估报告，包括实验室环境、化学危险品、消防安全、实验室用水、用电和医疗设备等。

4.2.12　临床血液和体液相关投诉、反馈和员工建议及整改报告。

4.2.13　仪器性能评价报告,按行业标准性能验证执行情况。

4.2.14　仪器比对评价报告,包括比对计划、结果分析;人员形态学和细胞计数比对报告。

4.2.15　仪器校准报告,包括校准计划、实施和验证。

4.2.16　咨询和沟通报告,包括与医护人员、患者间的交流和沟通。

4.2.17　设备维修、保养报告,包括维护次数、保养执行情况、仪器故障记录等。

4.3·管理评审实施、评审报告、管理评审输出项、评审后改进与验证按科室文件执行。

5. 相关文件和记录

5.1·《管理评审会议记录》。

5.2·《不符合工作报告和纠正记录表》。

(杨大干　徐卫益)

预防管理程序

××医院检验科临检作业指导书		文件编号：××-JYK-LJ-××××
版本：	生效日期：	共　页　第　页

1. 目的

应主动识别潜在不符合(或问题)，确定潜在不符合的根本原因，采取相应预防措施，并评审措施有效性，防止不符合发生。

2. 范围

用于消除潜在不符合或其他潜在不期望情况所采取的措施。

3. 职责

3.1・全科人员负责监测活动及客户反馈信息收集、分析。

3.2・质量主管负责质量体系运行信息分析，组织制定预防措施计划，批准预防措施，监督实施、评审其有效性。

3.3・组长负责预防措施的实施和控制。

3.4・质量监督员监督预防措施实施情况。

4. 程序

4.1・预防措施启动

4.1.1　评审实验室数据和信息以确定潜在不符合存在于何处。当发现有潜在不符合，评估预防措施需求，考虑采取预防措施。

4.1.1.1　用户需求期望及反馈信息。

4.1.1.2　质量体系内部审核和管理评审。

4.1.1.3　通过室内质控、能力验证/室间质评、趋势分析来反映潜在不符合。

4.1.1.4　人员素质，对各岗位人员业务能力资格评定。

4.1.1.5　风险分析。

4.1.1.6　工作程序评审趋势分析。

4.1.1.7　质量管理体系运行信息及检验活动信息。

4.1.2　通过收集信息，对技术和质量体系各方面分析，发现并提出可能存在的潜在不符合。当发现潜在不符合时，责任部分须分析根本原因，事先主动确定改进机会，及时采取有针对性的经济有效的预防措施，确保预防措施是足够充分的。

4.2・措施制定与审核批准

4.2.1　根据原因调查结果，制定拟采取预防措施。

4.2.2　预防措施力度与潜在问题严重度、由此问题产生风险大小相适应。预防措施选择通常要满足如下要求。

4.2.2.1　措施针对性要强，具体可操作，时间及要求合理。

4.2.2.2 措施制定者能举一反三,所制定措施有一定宽度与延展性。

4.2.2.3 预防措施如涉及体系文件修订或新增,须组织相关培训与宣贯。

4.2.2.4 预防措施选择制定应权衡风险、利益和成本。在确定潜在不符合原因及改进时间时,应从质量体系和技术运作两方面评价,让措施实施能经济有效。

4.2.3 质量主管对预防措施进行审核确认,如认为拟实施预防措施效果不明显,可要求专业组重新制定预防措施。

4.2.4 如需资源投入,请求科主任及医院相关部门解决,必要时须提供可行性评估报告。

4.3・预防措施实施

4.3.1 执行预防措施,按计划在规定期限内实施。

4.3.2 如预防措施涉及管理体系文件修改,按文件管理要求执行修改,修改完成后进行统一培训并贯彻执行。

4.4・预防措施跟踪验证

4.4.1 质量主管对预防措施执行情况进行跟踪和评估,对所发现问题做相应调整。

4.4.2 预防措施实施后,对实施情况进行验证,验证要点如下。

4.4.2.1 措施是否按商定时间完成。

4.4.2.2 措施中所有要求是否全部完成。

4.4.2.3 是否达到预期效果。

4.4.2.4 措施持续过程中是否有记录,是否有监督员签字确认,并妥善保管。

4.4.2.5 措施引起文件修改,应进行修改申请和批准,并确保修改后所有文件得到贯彻执行,并有相关培训记录。

4.4.3 措施实施后,应尽快实施验证,对需一段时间才能确认效果的预防措施,验证一般在实施后1个月内进行,可视实际情况提前或延后进行。

4.4.4 对没有达到预期效果的措施,应重新制定预防措施。

4.5・预防措施记录、汇总与分析:实验室应对某段时间内所有预防措施实施情况进行系统分析与比较,并提交管理评审,维持和推动持续改进。

5. 相关文件和记录

5.1・《预防措施分析表》。

(杨大千 徐卫益)

不符合整改和跟踪验证程序

××医院检验科临检作业指导书		文件编号：××-JYK-LJ-××××
版本：	生效日期：	共　页　第　页

1. 目的

为确保质量体系有效运行，实验室应制定政策和程序，对不符合工作进行识别，采取必要纠正措施和跟踪验证，消除不符合工作因素。

2. 范围

用于不符合工作识别、整改和跟踪验证。

3. 职责

3.1・质量监督员进行日常质量监督，调查、分析、报告不符合工作，协助专业组长对差错严重性进行评估，对纠正措施实施进行跟踪验证，必要时通知客户。

3.2・全科人员有责任在日常工作中发现不符合，积极完成整改和跟踪验证。

4. 工作程序

4.1・不符合工作识别

4.1.1　不符合是管理或技术活动不满足要求，即实验室存在与认可规则、认可准则、专业领域应用说明、质量管理体系文件（包括规章制度、质量手册、程序文件、作业指导书等）、检验标准/方法和（或）校准规范/方法等规定不一致，且不一致事实明确、客观证据充分、可追溯。

4.1.2　不符合识别方式：外部投诉、员工意见、内审、外部检查、管理评审、质量指标监控、设备校准、耗材检查、院际比对、报告单审查。

4.1.3　每个不符合要包括条款号（文件号）、时间、部门、对象（工号）、不符合事实。用行业术语简明扼要描述事实，如有可能拍照作为原始记录。

4.2・不符合工作判定、纠正和记录

4.2.1　根据不符合对实验室能力和管理体系运作的影响，将不符合分为严重不符合和一般不符合，可参考 CNAS-GL09《实验室认可评审不符合项分级指南》。

4.2.2　对严重不符合情况应暂停工作，停发报告并记录，通知质量主管。如必要，可终止存在不符合对应检验，不发报告。

4.2.3　当不符合识别、评估后，应立即制定或采取应急措施（纠正），防止不符合危害延伸、扩大或被保持，而形成更大的（严重的）或系统性不符合。

4.2.4　当发现不符合时，质量监督员应配合组长、组员调查分析产生不符合根本原因，并制定不符合纠正的措施并实施。

4.2.5　记录整改措施实施。涉及文件修改时按文件管理流程进行，涉及执行时重新执行（重做），并进行员工培训，保存相关文件、照片等材料。

4.2.6　举一反三，有无存在类似情况，限期 2 个月内整改到位。

4.3・如不符合检验结果已发布，并有可能误导患者诊断和治疗，应立即上报组长或质量主管。由组长或质量主管等负责对有可能产生后果进行评估，同时由检验结果发布人负责通知临床医生，收回检验报告单，或以适当方式进行标记，必要时通知患者，做好解释工作。在采取纠正措施后经质量监督员验证，重新进行检测工作，发放报告。对处理过程进行记录。

4.4・如确定检验前、中和后过程不符合可能再次发生。对不符合可能重复发生或涉及程序文件不适应时，应认真总结，并执行纠正措施管理程序。

4.5・管理层应按规定周期对所有不符合进行系统评审，以便发现某一不符合发展趋势；或当某一被认为是细微或一般不符合屡次出现时，尽管其可能还不至于导致不可接受或超出预期时，应针对趋势启动纠正措施，保证持续改进。

5. 相关文件和记录

5.1・《不符合工作处理报告》。

（杨大干　徐卫益）

实验室信息管理程序

××医院检验科临检作业指导书		文件编号：××-JYK-LJ-××××
版本：	生效日期：	共 页 第 页

1. 目的

对计算机软硬件及相关设备，检测数据采集、传送、处理、报告过程、储存于计算机中文件进行管理控制，以保证信息系统正常运行，保证检测数据和信息的安全性、保密性和适用性。

2. 范围

实验室日常工作使用计算机相关软硬件和设备。

3. 职责

3.1 · 信息管理部门负责计算机软硬件的安装、维护、升级、管理及网络的安全。

3.2 · 软件开发商负责软件各项功能的开发和完善，以符合实验室的需要。

3.3 · 科主任或授权人员负责分配员工使用LIS权限。

3.4 · 组长负责计算机系统日常保养和维护，收集计算机软硬件使用意见和建议。

3.5 · 检测人员负责检测数据采集、处理、记录，负责将计算机系统使用过程中存在的问题及时反映给组长。

4. 程序

4.1 · 计算机设备

4.1.1 计算机设备所在环境要求通风、电压稳定、配有灭火器、电流保护并保持清洁。键盘加盖保鲜膜，定期消毒并更换。

4.1.2 对计算机设备进行预防性维护并记录。

4.1.3 每次备份或恢复数据文件后，应检查系统有无意外改变，并记录，验证系统操作系统、应用程序、数据库完整性。

4.1.4 对系统硬件及软件更改进行准确识别并记录。应对系统硬件、软件更改进行验证，以确保可接受。

4.1.5 LIS内所有可能影响患者医护更改如报告重审，应经审核、批准并记录。

4.1.6 在程序初次安装时或调整后，要充分测试程序功能，如测试结果符合要求，由管理人员确认，同意使用新功能；如发现存在问题，则启动调查，并有记录文件。

4.2 · 职责和权限

4.2.1 经科主任和信息中心许可和授权，在指定时间和管理人员陪同下，对可能影响患者医疗信息系统进行维护、修改和功能更新。

4.2.2 科主任或授权人员分配LIS使用权限，特别是对从事以下活动的人员明确授权。

4.2.2.1 访问患者数据和电子病历信息。

4.2.2.2 输入患者数据和检验结果。

4.2.2.3 修改患者数据或检验结果。

4.2.2.4 授权发布检验结果和报告。

4.2.2.5 修改账单或变动程序。

4.2.3 只有授权员工才能对计算机中相关文件进行管理和更改，部分员工可能只有权限浏览和常规使用。任何人不得超越权限使用计算机和 LIS。

4.2.4 系统管理员维护用户信息表，维护和保存计算机代码。

4.2.5 计算机只有普通用户权限。除安装工作相关程序和软件外，未经许可不得非法安装软件，禁止在计算机上运行与医疗无关的程序。

4.2.6 计算机不能同时联接院内、院外网，如需交换数据，宜采用固定移动盘拷贝方式。禁止在医疗计算机上使用可移动磁盘等移动设备，以防计算机病毒传播。

4.3 · 信息系统管理

4.3.1 信息系统使用前、调整后，需进行确认和验证。包括信息系统和其他系统，如实验室设备、医院患者管理系统、基层医疗系统间接口正常运行。

4.3.2 应验证外部信息系统从实验室直接接收检验结果、相关信息、注释正确性。

4.3.3 信息系统说明文档要尽可能详细，说明程序目的、工作方式、其他程序交互作用，以便支持故障排查、系统调整、增加程序。

4.3.4 初次安装新系统或对系统进行重要更新时，对系统使用者进行足够培训，或发布详细操作说明。

4.4 · 数据输入和检验报告

4.4.1 应定期核查 LIS 内最终检验报告结果与原始输入数据是否一致，有防止数据传输错误程序文件和记录。定期核查数据在处理及存储过程中是否出现错误。如定期核查电子病历、患者移动端查询数据等与 LIS 系统数据是否一致。

4.4.2 如同一数据存在多个备份(如同时存放在 LIS、HIS 内生物参考区间)，应定期对这些设备进行比较，以保证所使用各备份数据之间的一致性。

4.4.3 科主任或授权人员应定期对由 LIS 传输到病历中的检验数据的内容和格式的正确性进行审核，每年至少进行一次并记录。

4.4.4 LIS 应有程序能在计算机发出报告前发现危急值结果并发出预警，通过相关程序及时通知临床(如医师、护士工作站闪屏)，并记录(包括临床收到危急值结果日期和时间、危急值结果、接收者、通知者和通知日期和时间)。

4.4.5 应对计算机处理患者数据过程及结果进行定期审核，并记录。

4.4.6 采用手工或自动方法将数据输入计算机或其他信息系统时，在计算机最终验收及报告前，应检查以核对输入数据正确性。

4.4.7 负责人应对 LIS 中报告内容和格式进行审批，并征求医务人员意见。

4.4.8 LIS 应有程序能在计算机发出报告前发现不合理或不可能结果，患者数据修改后，原始数据应能在主操作界面显示。应能显示患者历史数据，以备检验人员在报告审核时进行检测数据比较。

4.4.9　报告格式应提供标本质量、结果解释等备注功能。

4.4.10　应有能识别和记录接触或修改过患者数据、文件或计算机程序的人员信息。

4.5·数据检索和保存

4.5.1　信息系统数据(包括检验结果、参考区间、检验报告的报告备注、标本备注、技术备注)在规定保存时限,应可以“在线”检索患者实验室数据。

4.5.2　数据库数据维护、存储、备份由信息系统开发商和医院信息中心进行处理。

4.5.3　每两年或当系统变化影响患者计算值时,要对患者结果报告计算值进行审查并记录。

4.5.4　系统应提供对标本质量进行评价的功能,包括所有可能影响分析结果准确性的情况,如红细胞溶解、浑浊指数。

4.5.5　系统能标识所有输入和(或)修改患者数据或控制文档人员,防止恶意篡改。

4.5.6　信息系统通过接口与电子病历相连,确保患者检测结果及时传给负责医生。

4.5.7　在计算机系统最终接收和报告患者结果前,无论是人工还是自动测试结果都要进行校验。

4.6·灾难恢复

4.6.1　应制定程序处理其他系统停机(如医院信息系统),以确保患者数据完整性。应制定验证其他系统恢复和数据文件更换或更新程序。

4.6.2　应记录所有意外停机、系统降级期(如反应慢)和其他问题,包括故障原因和所采取的纠正措施。

4.6.3　当计算机系统发生部分或全部停机时,要尽快联系技术人员恢复。若故障复杂,在征得科主任同意后,启动手工报告。并在系统恢复后,重新加载患者结果。

4.6.4　信息中心有另一套服务器,每天备份所有信息系统数据,保证意外事件(如水灾、火灾)、软件破坏和(或)硬件破坏时,所有数据和服务可及时恢复,同时采取相应措施限制破坏事件的发生。

4.7·接口

4.7.1　适用时,每个项目参考区间、测量单位和患者结果一起通过接口传输。

4.7.2　引入接口初期要验证传输结果一致性,之后每 2 年验证 1 次,确保患者结果包括参考区间、说明性文字、报告形式等信息准确从录入数据端传输到其他计算机系统或输出设备。

4.7.3　信息系统与其他系统通过中间件连接,当其他系统处于部分停工、完全停工和恢复时,不受其影响。

4.8·自动审核

4.8.1　自动审核程序须经主任批准才能使用。

4.8.2　首次引入自动审核程序要经验证,之后每年测试并记录测试结果。如系统发生影响自动审核逻辑更改时,也要测试自动审核程序。

4.8.3　所有经自动审核检验项目,须保证其质控在合适时间检测,且结果可接受。

4.8.4　在使用自动审核程序前，要对可接受范围内结果进行人工审核和自动审核结果比对，确保自动审核程序有效。

4.8.5　使用自动审核程序前，要检查所有允许结果标记或警告，结果不能通过自动审核时，则需人工审核。

4.8.6　程序应对自动审核结果进行标记，以便追踪和辨识，确定日期和时间。

4.8.7　自动审核程序包含差值校验，实验室要检查验证，确保人工审核结果和自动审核结果一致。

4.8.8　当检测方法、分析仪器或自动审核程序出问题时，实验室工作人员可通过界面按钮暂停检测结果的自动审核。

4.9 · 系统维护

4.9.1　实验室应建立程序定期检测所有计算机硬件。应有定期维护的计划表。

4.9.2　实验室应建立有效的备份措施防止硬件或软件故障导致患者数据丢失。定期检查备份的有效性。

4.9.3　实验室应规定备份周期及保存期限。

4.9.4　应记录系统备份期间的错误及所采用纠正措施，并报告责任人。

4.9.5　应监控计算机报警系统(通常是主计算机控制台，监控硬件和软件性能)，并定期检测确保正常运作。

4.9.6　应建立程序文件规定关闭和重启所有或部分系统要求，以确保数据完整性，尽量减少对实验室提供服务影响，确保重启后系统正常运行。

4.9.7　应对定期维护、服务、维修记录文档进行维护，以便操作人员追踪到任何计算机所做过的工作。

4.9.8　对计算机出现故障后的处理、故障原因分析、采取纠正措施应制定相应文件，并记录。

4.9.9　制定应对计算机系统突发事件的处理方案。

5. 相关文件和记录

5.1 ·《系统接口一致性验证表》。

5.2 ·《自动审核规则验证记录》。

5.3 ·《软件故障或更新记录表》。

（杨大干　徐卫益）

实验室信息系统标准操作程序

××医院检验科临检作业指导书		文件编号：××-JYK-LJ-××××
版本：	生效日期：	共　　页　　第　　页

1. 目的

规范实验室信息系统的基本操作，确保检验前、中、后检验数据和记录的准确性、可靠性和安全性。

2. 范围

适用于授权操作实验室信息系统的所有人员，包括员工、实习生、后勤人员。

3. 职责

3.1・检验科主任规范实验室信息系统工作流程和操作程序。

3.2・组长负责对组员的操作进行培训和考核。

3.3・检验科所有人员应遵照标准操作程序进行操作。

4. 程序

4.1・登录：在浏览器中输入网址，在登录界面输入用户名及密码，进入主页面。

4.2・采样管理：输入就诊卡号，选择日期区间，显示患者信息和检验项目。根据未检验栏中项目进行标本采集，点击"确定"表示采集并打印条码。在"已采集"一栏中，选中打印项目点击"确定"，可重新打条码。标本采集页面显示采集次数、最后一次采集情况。

4.3・标本流转

4.3.1　标本送出和接收：院内及多院区间可有多次标本交接过程，如护士站、院区、检验科或中心实验室等。记录每次每个标本的交接日期和时间、运送人员、工号、运输方式。

4.3.2　标本外送：当标本需送到委托实验室时，选中所需送出标本，点击"标本送出"按钮。弹出标本送出信息框，选择送出机构，点击"保存"按钮，完成外送。

4.4・标本前处理

4.4.1　不合格标本登记：当送检标本不符合送检要求时，自动提取患者的信息，填写拒收原因和采取措施。不合格标本可按时间进行查询统计或导出数据。

4.4.2　标本手工录入：如有标本需要手工录入患者资料，填写录入标本相关信息，点击"提交"按钮。其中标本号会在录入标本时自动生成，也可手动编写标本号。

4.4.3　标本信息修改：选中要修改标本，单击"修改"按钮，弹出标本信息编辑窗口。根据内容对标本信息进行修改，修改完毕后，点击"提交"即完成。

4.5・质量控制

4.5.1　质控批号/靶值设定：仪器有新的质控品批号时，先选择对应的专业组。在添加界面输入质控品的批号、水平、厂家、仪器后保存。添加完成后，新添加的质控品会显示在窗口中。选中对应的质控品，添加质控项目，并设置靶值、标准差后保存。

4.5.2 质控数据：选择测量日期、仪器、质控批号后查询，可显示符合该条件的所有质控项目测量结果。可以对质控结果进行删除或者修改，但保留原始记录。

4.5.3 质控失控处理：如果质控中有失控数据，先选择对应的日期、仪器、批号，然后选择质控失控原因及处理方法，最后点击通过对失控数据进行处理。

4.5.4 质控查询打印：按条件显示质控图及相关信息。

4.6 · 结果报告：用户在工作栏查看工作情况，包括今日未核实：登录当日系统内暂未审核标本；今日未通过：登录当日未通过自动或人工审核标本；TAT 预警：达到报告发布设置 TAT 预警时间；失控点：当天质控失控点数；危急值：当天标本危急值数。

4.6.1 自动审核：系统能自动审核已出结果的标本。当实验室人员发现检测方法、分析仪器或自动审核程序出现问题的时候可以快速暂停自动审核。针对未通过标本，显示当天所有未通过标本及不通过原因。标记未通过原因，可进行筛选。未通过原因：复检、危急、比值、差值、少做、警戒、极值、Bayes、自动。进行复核后，可手工通过审核。

4.6.2 危急值报告：当天未处理危急值，界面上会予以提醒(颜色变红)，跳转到危急值处理页面。页面显示危急值标本登记信息，包括：标本号、患者姓名、病历号、申请科室、危急值、申请医生或责任医生工号。点击"处理"按钮，用户根据实际处理情况填写并保存。已处理危急值：点击可查看审核人员已处理过危急值。

4.6.3 TAT 监控：点击"TAT"(标本周转时间)显示标本申请时间、采样时间、送出时间、送到时间、接收时间、审核时间、审核人员(工号)、结果出来时间、实验室 TAT。对于 TAT 时间超时的标本，系统会予以提示，可统计 TAT 时间。

4.6.4 辅助功能

4.6.4.1 历史结果对比：以图形方式显示最近患者检验结果数据，便于检验人员核实当前检验结果是否合理。

4.6.4.2 检验项目知识库：点击"试验项目名称"，即出现对应内容，包括项目介绍、临床意义、参考区间、医学决定水平、方法学评价、患者准备等。

4.6.4.3 疾病知识库辅助：疾病知识库包括疾病概述、实验室检查、检验项目及组合列表和其他检查。

4.6.4.4 患者历史检查单：点击"患者姓名"即可跳转到患者其他检验结果页面，用以辅助检验人员合理判定当前检验结果是否有误。

4.6.4.5 住院病历关联：点击"患者病历号"，就可以关联到电子病历系统，显示医嘱和病程记录。

4.7 · 结果发布：根据医嘱号、就诊号、姓名、标本号、病例号、项目进行查询，选中结果行，可显示标本项目结果信息和历史记录窗口。查出患者信息后，选中要打印条码号，可打印条码或报告。患者通过微信公众号、自助机等方式查询结果。医生通过电子病历查询检验结果。

(杨大千　徐卫益)

职业暴露处理程序

××医院检验科临检作业指导书		文件编号：××-JYK-LJ-××××
版本：	生效日期：	共 页 第 页

1. 目的

为维护实验室员工职业安全，有效预防工作中发生职业暴露，发生职业暴露后尽早采取有效措施，将事故带来的危害、影响和损失控制在最小范围。

2. 范围

用于所有员工及相关人员。

3. 职责

3.1・科主任制定职业暴露处理程序并培训员工。

3.2・员工应知晓职业暴露处理流程并执行。

4. 程序

4.1・职业暴露分锐器伤、皮肤或黏膜或角膜被标本污染、化学污染、灼伤。

4.2・职业暴露后处理流程

4.2.1 处理原则：及时处理、及时报告、保密、知情同意。

4.2.2 处理步骤如下。

4.2.2.1 锐器刺伤

4.2.2.1.1 被血液、体液污染的针头或其他锐器刺伤后，应在伤口旁向离心方向轻轻挤压，尽可能挤出损伤处血液，再用肥皂液、流水冲洗；禁止对伤口局部挤压。

4.2.2.1.2 伤口冲洗后，应用消毒液，如75％酒精或0.5％碘伏消毒，并包扎伤口。

4.2.2.1.3 可疑HBV感染锐器伤时，应尽快注射抗乙肝病毒高效价抗体和乙肝疫苗。

4.2.2.1.4 可疑HIV感染锐器刺伤时，应及时找相关专家就诊。

4.2.2.2 皮肤、黏膜或角膜污染

4.2.2.2.1 皮肤若意外接触到血液、体液、其他化学物质，应立即用肥皂和流水冲洗。

4.2.2.2.2 若患者血液、体液意外进入眼睛、口腔，立即用大量清水或生理盐水冲洗。

4.2.2.2.3 及时就诊，请专科医生诊治。

4.2.2.3 标本污染

4.2.2.3.1 棉质工作服、衣物明显污染时，用有效氯500 mg/L消毒液浸泡30～60 min，然后洗净。

4.2.2.3.2 表面若明显污染，用1 000～2 000 mg/L有效氯溶液撒于污染表面，消毒液浸过污染表面，保持30～60 min，再擦除，拖把或抹布用后浸于消毒液内1 h。

4.2.2.4 灼伤

4.2.2.4.1 碱类灼伤：皮肤灼伤时，应立即用大量水冲洗至碱性物质基本消失为止，用

1%～2%醋酸或硼酸溶液进一步冲洗。眼睛被碱类灼伤时,应立即到最近喷淋或洗眼装置用大量流水冲洗,再选择中和药物如2%～3%硼酸溶液大量冲洗,注意穹窿部要冲洗彻底。

4.2.2.4.2 酸类灼伤:一般酸类皮肤灼伤后立即用大量流水冲洗,冲洗后可用2%～5%碳酸氢钠溶液、淡石灰水或肥皂水中和,切忌未经大量流水彻底冲洗用碱性药物直接中和,这样会加重皮肤损伤;皮肤被浓硫酸沾污时切忌用水冲洗,以免硫酸水合时强烈放热加重伤势,应先用干抹布吸去浓硫酸,然后按一般酸类皮肤灼伤处理;酸类物质溅入眼睛时,应立即到最近喷淋或洗眼装置冲洗,冲洗时应拉开上下眼睑,使酸性物质不至于留存在眼内和下穹窿中,立即到眼科就诊。

4.2.2.5 化学污染:立即用流水冲洗被污染部位;必要时去急诊科就诊,根据造成污染的化学物质选择不同的药物。

4.3 · 职业暴露后报告和处理程序

4.3.1 发生职业暴露后,当事人应报告科室,填写院内感染部门要求的《医疗锐器伤或局部暴露报告》,及时报告主管部门。

4.3.2 主管部门对职业暴露情况进行评估并指导处理。如为血源性暴露,首先确定暴露源是否有传染性(乙肝、丙肝、HIV、梅毒等)及职业暴露当事人免疫情况,如未进行检测须立即抽取患者及职业暴露当事人血液进行检查,但抽取患者血液应遵循知情同意和自愿原则。

4.3.3 根据暴露源及职业暴露当事人情况,按相关传染病情况提出处置建议。

4.3.3.1 如疑为梅毒暴露,在24 h内抽血查输血4项,同时预防性注射长效青霉素,分两侧臀部肌内注射,每周1次,连用3周。

4.3.3.2 如疑为乙肝暴露,在24 h内抽血查输血4项。暴露者乙肝抗体阴性,在24 h内注射乙肝免疫球蛋白/接种乙肝疫苗(0、1个月、6个月)。接种后乙肝抗体滴度>10 mU/ml,无需处理。

4.3.3.3 如疑为丙肝暴露,在24 h内抽血进行输血4项检测,密切观察并定期检测HCV-RNA,随访16周,一旦检出HCV-RNA,开始抗病毒治疗。

4.3.3.4 如疑为HIV暴露,在24 h内抽血进行输血4项检测,同时判断发生暴露源病毒载量水平和暴露严重程度,按专家建议处理。

4.3.3.5 与脑膜炎球菌、百日咳病菌感染者直接接触后,应用抗生素预防。

4.3.3.6 其他传染病建议参照相关疾病预防和治疗原则进行处理。

4.3.4 在职业暴露事件整个处理过程中,做好保密工作。涉及暴露者个人资料,不得向无关单位和人员泄露。

4.3.5 在发生职业暴露后,根据临床或院内感染专家建议进行随访监测和处理。

5. 相关文件和记录

5.1 ·《职业暴露处理记录表》。

(杨大干 徐卫益)

废弃物处理程序

××医院检验科临检作业指导书		文件编号：××-JYK-LJ-××××
版本：	生效日期：	共 页 第 页

1. 目的

规范实验室废弃物管理，确保废弃物得到安全处置，避免或减少感染性或潜在感染性废弃物对工作人员、环境和公众的危害，防止医源性感染、血源性感染、致病性微生物扩散。

2. 范围

用于实验室所产生的医疗废物，包括生活垃圾和有害废弃物。

3. 职责

3.1 · 安全管理员负责实验室废弃物管理和处置人员培训。

3.2 · 工作人员负责实验室内废弃物分类、消毒、处理，并做好相关记录。

3.3 · 辅助人员负责责任范围内实验室废弃物收集、运送、消毒、贮存，并负责贮存设施、设备和运输工具的维护、消毒及处理。

3.4 · 感控人员负责监督医疗废弃物处理。

4. 程序

4.1 · 医疗垃圾分类

4.1.1 生活垃圾：包括一次性生活及办公用品、废纸、纸箱，以及其他未被患者体液、试剂、药物等污染的物品。按生活垃圾分类管理要求投放和处置。

4.1.2 医疗废物：包括感染性废物、损伤性废物、化学性废物三类，其中感染性废物、化学性废物放入专用黄色垃圾袋，损伤性废物放入锐器盒。

4.1.2.1 感染性废物：① 被患者血液、体液、排泄物污染的物品，如创可贴、棉签、垫纸等；② 病原体培养基、标本和菌种、毒种保存液；③ 各种废弃标本，如血液、尿液；④ 使用后一次性医疗用品与器械，如手套、吸管。

4.1.2.2 损伤性废物：① 采血针头，如双向针或蝶形针；② 载玻片、玻璃试管等。

4.1.2.3 化学性废物：① 废弃的化学试剂及空瓶，如甲醇；② 各类仪器产生的废液。

4.2 · 工作程序

4.2.1 医疗废物分类收集、运送、暂时存储及处置。

4.2.1.1 医疗废物收集

4.2.1.1.1 医疗废物分类放入相应专用容器，医用废弃物放在专用黄色垃圾袋桶，容器外有“生物危害”标志。损伤性废物，如针头、玻片放入锐器盒中。所有包装物、容器无破损；固体废物不洒落，液体不渗漏；放入包装物或容器废物不得取出。

4.2.1.1.2 生活垃圾按属性分为有害垃圾、易腐垃圾、可回收物和其他垃圾四类。有害垃圾包括电池（蓄电池、纽扣电池等）、废旧灯管、废打印机墨盒、硒鼓等。易腐垃圾包括餐厨、瓜果垃圾等。可回收物包括纸类、包装袋、包装箱、饮料瓶、旧家具等。其他垃圾,即除以上垃圾之外的垃圾。

4.2.1.1.3 医疗废物和生活垃圾分类收集,发生混装时按医疗废物处理。

4.2.1.1.4 医疗废物包装袋或锐器盒外表面被污染时,须对被污染区消毒,包装袋外再加一层包装,锐器盒可放入大一号锐器盒或加一层黄色废物袋。

4.2.1.1.5 特殊感染废物用双层医疗废物袋包装,包装袋外有明显"特殊感染"标志。特殊感染包括气性坏疽、破伤风、炭疽、朊毒体、多重耐药菌感染、传染病(如结核和艾滋病)等。气性坏疽、破伤风、炭疽、朊毒体感染应同时注明病原体名称。

4.2.1.1.6 含病原体培养基、标本和菌种、毒种保存液作为高危险废物,先压力蒸汽灭菌,后按感染性废物用双层包装袋收集。

4.2.1.1.7 可疑或确诊传染病患者废物需就地消毒,用 1∶20 施康消毒液作用 30 min。

4.2.1.1.8 损伤性废物(如针头、玻片等)须立刻放入耐刺穿容器,容器应放在常用针头的地方,贴上标签,警示处理人员该容器潜在危险。禁止剪切或打碎被污染的尖锐物品。禁止弯曲、回套、取下使用过的针头。使用一次性针头后,丢弃到附近尖锐物品容器内。盛放容器应固定防止倾倒,放置物品不能超过容器 3/4。

4.2.1.1.9 所有潜在传染性标本视为生物污染物,需要时应高压灭菌,由专人负责密封、贴分类标签,交院医疗废物暂存处,按院规定统一处理。尿液、仪器废液可直接接入院排水系统,经院废水集中处理后排放。

4.2.1.1.10 用过的吸管、棉签、小棒、吸头、反应板、吸水纸、注射器、采血针等物品,均视为潜在传染性物品,与临床标本同等对待。

4.2.1.1.11 医疗废物不得超过包装物或容器 3/4,采用鹅颈法包扎,用自锁式尼龙扎带扎紧。各废物产生人员负责包扎、贴标签,注明实验室、类别、产生日期及需要特别说明的问题。

4.2.1.1.12 可重复使用的容器应防渗漏、有密封盖。容器在再次使用前应消毒清洁。

4.2.1.2 医疗废物运送

4.2.1.2.1 特定工人在规定时间(次数)收集、交接、运送医疗废物,核对医疗废物数量(或重量),并双方交接签字。

4.2.1.2.2 收集人员将标识、标签及封口符合要求的医疗废物放入周转箱并封口,贴好标签,按固定路线运送至暂存点。

4.2.1.2.3 每天运送工作结束后,应对运送工具进行清洁和消毒。

4.2.1.2.4 收集人员在转运医疗废物时,防止医疗废物直接接触身体,转运中严禁扔、摔装有医疗废物的废物袋或容器,以避免造成包装破损或废物泄露。

4.2.1.2.5 发生医疗废物外泄、扩散,按应急流程处理。

4.2.1.3 医疗废物处置

4.2.1.3.1 医疗废物由院统一委托有资质的公司进行处置。

4.2.1.3.2 化学废物中批量废化学试剂由专业机构处置。

4.2.1.4　无害废物处理

4.2.1.4.1　固型废物管理：约80%生活废弃物、实验室无害废物或固型废物可填埋处理。

4.2.1.4.2　液体废物管理：可直接排入市政废水处理系统或使用专用储藏系统。

4.3·医疗废物意外泄漏时应急处理

4.3.1　处理原则：遵循医疗废物管理制度，限制暴露者，限制环境影响。

4.3.2　医疗废物发生流失、泄漏、扩散等意外事故时及时采取应急措施，并启动应急预案。对致暴露人员提供医疗救护和现场救援，向发生地点的科主任报告，向院内感染主管部门报告。应急处理流程如下。

4.3.2.1　确定流失、泄漏、扩散医疗废物的类别、数量、发生时间、影响范围、严重程度。

4.3.2.2　组织人员尽快按应急预案对发生医疗废物泄漏、扩散现场进行处理。

4.3.2.2.1　工作人员做好职业安全防护后进行清理工作。

4.3.2.2.2　污染区处理时，尽可能减少对患者、医务人员、其他人员及环境的影响。

4.3.2.3　采取安全处置措施，对泄漏物及受污染区、物品进行消毒或其他无害化处置，必要时封锁污染区，疏散在场人员，防止扩大污染。

4.3.2.4　对感染性废物污染区进行消毒时，消毒工作从污染最轻区向最严重区进行。可能被污染的所有使用过的工具也应消毒。

4.3.2.5　结束后，医院对事件起因进行调查，发生事故部门做好配合，记录事情经过，查清事故原因，总结教训，制定预防措施，交主管部门备案。

4.4·职业安全防护

4.4.1　收集人员上门收集医疗废物时应穿戴防护用品：口罩、帽子、围裙、乳胶手套、胶鞋；携带物品应包括：施康消毒液、手消净、应急包（内有一次性防护服、吸水材料、干净医疗废物袋、防护口罩）。

4.4.2　收集人员在临床部门处理医疗废物后，应摘去手套洗手，并进行交接登记。

4.4.3　收集人员或其他员工发生刺伤、擦伤时，按针刺伤处理，并报告主管部门。

5. 相关文件和记录

5.1·《实验废弃物交接记录》。

（杨大千　徐卫益）

第二章
质量管理程序

第一节 · 检验前质量管理程序 / 039
第二节 · 检验质量保证程序 / 056
第三节 · 检验后质量管理程序 / 077

临检专业用标本容器的选择和验证程序

××医院检验科临检作业指导书		文件编号：××-JYK-LJ-××××
版本：	生效日期：	共 页 第 页

1. 目的

为临床检验专业标本容器选择提供依据，从而保证检验结果质量。

2. 范围

用于临床检验专业标本容器选择和性能验证。

3. 职责

临床检验组负责人负责组织本专业相关人员进行标本容器的性能验证。

4. 程序

4.1・临床检验专业标本容器包括真空采血管、微量抗凝管(用于采集末梢血)、尿杯、尿管、便盒、体液标本管等。

4.2・容器选择

4.2.1 基本要求：容器应清洁、透明，无异物，无渗漏，无变形、破损，并带盖。

4.2.2 真空采血管：标识应清晰，标签及管盖颜色正确，管盖无脱落。

4.2.3 一次性尿杯、尿管：应由不与尿液成分发生反应的惰性材料制成，尿杯容积为50～100 ml，圆形开口且带倾倒口、直径4.0～5.0 cm，宽底座可放稳；收集24 h尿标本容器容积应为3 L左右；尿离心管应带刻度，容积一般不小于12 ml，最好使用不易破碎的一次性塑料试管。

4.2.4 脑脊液标本管：宜选用无菌专用试管，一般不需要使用抗凝剂。

4.2.5 浆膜腔积液标本管：用于浆膜腔积液常规分析标本管宜选用EDTA抗凝管。

4.2.6 精液标本管：宜选用对精子无毒性、广口、玻璃或塑料容器或专用避孕套。

4.3・真空采血管性能验证

4.3.1 抽吸量：随机选取30支采血管按采血方法采水，采集完毕后观察采水量是否在标准水量±10%以内。

4.3.2 管体强度：采血管在水平式离心机下能承受3 000 g相对离心力，将采血管装水至标准刻度，用水平式离心机用3 000 g离心10 min而不发生破裂或泄露。

4.3.3 溶血情况：采血管采血后进行离心，不应出现溶血(排除临床原因)。

4.3.4 抗凝管凝血情况：采血管采血后，抗凝管中充分混匀的血样肉眼或镜下观察应无凝块。

4.3.5 无菌：含液体容器取内含液体培养，不含液体容器加入0.9%无菌氯化钠溶液进行振荡溶解，再取出进行培养，细菌培养应阴性。

4.3.6 结果可比性

4.3.6.1 采血管选择：使用两种不同厂家或不同批号采血管同时采血，一种是比对管，一种是考察管。

4.3.6.2 标本要求：至少分析20个不同临床患者标本。

4.3.6.3 比对管和考察管在相同条件下进行检测，在室内质控合格情况下，对实验检测数据进行分析。

4.3.6.4 线性回归分析：以比对管检测值为 X，考察管检测值为 Y 进行线性拟合。得出线性回归方程 ($Y=bX+a$) 和相关系数(以 r 或 R^2 表示)。

4.3.6.5 线性回归系数判定：如 $r \geqslant 0.975$ 或 $R^2 \geqslant 0.95$，提示选择数据范围合适，数据满足要求。如 $R^2 < 0.95$，需增加标本例数扩大数据范围，再检查全部数据系列；如仍 $R^2 < 0.95$，应查找待评价方法是否存在缺陷，纠正后重新进行试验。

4.3.6.6 相对偏倚计算及判定：将医学决定水平 Xc 代入 $Y=bX+a$，得到预期偏倚 Bx，$Bx=a+(b-1)Xc$，相对偏倚 $Rb=Bx/Xc \times 100\%$。不同项目相对偏倚应符合国家认可机构设置分析质量最低标准。

4.3.6.7 对不符合可比性验证要求的采血管，应分析原因，必要时采取纠正措施，并进行比对，确认比对结果符合分析质量要求。

5. 相关文件和记录

5.1《真空采血管性能验证记录》。

参考文献

[1] 国家卫生健康委员会.WS/T 224－2018.真空采血管的性能验证[S].2018.

[2] 彭明婷.临床血液与体液检验[M].北京：人民卫生出版社，2017.

（崔 巍 李 佳 王 力）

标本容器采血量的评估验证程序

××医院检验科临检作业指导书		文件编号：××-JYK-LJ-××××
版本：	生效日期：	共　页　第　页

1. 目的

评估或验证标本容器采血量，降低分析前因素对检验结果的影响，保证检验结果质量。

2. 范围

用于标本容器采血量评估与验证。

3. 职责

临床检验组负责人负责组织本专业标本容器采血量的评估与验证。

4. 程序

4.1 · 采血量评估

4.1.1　对于抗凝采血管，抗凝剂量与采血量比例有一定要求，必要时需对采血量进行验证。

4.1.2　用于血浆凝固实验枸橼酸钠抗凝管，血液与枸橼酸钠溶液体积比应为 9∶1，采集量不足时会降低该比例，导致检测结果不准确。当采集量与标示量相差>10%时，该标本应拒收。

4.1.3　用于外周血细胞分析 EDTA 抗凝管，目前推荐使用 EDTA - K_2 抗凝剂，其抗凝剂浓度为 1.5～2.1 mg/ml。

4.2 · 采血量验证：当怀疑采血量不足会对检测结果产生影响时可用下述方法验证，并确定最低采血量。验证方法如下。

4.2.1　选取 20 名健康志愿者，每个志愿者分别采集标准量、90%标准量、80%标准量、70%标准量、60%标准量、50%标准量等，在同等条件下分别进行检测，不足标准量检测结果分别与标准量对照管检测结果进行比较。

4.2.2　计算偏倚或百分偏倚，按室间质评标准 1/2 进行判断，80%标本偏倚或百分偏倚小于评价标准即可判断比对合格，比对合格最低采血量即可作为该项目检测标本最低采血量。

5. 相关文件和记录

5.1 ·《采血量验证标本比对记录表》。

参考文献

[1] 中华人民共和国卫生部.WS/T 359－2011.血浆凝固实验血液标本的采集及处理指南[S].2011.
[2] 彭明婷.临床血液与体液检验[M].北京：人民卫生出版社，2017.
[3] 尚红，王毓三，申子瑜.全国临床检验操作规程[M].4 版.北京：人民卫生出版社，2015.

（崔　巍　李　佳　王　力）

标本采集前患者的准备程序

××医院检验科临检作业指导书		文件编号：××-JYK-LJ-××××
版本：	生效日期：	共　页　第　页

1. 目的

统一和规范标本采集前患者的准备活动，减少标本采集时患者的生理状态、饮食情况、精神状况、病理变化及治疗措施等因素对检验结果的影响，从而保证获得符合患者疾病实际情况的标本。

2. 范围

用于临检组标本采集前患者准备，涉及来院就诊的患者/体检者、临床医护人员及临检组工作人员。

3. 职责

3.1 · 实验室根据各项目标本采集前患者准备要求及影响因素编写《原始标本采集手册》，并发放给临床医护人员及就诊患者/体检者；临检组工作人员应熟知相关内容，并为临床医护人员、患者提供相应咨询服务。

3.2 · 临床医护人员应了解标本采集前影响检验结果的非病理性因素，要求患者予以配合和服从。

3.3 · 标本采集前患者需按要求做适当准备。

4. 程序

4.1 · 通用影响因素：一般要求患者处于安静状态。饮食、饮酒、运动、生理及精神状态、药物及姿势体位等可影响某些检验项目结果。

4.2 · 外周血细胞分析检验项目患者准备要求及影响因素

4.2.1　患者应在平静、休息状态下采集标本，采血前 24 h 应避免剧烈运动、精神刺激和情绪激动等。因患者处于激动、兴奋、恐惧状态时，可使红细胞、白细胞、血小板计数增高，嗜酸性粒细胞减少。

4.2.2　除急诊外，应在其他检查和治疗前于早晨空腹时采集标本；应尽可能避免在输液过程中采集标本，对静脉输入葡萄糖、氨基酸、电解质患者，应尽可能在输液结束 1 h 后采集标本，对输入脂肪乳剂患者应在 8 h 后采集标本；必须在输液时采集标本时，要避免在输液同一侧采集标本。

4.2.3　药物可通过影响待测成分物理性质或参与检验过程化学反应而对检验结果产生非常复杂的影响，如头孢类和氨基糖苷类抗生素、磺胺类药物等可引起溶血，从而影响血细胞计数的检验结果；阿司匹林、头孢霉素、磺胺类药物等可引起中性粒细胞减少，肾上腺素等可引起淋巴细胞、嗜酸性粒细胞减少；葡萄糖、阿司匹林等药物可影响红细胞沉降率结果等。在采集标本前应尽可能暂停各种药物，如无法停药则应了解可能对检验结果产生的影响。

4.2.4　体位改变影响血液-体液循环，可使血浆容量发生改变，对血红蛋白、白细胞计数、红细胞计数、红细胞比容这些检验指标来说，卧位采血与坐、立位采血结果会有所不同。因此，除卧床患者外，一般在采集血液标本时应采用坐位。

4.3 · 血栓与止血检验项目患者准备要求及影响因素

4.3.1　采血前患者宜禁食 8～12 h，24 h 无剧烈运动，采集前应静坐 10～15 min，避免精神紧张、吸烟等。禁食的目的是避免脂血对光学法项目结果产生干扰，以及一些含咖啡因食物对血小板功能检测结果影响；采血前 30 min 内吸烟亦可对血小板功能产生明显影响。

4.3.2　某些检验项目须选择正确标本采集时机才能获得准确的检验结果，如抗凝蛋白相关检测不宜在血栓急性期和急性炎症反应期进行，易造成假性减低。

4.3.3　多种药物均可对血栓与止血检测结果产生影响，在采血前是否需停药应遵医嘱，若无法停药应在检验申请单上予以注明，以便异常结果分析及查找原因。

4.4 · 红细胞沉降率项目患者准备要求及影响因素：为降低饮食成分对检验结果的影响，采血前 3 天内应禁止食用高脂肪，停用咖啡类、浓茶类、酒类，避免吸烟。

4.5 · 尿液常规分析检验项目患者准备要求及影响因素

4.5.1　患者应处于安静、放松状态，保持常态生活饮食习惯。

4.5.2　应避免进食色素过重食物或含咖啡因饮料等，以免干扰干化学法结果。

4.5.3　尿液标本采集可根据所需检测成分和目的来选择合适采集时间，收集晨尿标本适合于住院患者，随机尿液标本适用于门诊、急诊患者，收集餐后 2～4 h 尿液，有利于病理性尿胆原、糖尿、蛋白尿检出。

4.5.4　采集尿液标本前患者应清洗双手，并清洁尿道口及周围皮肤。男性避免精液混入，如混入精液可造成尿蛋白假阳性；女性避免经血、阴道分泌物混入，以免造成红细胞、白细胞等假阳性。

4.5.5　药物亦会对尿液分析结果产生影响，如大剂量先锋霉素等可使尿蛋白结果偏低或产生假阴性，而奎宁、嘧啶类药物则可使尿蛋白测定产生假阳性，在采集标本前应尽可能暂停各种药物，如无法停药应了解可能对检验结果产生的影响。

4.6 · 粪便检验项目患者准备要求及影响因素：检测隐血时，采样前 3 天内应禁食肉类、肝类、血类、铁类等食物，以免影响化学法，产生假阳性结果。

4.7 · 精液检验项目患者准备要求及影响因素

4.7.1　精液标本采集时最好在靠近实验室且比较私密的房间内进行，以缩短标本从采集到检测所需的时间，减少外界温度、放置时间过长对检验结果的影响。

4.7.2　标本采集前应禁欲 3～7 天。如需复查，每次禁欲天数应尽可能相同。

4.8 · 前列腺液检验项目患者准备要求及影响因素：采集前应禁欲 3～7 天。近期有性行为会影响采集，且会影响检验结果。

5. 相关文件和记录

5.1 ·《原始标本采集手册》。

参考文献

[1] 彭明婷.临床血液与体液检验[M].北京：人民卫生出版社，2017.
[2] 尚红，王毓三，申子瑜.全国临床检验操作规程[M].4 版.北京：人民卫生出版社，2015.
[3] 张秀明，杨志钊，杨有业.临床基础检验质量管理与标准操作程序[M].北京：人民军医出版社，2010.

（崔 巍 王 力 李 佳）

标本采集、运送管理程序

××医院检验科临检作业指导书		文件编号：××-JYK-LJ-××××
版本：	生效日期：	共 页 第 页

1. 目的

规范临检组标本采集/留取、运送和送检流程，明确标本采集/留取、送检注意事项，保证检验前标本能真实、客观反映患者当前病情且符合质量要求，以获得准确的检验结果。

2. 范围

用于临检组标本采集/留取、运送和送检。涉及门诊抽血室工作人员、临床医护人员、来院就诊患者/体检者、临检组和运送部门工作人员等。

3. 职责

3.1 · 技术负责人组织编写和审核《原始标本采集手册》，科主任批准实施。

3.2 · 临床医护人员指导患者留样。

3.3 · 患者/体检者被告知标本留取/采集前准备事项、留取方法，自我留取标本及配合医务人员采集标本。

3.4 · 医护人员按相应指南采集除患者自留标本外其他标本，由门诊抽血室或住院部护士负责血液标本采集。

3.5 · 医院运送部门工作人员负责收集和运送原始标本。

3.6 · 临检组工作人员负责标本在实验室内部流转。

3.7 · 质量负责人负责制定监督计划，质量监督员负责监督原始标本采集过程。

3.8 · 咨询管理员负责向服务对象提供有关检验的咨询。

4. 程序

4.1 · 打印条形码：打印检验申请单条形码用于标本唯一性标识。

4.2 · 发放标本采集器：对于患者自我留取检验标本，发放给患者合适的标本采集器，并告知患者标本留取前准备事项及留取方法。

4.3 · 标本采集程序

4.3.1 静脉血标本采集程序

4.3.1.1 根据临床医师申请检验项目选择正确采血管。

4.3.1.2 穿刺部位一般选择明显可见且易固定的静脉，如肘正中静脉或头静脉等。

4.3.1.3 静脉血采集方法宜采用真空采血法，尽可能采用静脉穿刺针直接将标本采集至真空采血管中，对血管条件欠佳患者可用蝶翼针进行采血。成年患者应避免用极细采血针，可能会引起标本溶血。采血步骤如下。

4.3.1.3.1 在穿刺点上端扎压脉带（松紧适宜），并嘱患者握紧拳头，使静脉充盈暴露。

4.3.1.3.2 拔出采血穿刺针护套，左手固定血管，右手拇指和食指持穿刺针，沿静脉走向使针头与皮肤成30°刺入皮肤，针头与皮肤成5°向前刺破静脉壁进入静脉腔。

4.3.1.3.3 见回血后，固定采血针，将负压采血管胶塞头盖中央对准胶塞穿刺针，使穿刺针刺入采血管。

4.3.1.3.4 血液自动吸入采血管内，同时松解压脉带。

4.3.1.3.5 如需多管采血时，将采血管拔出，再刺入另一采血管。

4.3.1.3.6 采血完毕，让患者松开拳头，用无菌干棉签按压穿刺点，拔出穿刺针，患者继续按压穿刺点5～10 min。

4.3.1.4 采血时需严格掌握静脉血采血量，保证血液与抗凝剂最佳比例(采血管上均有指示线，采血量须达到指示线)。采血后充分混匀，加抗凝剂的采血管需立即颠倒混匀8次，含分离胶或促凝剂的采血管需颠倒混匀5～8次。

4.3.1.5 采血后应根据生物安全相关要求处理废弃采血针，以免误伤或污染环境。

4.3.1.6 注意事项如下。

4.3.1.6.1 采血前要认真核对患者信息和检验项目，准备好采集器材；做好采血管标识，包括标本唯一号、患者姓名、科别、采集日期和时间等信息，确认标识竖直贴于采血管外壁。

4.3.1.6.2 采血时要做到一人一针一巾一消毒，遵守无菌操作，防止交叉污染。要避开水肿、破损部位，应"一针见血"，防止组织损伤和外源凝血因子进入针管；如采血过慢或不顺利，可能激活凝血系统，使凝血因子活性增高、血小板假性减低。

4.3.1.6.3 患者须在输液时采集标本，应在输液装置对侧胳膊采血，避免血液稀释。决不能在输液装置近心端采血。

4.3.1.6.4 止血带压迫时间不能过长，最长不超过1 min。压迫时间过长，可引起纤溶活性增强、血小板释放、某些凝血因子活性增强，影响结果。

4.3.1.6.5 多项检查时，按CLSI H3－A6标准，标本采集顺序如下：血培养管→枸橼酸钠抗凝管→无添加剂或含促凝剂或分离胶血清管→肝素抗凝管→EDTA抗凝管→含葡萄糖酵解抑制剂管。使用蝶翼针采血时，如第一管为枸橼酸钠抗凝管，应在该管前加"无添加剂管"(如白帽管)，使血液充满蝶翼针连接管(死腔)即可，弃去不用，用于消除蝶翼针中"死腔"，保证采血体积准确。

4.3.1.6.6 避免溶血：标本溶血和血细胞破坏，会对结果产生影响。

4.3.2 末梢血标本采集程序

4.3.2.1 根据临床医师申请检验项目选择正确采血管。

4.3.2.2 穿刺部位一般选择中指、无名指指尖两侧和足跟内侧、外侧。按中国医师协会检验医师分会、儿科疾病检验医学专家委员会和世界华人检验与病理医师协会于2018年发布《中国末梢采血操作共识》，应按不同年龄、体重选择穿刺部位和深度；早产儿宜选择足跟采血，穿刺深度不应超过0.85 mm；新生儿至6个月以下体重不超过10 kg婴儿宜选择足跟部采血，穿刺深度不应超过2.0 mm；体重超过10 kg的28天以上婴幼儿及8岁以下儿童宜选择指尖采血，穿刺深度不应超过2.0 mm；8岁以上儿童宜选择指尖采血，穿刺深度不应超过2.4 mm。

4.3.2.3 采集步骤如下。

4.3.2.3.1 穿刺前轻轻按摩采血部位，使血液充分流动。

4.3.2.3.2 穿刺前使用75%酒精对穿刺点进行消毒，使其自然干燥。

4.3.2.3.3 取出末梢采血针，紧捏住采血部位，告知患者即将进行穿刺，用一次性采血针快速刺入皮肤，稍加挤压使第一滴血自然流出；用过的采血针弃于利器盒。

4.3.2.3.4 使用无菌棉球/棉签擦去第一滴血；同时按以下顺序采集多个末梢血标本：全血标本(EDTA抗凝剂)→使用其他添加剂全血或血浆标本→血清标本。

4.3.2.3.5 从采集点下方捏住穿刺点，轻柔、间歇性对周围组织施加压力，增加血流量。使微量采血吸管一端接触到血液，血液通过虹吸作用流入管内，采血量应达到采血管厂家要求适宜血量，拭去管尖外壁附着血液，然后将微量采血吸管垂直紧贴采血管壁，使血液沿管壁滑入采血管底部，含抗凝剂采血管需轻弹试管底部，混匀标本。操作时微量采血吸管头部不要接触其他物体表面，以免造成血液标本污染。

4.3.2.3.6 采血结束后应立即使用无菌棉签、棉球对穿刺点进行按压，按压时间至少为30～60 s。采血后应根据生物安全相关要求处理废弃采血针、棉签，以免误伤或污染环境。

4.3.2.4 注意事项如下。

4.3.2.4.1 采血前要认真核对患者信息和检验项目，准备好采集器材；做好采血管标识，包括标本唯一号、患者姓名、科别、采集日期和时间等信息，确认标识竖直贴于采血管外壁。

4.3.2.4.2 采血时要做到一人一针一管一消毒，遵守无菌操作，防止交叉污染。要避开发炎、冻疮、水肿、伤口、淤青等部位，应"一针见血"，不可在同一位点立即重复穿刺。

4.3.2.4.3 取血时可稍加挤压，切忌用力过大，标本混入过多组织液可影响检验结果。

4.3.2.4.4 除少数静脉取血有困难的患者(如婴儿、大面积烧伤、需频繁采血检查患者)外，尽可能使用静脉穿刺方式采集标本。

4.3.3 尿液标本采集程序

4.3.3.1 收集容器要求：清洁、干燥、透明、防渗漏，无污染，一次性使用；尿杯容积为50～100 ml，圆形开口带倾倒口，直径4.0～5.0 cm，宽底座可放稳；收集24 h尿标本的容器的容积应为3 L左右；尿离心管应带有刻度，容积一般不小于12 ml，带盖。最好使用不易破碎的一次性塑料试管。

4.3.3.2 标识清晰，包括标本唯一号、患者姓名、科别、留尿日期和时间等信息，确认标识竖直贴于尿离心管外壁。

4.3.3.3 清洁中段尿采集步骤：采集前患者应清洁双手，清洁尿道口及周围皮肤，患者开始排尿时排掉第一部分，收集中段尿至尿杯中，随后将不少于10 ml中段尿倒至尿离心管中送检。

4.3.3.3.1 晨尿：在入睡前排尿，清晨起床后第一次尿标本为首次晨尿，是较浓缩和酸化的标本，血细胞、上皮细胞、管型等有形成分相对集中且保存较好，检出率较高，因在膀胱停留时间过长，硝酸盐、葡萄糖易分解，因此也可送检二次晨尿。二次晨尿为收集首次晨尿排泄后2～4 h内尿液标本，要求待检者从前一天晚上起到收集此尿液标本时，只饮水200 ml，目的是提高颗粒成分计数检出率，用于住院患者及动态观察。

4.3.3.3.2 随机尿随时留取标本，易受饮食、运动、药物影响，可导致低浓度或病理性临界值浓度物质和有形成分漏检；新鲜易得，用于门诊、急诊患者。

4.3.3.4 计时尿采集步骤：计时尿有 3 h 尿、12 h 尿、24 h 尿、餐后 2 h 尿等。收集时需正确计时，先排空膀胱、弃掉尿液，开始计时，收集时间段内全部尿液，包括结束时间点膀胱内尿液，根据检验项目不同需求选择防腐剂或 2～8℃冷藏加盖保存。准确记录总尿量，充分混匀后取出一定量尿液送检，剩余尿液弃去。主要用于定量测定，而餐后 2 h 尿液有利于病理性尿胆原、尿糖、尿蛋白检出。

4.3.3.5 尿三杯试验尿采集步骤：患者 1 次小便分前段、中段、末段收集，要求第一、第三杯各留尿 10 ml 左右，其余大部分留于第二杯。

4.3.4 粪便标本采集程序

4.3.4.1 采集容器应带盖、洁净、无渗漏、无污染、不易破损。

4.3.4.2 标识清晰，包括标本唯一号、患者姓名、科别、留取日期和时间等信息。

4.3.4.3 粪便常规检验应取指头大小(约 5 g)新鲜粪便，不得混有尿液，不可有消毒剂及污水，不能用纸包裹，不能用棉签挑取标本，以免破坏有形成分。采集标本时应选取含黏液、脓血等病变成分粪便。

4.3.4.4 无粪便排出而又须检查时，可经肛门指诊或肛拭子取标本；灌肠或服用油类泻剂粪便常因过稀且混有油滴等而不适用于检查。

4.3.5 脑脊液标本采集程序

4.3.5.1 行腰椎穿刺采集时须无菌操作，避免污染。采集后脑脊液分别收集于 3～4 个专用无菌带盖试管中，每管 1～2 ml；第一管用于生化和免疫检查；第二管用于病原微生物学检查；第三管用于理学及显微镜检查；第四管可用于其他检测，如细胞学检查。

4.3.5.2 标识清晰，包括标本唯一号、患者姓名、科别、采集日期和时间等信息。

4.3.6 浆膜腔积液(胸腔积液、腹腔积液)标本采集程序

4.3.6.1 送检标本最好留取中段液体于无菌带盖容器内，立即送检。为防止出现凝块、细胞变性、细菌破坏和自溶等，标本中应加入抗凝剂，常规及细胞学检查宜用 EDTA - K_2 抗凝。

4.3.6.2 标识清晰，包括标本唯一号、患者姓名、科别、采集日期和时间等信息。

4.3.7 精液标本采集程序

4.3.7.1 采集容器：采集于干净、对精子无毒性、广口、玻璃或塑料带盖容器或专用避孕套内。

4.3.7.2 标识清晰，包括标本唯一号、患者姓名和(或)身份号码、科别、采集日期和时间等信息。

4.3.7.3 手淫法取精液，并射入采集容器中，精液标本采集须完整。

4.3.7.4 手淫法采集精液有困难时，可用对精子无毒的避孕套通过性交法获取精液，需注明采集方法为避孕套法和采集地点。

4.3.8 前列腺液标本采集程序

4.3.8.1 采集容器：量少可直接滴在玻片上，量多可收集于洁净干燥带盖试管。

4.3.8.2 标识清晰，包括标本唯一号、患者姓名、科别、采集日期和时间等信息。

4.3.8.3 采集时患者需先排尿，医生用按摩法使前列腺液从尿道口流出或滴出，再用玻璃片或试管收集进行检验，采集时应弃去流出第一滴前列腺液。疑为前列腺结核、脓肿、肿瘤患者禁忌前列腺按摩。

4.3.9 阴道分泌物标本采集程序

4.3.9.1 用灭菌拭子或灭菌圈在阴道穹窿部无菌采集阴道分泌物，采集时应避免窥阴器使用抗微生物制剂润滑油。

4.3.9.2 标识清晰，包括标本唯一号、患者姓名、科别、采集日期和时间等信息。

4.4 · 标本运送程序

4.4.1 根据生物安全防护要求，将标本置于专用密闭塑料盒内运输；运输过程中应避免标本剧烈振荡；急诊标本要有绿色快速运送途径。

4.4.2 血液标本运送程序

4.4.2.1 全血细胞计数所用标本宜室温下保存，时间不宜超过 6 h。

4.4.2.2 血栓与止血检验项目标本应于室温下带盖保存并尽快运送，宜在采集后 1 h 内离心并分离血浆；在运送过程中应保持垂直方向。

4.4.2.3 红细胞沉降率检验项目枸橼酸钠抗凝标本室温下可保存 2 h，4℃下保存 4 h；EDTA 抗凝标本 4℃下保存 12 h。

4.4.2.4 疟原虫检查静脉血标本应于室温下保存并尽快运送，在 1 h 内制备厚片和薄片。

4.4.3 尿液标本运送程序

4.4.3.1 尿液标本若室温保存应在 2 h 内送至实验室，以保证标本新鲜，减少经时变化；若不能尽快运送可于 2～8℃冷藏加盖避光保存，在 4 h 内运送。

4.4.3.2 在运送过程中应尽可能避免产生过多气泡而引起细胞溶解，以免影响检测结果准确性。

4.4.4 粪便标本运送程序

4.4.4.1 粪便常规及隐血检验标本采集后应尽快送检。

4.4.4.2 检查原虫滋养体时应排便后立即送检，寒冷季节标本应注意保温。

4.4.5 脑脊液标本运送程序：应在室温条件下立即送检，1 h 内检验完毕。

4.4.6 浆膜腔积液标本运送程序：应在室温下尽快运送，用于细胞计数和分类标本冷藏不超过 24 h。

4.4.7 其他标本运送程序：精液、前列腺液、阴道分泌物标本采集后应于室温下立即送检。

5. 相关文件和记录

5.1 ·《原始标本采集手册》。

参考文献

[1] 彭明婷.临床血液与体液检验[M].北京：人民卫生出版社，2017.
[2] 尚红，王毓三，申子瑜.全国临床检验操作规程[M].4版.北京：人民卫生出版社，2015.
[3] 龚道元，胥文春，郑峻松.临床基础检验学[M].北京：人民卫生出版社，2017.
[4] CLSI. Procedures for the Collection of Diagnostic Blood Specimens by Venipuncture, Approved Standard — Sixth Edition: H3-A6 [S]. Wayne, PA: Clinical and Laboratory Standards Institute, 2007.
[5] 中华人民共和国卫生行业标准.血浆凝固实验血液标本的采集及处理指南：WS/T359-2011[S].北京：中国标准出版社，2011.
[6] 中华人民共和国卫生行业标准.尿液标本的收集及处理指南：WS/T348-2011[S].北京：中国标准出版社，2011.
[7] 中国医师协会检验医师分会，儿科疾病检验医学专家委员会，世界华人检验与病理医师协会.中国末梢采血操作共识[J].中华医学杂志，2018，98(22)：1752-1760.
[8] 张秀明，杨志钊，杨有业.临床基础检验质量管理与标准操作程序[M].北京：人民军医出版社，2010.

（崔 巍 王 力 李 佳）

标本接收、拒收处理与保存程序

××医院检验科临检作业指导书		文件编号：××-JYK-LJ-××××
版本：	生效日期：	共 页 第 页

1. 目的

规范临检组检验标本接收、保存等过程，保证分析前质量，以确保获得准确的检验结果。

2. 范围

用于送达临检组所有实验室各种检验标本，包括血液、尿液、粪便、脑脊液、浆膜腔积液、精液、前列腺液及阴道分泌物等标本。

3. 职责

临检组在岗人员负责执行。

4. 程序

4.1 · 标本接收：标本送达实验室后，运送人员和工作人员当面核对标本数量、标本类型、检验项目、科室来源、送达时间等。工作人员在接收标本时，直接在LIS系统进行标本接收登记。所有急诊申请单或标本应送至急诊化验室，临检组任何岗位收到急诊化验申请单或标本时在保证能及时发出结果的情况下尽量不推诿。急诊室、其他科室标本中申请单上标注“急查”或临床电话告知为急查标本的应列为急诊标本。

4.2 · 标本核对：工作人员在接收标本时应认真核对以下内容。

4.2.1 标本管上的条形码是否粘贴牢固，标本条码信息是否完整、无损伤，标本条码与检验申请信息是否一致。

4.2.2 检查项目是否清楚，是否为本实验室开展的检验项目。

4.2.3 标本采集时间与实验室接收时间之间的间隔是否在接受范围内。

4.2.4 所送标本容器是否正确，有无破损。

4.2.5 检查标本量是否符合要求（实验室需验证血常规标本、血栓与止血检验标本及尿常规标本最低采集量，并做明确的规定）；标本外观是否合格，如血液标本有无溶血、抗凝标本有无凝块、体液标本有无污染等。

4.3 · 标本拒收

4.3.1 申请信息无检验项目或检验项目不清楚的标本或标本上无任何标识，以及非检验项目标本。

4.3.2 患者姓名明显变更，或出现多个姓名，无法确认标本正确归属。

4.3.3 申请单和标本分离，容器上无明确患者信息标识。

4.3.4 标本量不符合要求。如凝血标本采集量与标示量相差大于10%，红细胞沉降率标本低于最低采集线，血常规标本、尿常规标本低于最低采集量等。

4.3.5 收集容器不正确。

4.3.6 标本类别不符，如检验申请注明为血液，但送检标本为胸腔积液。

4.3.7 标本外部有严重溢洒、渗漏，怀疑标本可能交叉污染。

4.3.8 确认标本超过允许送达时间，对检验结果有明显影响。

4.3.9 经询问确认标本保存、运输方式不正确的。

4.3.10 抗凝标本出现凝块的。

4.3.11 凝血、血型标本离心后出现溶血、脂血的。

4.3.12 输液、输血过程中采集的血液标本。

4.3.13 审核报告时发现标本超过有效检验时间或污染的。

4.3.14 大便标本量极少(1粒黄豆量)或已干结；标本溢洒盒外；标本留在吸水纸中等。

4.3.15 如原始标本不可替代或很关键，如脑脊液标本等，拒收应慎重。在拒收前应与临床医生进行充分沟通，以求弥补办法。

4.4·拒收处理

4.4.1 不合格标本应在申请单和(或)LIS系统里登记注明拒收原因及处理建议。电话通知患者(门诊)或联系病房(住院)重新留取标本。

4.4.2 血液不合格标本应同当日标本一同保存。

4.4.3 在审核报告时发现与临床严重不符或临床根本不可能出现的结果，怀疑标本采集错误或污染等，应及时与临床联系，并在LIS系统中记录标本不合格原因。

4.5·让步检验接收标准

4.5.1 申请单检验项目确为临检组已开展项目，但标本类型不属于可检测标本类型，临床强烈要求检测的。

4.5.2 申请单与标本管上的患者信息或条码号不一致，但临床确认患者识别、标本识别无误者。

4.5.3 标本采集量少，不足以完成所需检测，但临床要求立刻检测，且接受检测结果不完整者。

4.5.4 标本存在影响结果的溶血、乳糜血，重抽后仍存在同样情况者。

4.5.5 其他符合4.3标本拒收标准，但标本对临床很重要或不可替代者。

4.6·分析前标本预处理与保存

4.6.1 外周血细胞分析标本：接收标本后，应按优先顺序及时检测，急诊标本优先，其次是门诊标本和住院标本，最后是体检标本。未检测外周血标本应于室温下保存，不宜超过6 h；如需镜检分类，应尽早制片，在采集2 h后粒细胞形态会变化。

4.6.2 红细胞沉降率标本：接收标本后，应及时检测。不能及时检测标本，枸橼酸钠抗凝标本于室温保存2 h，4℃保存4 h；EDTA抗凝标本于4℃保存12 h。

4.6.3 疟原虫检查静脉血标本：应在采集后1 h内同时制备厚片和薄片。如超过1 h，应提示处理时间。

4.6.4 血栓与止血检验标本：接收标本后应尽快分离出血浆。在分离血浆时，将装有标本的带盖试管在规定速度和时间条件下(室温、1 500 g离心力、不少于15 min)离心，以得到乏血小板血浆(血小板计数＜10×10^9/L)。血浆应在标本采集后 1 h 内分离，并在 4 h 内完成检测。如用于 PT 测定标本在 24 h 内、用于 APTT 和其他项目测定标本在 4 h 内无法完成测定时，应分离血浆将其冷冻于－20℃，可最多保存 2 周或－70℃最多保存 6 个月。

4.6.5 尿液分析标本：实验室接收标本后，应及时上机检测，并应在标本采集后 2 h 内完成检测。对于不能及时检测的尿液标本可于 2～8℃冷藏加盖避光保存，在 4 h 内用于除胆红素和尿胆原外项目检测。根据检验项目特点加入适当防腐剂标本，无需冷藏保存。

4.6.6 粪便检验标本：常规标本应在采集后 1 h 内完成检测。寄生虫检验送检时间一般不超过 24 h；如检查肠内原虫滋养体，应在排便后迅速送检，立即检测，冬季需采取保温措施。用于隐血检验标本应在采集后迅速送检，立即检测，以免放置时间过长隐血反应敏感度降低。

4.6.7 精液标本：接收标本时记录留取时间，立即带盖保存于 37℃观察液化时间。

4.6.8 脑脊液、浆膜腔积液、阴道分泌物及前列腺液标本：应在采集后立即送检，迅速检测。

4.7·分析后标本保存：实验室可根据项目稳定性及实际情况确定分析后标本保存时限。以下内容可供参考。

4.7.1 外周血细胞分析标本：带盖室温下保存 3 天。

4.7.2 红细胞沉降率检查标本：带盖室温下保存 3 天。

4.7.3 疟原虫检查静脉血标本：带盖室温下保存 3 天；对疟原虫检查阳性标本还应保存厚、薄血片。

4.7.4 血栓与止血检验标本：当日标本检验完毕后，应放在有显著标识专用冰箱(2～8℃)内，并注明日期，保存 4～7 天，以便核查。保存期满将标本取出，按有害废物或生物污染物处理程序执行。

4.7.5 体液及分泌物标本：按照生物安全的要求，当天消毒处理，不保存。

5. 相关文件和记录

5.1·《原始标本采集手册》。

参考文献

[1] 彭明婷.临床血液与体液检验[M].北京：人民卫生出版社，2017.

[2] 尚红，王毓三，申子瑜.全国临床检验操作规程[M].4 版.北京：人民卫生出版社，2015.

[3] 龚道元，胥文春，郑峻松.临床基础检验学[M].北京：人民卫生出版社，2017.

[4] 中华人民共和国卫生行业标准.血浆凝固实验血液标本的采集及处理指南：WS/T359－2011[S].北京：中国标准出版社，2011.

[5] 中华人民共和国卫生行业标准.尿液标本的收集及处理指南：WS/T348－2011[S].北京：中国标准出版社，2011.

[6] 张秀明，杨志钊，杨有业.临床基础检验质量管理与标准操作程序[M].北京：人民军医出版社，2010.

(崔 巍 王 力 李 佳)

不合格和异常标本处理程序

××医院检验科临检作业指导书		文件编号：××-JYK-LJ-××××
版本：	生效日期：	共　页　第　页

1. 目的

建立不合格和异常标本处理程序，以规范临检组工作人员对不合格和异常标本的处理要求和方法。

2. 范围

用于临检组不能拒收和(或)不在拒收范围内不合格和异常标本的处理。

3. 职责

临检组工作人员负责相应检验项目不合格和异常标本处理。

4. 程序

不合格和异常标本包括但不限于以下内容。

4.1・外周血细胞分析标本

4.1.1　冷凝集标本：将标本在37℃温水中温育10～30 min，直到无肉眼可见凝集为止，立即上机检测，结果纠正后可发报告；若仍未纠正，可同时温育标本和相应仪器使用稀释液，将标本稀释后采用稀释模式上机，检测结果纠正后发出报告，并在报告上予以备注；若冷凝集现象(肉眼可见红细胞呈砂砾状附壁)不明显，又怀疑为冷凝集时，可暂放4℃冰箱5 min查看有无明显冷凝集现象。

4.1.2　乳糜血标本：可使用仪器稀释液进行血浆等量置换，具体方法可参考如下：先用移液器往试管内加入2 ml(若为末梢血，则加1 ml)相应仪器使用稀释液，混匀后进行离心(2 000 r/min，2 min)，吸出2 ml(若为末梢血，则为1 ml)上清弃去，重复上述血浆置换步骤1次，然后复测红细胞系相关结果，得出正确数值，并在报告上予以备注。

4.1.3　EDTA诱导血小板聚集标本：先将血小板计数及相关参数删除并在报告上注明"镜下见明显PLT聚集，请抽蓝头管(枸橼酸钠抗凝)复查PLT"。对需加抽蓝头管复查PLT标本，红细胞及白细胞相关血常规参数采用紫头管(EDTA抗凝管)检测结果，PLT计数为蓝头管检测结果×1.1，并在报告上予以备注。

4.1.4　有核红细胞干扰白细胞计数标本：对缺少有核红细胞检测功能的血液分析仪，尚不能排除有核红细胞对白细胞检测结果干扰，当血涂片中发现存在有核红细胞，每100个白细胞中有5个或更多有核红细胞时需对白细胞计数进行校正。校正公式：实际白细胞数 = $X \times 100/(100+Y)$，式中 X 为校正前白细胞数，Y 为分类100个白细胞过程中所见有核红细胞数。

4.2・血栓与止血检验标本

4.2.1　乳糜血标本：对于使用光学法检测的凝血分析仪，由于散射光本底过高，仪器很难找到准确凝血时间，标本必须经高速离心分离血脂后测定。肉眼可见乳糜血需经10 000 r/min离心15 min后，取下方清亮血浆测定。

4.2.2　血细胞比容（HCT）异常标本：HCT＞55％时，血浆相对于抗凝剂量会减少，使凝血试验结果延长。需根据MacGann推荐公式重新计算抗凝剂量，并和临床联系重新抽血测定。

4.2.2.1　计算公式：抗凝剂量（ml）= 血量（ml）× 0.001 85 ×（100 − HCT × 100）。

4.2.2.2　具体处理过程如下。

4.2.2.2.1　查找患者血常规结果，如没有，可将蓝头管混匀后测定HCT值，然后除0.9。

4.2.2.2.2　如HCT＞55％，按公式算得应加抗凝剂量和应取出抗凝剂量，取蓝头管，用加样器取出多余抗凝剂，将此管和抽血说明送护士站，请护士严格按说明取血。

4.3·对所有需让步的检验标本，均需在报告中给予备注。

参考文献

[1] 张时民，张麟.乳糜血对血常规测定的影响及排除方法探讨[J].现代检验医学杂志，2010，25(5)：72－75.
[2] 张时民.一例严重冷凝集标本的血常规检验解决方案[J].实用检验医师杂志，2011，3(2)：122－124.
[3] 李荣辉，高莉莉，姜蕾，等.3例EDTA依赖性假性血小板减少结果分析[J].检验医学与临床，2012，9(14)：1811－1812.
[4] 尚红，王毓三，申子瑜.全国临床检验操作规程[M].4版.北京：人民卫生出版社，2015.
[5] 余展超，曾淑燕.对高红细胞比容患者测定PT时用抗凝剂剂量的校正[J].血栓与止血学，2004，10(1)：1.

（崔　巍　王　力　李　佳）

室内质量控制程序

××医院检验科临检作业指导书		文件编号：××-JYK-LJ-××××
版本：	生效日期：	共　页　第　页

1. 目的

规范临检组室内质量控制过程，以保证室内质控品的检测时间、频次及具体操作等符合要求，规范质控结果审核流程，正确查找失控原因，及时处理，从而保证患者标本检验结果的准确性。

2. 范围

用于临检组各实验室的室内质控工作。

3. 职责

3.1 · 常规检测人员负责室内质控品检测及失控判断和处理，并填写失控报告。

3.2 · 指定人员负责每月(/批次)室内质控报表的打印。

3.3 · 质量负责人/实验室负责人负责每月(/批次)室内质控结果的回顾及评估。

4. 程序

4.1 · 血液分析仪

4.1.1　质控图及质控规则：采用可将不同浓度水平绘制在同一图上的 Z-分数图绘制质控图；判断规则：1_{2s}为警告、1_{3s}/2_{2s}/R_{4s}为失控。

4.1.2　靶值及标准差设定：由于血液分析仪质控品有效期短，新批号启用前累积 20 个点的均值作为靶值难以实行。采用新批号质控品正式使用前，在每天不同时段(每次间隔至少 2 h)至少检测 3 天累积 10 个质控数据均值作为暂定靶值，再累积后续检测 10 个质控数据共 20 个质控数据均值定为该批号质控品靶值，靶值应在配套定值质控品允许范围内；标准差按 WS/T 641-2018《临床检验定量测定室内质量控制》推荐方法进行设置，条件允许情况下至少采用 2～3 个批次加权 CV 计算现批次质控图设定 CV，CV 乘以靶值为现批次设定标准差；质控操作人员应在新批号质控物正式使用前在仪器及 LIS 质控系统内及时维护好该批号质控物靶值及标准差。遇特殊情况需修改质控品靶值和标准差时，需填写《临检组室内质控靶值变更记录表》，审核同意后方可修改。

4.1.3　每日质控：各血液分析仪使用专用厂家配套商业质控品，至少使用 2 个浓度水平(正常和异常水平，正常和高值或者正常和低值)，至少应在每日开机后患者标本检测前进行 1 次室内质控品的检测；常规标本检测过程中可根据标本量的多少来增加质控品检测的频次或增加新鲜血标本的留样再测对室内质控的频次加以补充。如质控品缺少，应使用当日新鲜血与有商业质控品的血液分析仪进行比对(比对项目结果的偏差标准为 WBC≤7.5%、Hb≤3.5%、PLT≤12.5%、RBC≤3%、HCT≤3.5%，室内比对的标准)，质控合格后仪器才可检测标本。

4.1.4 质控检测操作

4.1.4.1 质控品的准备：从冰箱内取出质控品，放置 15～20 min 平衡至室温；将质控品瓶口向上放置双手掌心前后匀速搓动混匀 8 次，再颠倒混匀 8 次，将质控品瓶口向下放置双手掌心前后匀速搓动混匀 8 次，直到所有的红细胞都完全重新悬浮起来为止。开盖检测后，先使用干净的棉签将瓶和盖上的螺纹均擦拭干净，然后再盖好瓶盖，并送回 2～8℃冰箱内储藏。

4.1.4.2 检测步骤：具体检测步骤参考各《血液分析仪标准操作规程》，并将质控结果传输至 LIS 质控系统中。

4.1.5 质控结果审核：检测后应及时观察仪器及 LIS 质控系统中质控结果是否在控，若失控需及时查找原因并进行纠正，必要时报告专业组组长或质控管理员，纠正合格后要在 LIS 系统中填写修正值，记录失控原因、处理方法，并保存。需进行临床影响评估的，应使用其他在控仪器对该失控仪器前期所测的标本进行检测，并将数据统计成《临检组标本比对数据记录及结果评价表》，比对标准采用室内比对的标准。若比对合格则未对临床造成影响，无需追回报告；若比对不合格，则可能对临床造成影响，需与临床沟通，必要时追回错误报告。

4.1.6 质控数据按批次或月形成汇总表，组长或科主任签字；各项目批次总 CV 应符合行业标准和规定要求，如 WBC≤3.9％、Hb≤2.1％、PLT≤6.8％、RBC≤2.4％、HCT≤2.1％、MCV≤2.5％、MCH≤2.5％、MCHC≤3.0％、NEUT（％）≤6.0％、LYMPH（％）≤9.0％、MONO（％）≤25.0％、EO（％）≤15.0％、BASO（％）≤15.0％。

4.2 · 凝血分析仪

4.2.1 质控图及质控规则：同 4.1.1。

4.2.2 靶值及标准差设定：尽量选择有效期较长质控品。实验室应对新批号质控品各个测定项目自行确定靶值和标准差。靶值必须在实验室内使用自己现行的测定方法进行确定。先连续测定同一批号的质控品 20 次，每天 1 次（也可根据时间每天测定 2 次），根据获得 20 次质控测定结果，计算出均值和标准差，作为暂定靶值和标准差。以此暂定靶值和标准差作为下一个月室内质控图的靶值和标准差进行室内质控。1 个月结束后，将该月的在控结果（剔除大于 3 倍标准差的结果）与前 20 个质控测定结果汇集在一起，计算累积均值和累积标准差，以此累积均值和累积标准差作为下一个月质控图的靶值和标准差。重复上述操作过程，连续 3～5 个月。汇集最初 20 个数据和 3～5 个月在控数据计算累积均值和累积标准差作为该质控品有效期内的靶值和标准差。当更换新批号试剂或仪器进行重要部件维修后，应重新确定质控物靶值。标准差也可由实验室长期累积较稳定 CV 与靶值计算得出，但应对其进行定期评估，并考虑项目允许 CV 要求。

4.2.3 每日质控：各凝血分析仪使用专用厂家配套商业质控品，至少使用 2 个浓度水平（正常和异常水平，正常和高值或者正常和低值），至少应在每日开机后患者标本检测前进行 1 次室内质控品的检测；常规标本检测过程中或完成后可根据标本量的多少来增加质控品检测的频次。质控合格后仪器才可检测标本。

4.2.4　质控检测操作

4.2.4.1　质控品准备：严格按质控品说明书操作，冻干质控品溶解时要确保所使用溶剂质量，所加溶剂量要准确，尽量保持每次加入量一致性，加入溶剂后应轻轻摇匀，使内容物完全溶解，切忌剧烈振摇。质控品应严格按使用说明书规定方法保存，不得使用过期质控品。质控品要与患者标本在相同测定条件下测定。

4.2.4.2　检测步骤：具体检测步骤参考各《凝血分析仪标准操作规程》，并将质控结果传输至 LIS 质控系统中。

4.2.5　质控结果审核：检测后应及时观察仪器及 LIS 质控系统中质控结果是否在控，若失控需及时查找原因并进行纠正，必要时报告专业组组长或质控管理员，纠正合格后要在 LIS 系统中填写修正值，记录失控原因、处理方法，并保存。需进行临床影响评估的，应使用其他在控仪器或纠正失控后对该失控仪器前期所测的标本进行检测，并将数据统计成《临检组标本比对数据记录及结果评价表》，比对标准应符合行业标准或相关规定的要求。若比对合格则未对临床造成影响，无需追回报告；若比对不合格，则可能对临床造成影响，需与临床沟通，必要时追回错误报告。

4.2.6　质控数据按月汇总成报表，由组长或科主任签字；各项目的月 CV 应符合行业标准及相关规定的要求。

4.3 · 红细胞沉降率

4.3.1　质控图及质控规则：同 4.1.1。

4.3.2　靶值及标准差设定：尽量选择有效期较长质控品。实验室应对新批号质控品各个测定项目自行确定靶值和标准差。靶值必须在实验室内使用自己现行测定方法进行确定。先连续测定同一批号质控品 20 次，每天 1 次(也可根据时间每天测定 2 次)，根据获得 20 次质控测定结果，计算出均值和标准差，作为暂定靶值和标准差。以此暂定靶值和标准差作为下一个月室内质控图靶值和标准差进行室内质控。1 个月结束后，将该月在控结果(剔除大于 3 倍标准差结果)与前 20 个质控测定结果汇集在一起，计算累积均值和累积标准差，以此累积均值和累积标准差作为下一个月质控图靶值和标准差。重复上述操作过程，连续 3～5 个月。汇集最初 20 个数据和 3～5 个月在控数据计算累积均值和累积标准差作为该质控品有效期内的靶值和标准差。

4.3.3　每日质控：选择配套质控品、第三方质控品至少正常和异常 2 个水平，至少应在每日开机后患者标本检测前进行 1 次室内质控品的检测；常规标本检测过程中或完成后可根据标本量多少来增加质控品检测频次。质控合格仪器才可检测标本。

4.3.4　质控检测操作

4.3.4.1　质控品准备：质控品应严格按使用说明书规定方法保存，不得使用过期质控品。质控品要与患者标本在相同测定条件下测定。

4.3.4.2　检测步骤：具体检测步骤参考《血沉分析仪标准操作规程》，将质控结果传输至 LIS 质控系统中。

4.3.5　质控结果审核：检测后应及时观察仪器及 LIS 质控系统中质控结果是否在

控，若失控需及时查找原因并进行纠正，必要时报告专业组组长或质控管理员，纠正合格后要在 LIS 系统中填写修正值，记录失控原因、处理方法，并保存。需进行临床影响评估，应在失控纠正后对该失控仪器前期所测标本进行检测，并将数据统计成《临检组标本比对数据记录及结果评价表》，比对标准应符合行业标准或相关规定要求。若比对合格未对临床造成影响，无需追回报告；若比对不合格，则可能对临床造成影响，需与临床沟通，必要时追回错误报告。

4.3.6　质控数据按月汇总成报表，由组长或科主任签字；各项目月 CV 应符合行业标准及相关规定要求。

4.4 · 尿干化学分析仪

4.4.1　质控图及质控规则：除比重(SG)外，其他半定量尿干化学分析项目均采用实验室 LIS 质控系统自设半定量质控图；采用质控结果与靶值上下相差不超过 1 个等级、阴性不能为阳性、阳性不能为阴性为在控，反之则为失控的质控规则。SG 相关质控要求及操作参照 4.1。

4.4.2　靶值及质控范围设定：尿干化学分析中除比重(SG)外其他半定量项目在新批号质控品正式使用前，每天不同时段(每次间隔至少 2 h)至少检测 3 天累积 10 个质控数据，以占多数数据等级作为暂定靶值，再累积后续检测的 10 个质控数据共 20 个质控数据，以占多数的数据等级定为该批号质控品该项目的靶值，靶值应在质控品靶值表的允许范围内；与靶值上下相差不超过 1 个等级、阳性不能为阴性、阴性不能为阳性确定在控范围，质控数据在在控范围内判定为在控；反之为失控。数据传输到 LIS 质控菜单中，并打印原始报告，审核签字。

4.4.3　每日质控：各尿干化学分析仪使用专用商业质控品，正常、异常 2 个水平，至少应在每日开机后患者标本检测前进行 1 次室内质控品的检测；仪器关机前可加做一次质控，以确保当天仪器状态良好；质控合格后仪器才可检测标本。

4.4.4　质控检测操作

4.4.4.1　质控品的准备：从冰箱内取出质控品，放置 15～20 min 平衡至室温；将尿干化学质控品充分颠倒混匀。开盖检测后，再盖好瓶盖，并送回 2～8℃冰箱内避光储藏。

4.4.4.2　检测步骤：具体检测步骤参考各《尿干化学分析仪标准操作规程》，并将质控结果传输至 LIS 质控系统中。

4.4.5　质控结果审核：检测后应及时观察仪器及 LIS 质控系统中质控结果是否在控，若失控需及时查找原因并进行纠正，必要时报告专业组组长或质控管理员，纠正合格后要在 LIS 系统中填写修正值，记录失控原因、处理方法，并保存。需进行临床影响评估的，应使用其他在控仪器对该失控仪器前期所测的标本进行检测，并将数据统计成《临检组标本比对数据记录及结果评价表》，比对项目结果的偏差标准为与基准仪器检测结果上下相差不超过 1 个等级、阳性不能为阴性、阴性不能为阳性。若比对合格未对临床造成影响，无需追回报告；若比对不合格，则可能对临床造成影响，需与临床沟通，必要时追回错误报告。

4.4.6 质控数据按月或按批次汇总成报表，组长或科主任签字。

4.5·尿有形成分分析仪

4.5.1 质控图及质控规则：参照4.1相应内容。

4.5.2 靶值及标准差设定：参照4.1相应内容。

4.5.3 每日质控：各尿有形成分分析仪使用专用配套商业质控品，正常、异常2个水平，至少应每日开机后患者标本检测前检测1次室内质控品；仪器关机前可加做一次质控，以确保当天仪器状态良好；质控合格后仪器才可检测标本。

4.5.4 质控检测操作

4.5.4.1 质控品的准备：从冰箱内取出质控品，放置15～20 min平衡至室温；将尿有形成分分析质控品充分颠倒混匀。开盖检测后，再盖好瓶盖，并送回2～8℃冰箱内避光储藏。

4.5.4.2 检测步骤：具体检测步骤参考各《尿有形成分分析仪标准操作规程》，并将质控结果传输至LIS质控系统中。

4.5.5 质控结果审核：检测后应及时观察仪器及LIS质控系统中质控结果是否在控，若失控需及时查找原因并进行纠正，必要时报告专业组组长或质控管理员，纠正合格后要在LIS系统中填写修正值，记录失控原因、处理方法，并保存。需进行临床影响评估的，应使用其他在控仪器对该失控仪器前期所测的标本进行检测，并将数据统计成《临检组标本比对数据记录及结果评价表》，比对项目结果的偏差标准应符合室内仪器比对的偏差要求。若比对合格未对临床造成影响，无需追回报告；若比对不合格，则可能对临床造成影响，需与临床沟通，必要时追回错误报告。

4.5.6 质控数据按月或按批次汇总成报表，组长或科主任签字。

4.6·失控原因分析流程如下(图2-1)。

4.7·质控数据存档：以上所有记录应至少保存2年，包括每月或每批次质控总结、失控分析报告、质控图及原始数据。

5. 相关文件和记录

5.1·《血液分析仪标准操作规程》。

5.2·《凝血分析仪标准操作规程》。

5.3·《血沉分析仪标准操作规程》。

5.4·《尿干化学分析仪标准操作规程》。

5.5·《尿有形成分分析仪标准操作规程》。

5.6·《临检组室内质控靶值变更记录表》。

5.7·《临检组标本比对数据记录及结果评价表》。

5.8·《临检组室内质控月总结》。

5.9·《临检组室内质控及失控处理记录表》。

5.10·《临检组室内质控失控分析报告》。

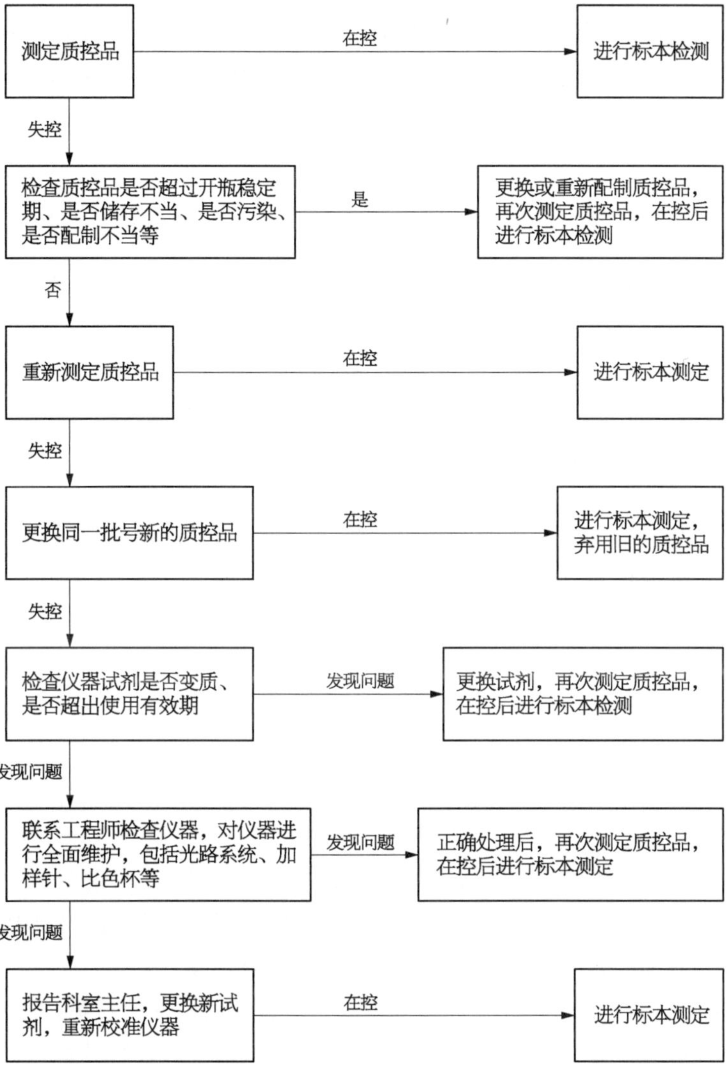

图 2-1　失控原因分析流程

参考文献

[1] 国家卫生健康委员会.临床检验定量测定室内质量控制：WS/T 641－2018[S].北京：中国标准出版社，2018.

[2] 中华人民共和国卫生行业标准.临床血液学检验常规项目分析质量要求：WS/T 406－2012[S].北京：中国标准出版社，2012.

[3] 彭明婷.临床血液与体液检验[M].北京：人民卫生出版社，2017.

[4] 张秀明，杨志钊，杨有业.临床基础检验质量管理与标准操作程序[M].北京：人民军医出版社，2010.

（崔　巍　王　力　李　佳）

室间质量评价程序

××医院检验科临检作业指导书		文件编号：××-JYK-LJ-××××
版本：	生效日期：	共　页　第　页

1. 目的

规范临检组室间质评工作，保证合理参加和顺利完成室间质评（EQA）/能力比对（PT）试验，确保实验室检测质量。

2. 范围

用于临检组室间质评工作各环节，包括项目申请、质评物接收和保存、质评物及时检测、质评结果及时上报、反馈室间质评结果并及时审核和评估。

3. 职责

3.1 · 专业组长/质量负责人负责制定每年室间质评项目申报计划，填写室间质评项目申报表；由科室主任审核通过。

3.2 · 专业组长指定人员负责各项目室间质评工作，按质评活动要求按时完成。

3.3 · 专业组长定期对室间质评工作进行监督与审核。

3.4 · 专业组长/质量负责人/指定人员负责不合格室间质评项目调查、纠正，并填写《临检组室间质评结果回报总结表》。

3.5 · 科主任负责对质评回报结果及《临检组室间质评结果回报总结表》进行签字审核。

4. 程序

4.1 · 室间质评项目计划与申请：专业组长需根据实际工作要求不断增加、更新质评项目，并填写能力验证活动计划表，交由科主任审核通过，并按室间质评机构要求及时进行申报，每年临检组参加的质评项目见《临检组参加能力验证活动计划表》。

4.2 · 室间质评物接收和保存：由专业组长指定各室间质评项目负责人负责该项目室间质评物接收，接收时需对照该项目室间质评活动说明书核查质评物数量、批号、标本状态等；确认标本无异常时应按活动说明书上的标本保存要求进行恰当保存；若发现问题应及时与该室间质评机构联系，可要求发送新质评物；并填写《临检组室间质评记录表》。

4.3 · 室间质评物检测

4.3.1　室间质评物预处理：因室间质评物不同于临床新鲜标本，在检测前应按各项目室间质评活动说明书上的流程对质评物进行预处理。

4.3.2　室间质评物测定：根据行业标准 WS/T 644－2018《临床检验室间质量评价》要求，室间质评物测定方法、次数与常规检验患者标本相同，在临床标本检验过程中进行测定。不可将 EQA/PT 标本或取其中部分标本送到其他实验室分析。

4.4 · 室间质评结果上报：由专业组长指定各室间质评项目负责人按检测结果认真填写室间质评结果回报表，保存原始数据资料；专业组长审核后由该项目室间质评负责人上报室间质评结果；为避免填写错误，可请另一名工作人员进行核对。

4.5·室间质评物检测后保存：根据室间质评活动说明书提供各质评物保存条件和有效期进行适当储存。

4.6·室间质评回报结果审核：室间质评统计结果回报后，由专业组长/质量负责人/指定人员及时进行下载保存，应注意监测结果趋势性变化，并对不合格室间质评结果及时进行调查、处理、纠正，如出现不合格质评结果需评估室间质评检测时患者结果是否可接受；必要时与质评机构进行沟通，对所采取纠正措施进行记录，并填写《临检组室间质评结果回报总结表》；最后将质评回报统计结果及《临检组室间质评结果回报总结表》交科主任签字审核。

4.7·不合格室间质评项目处理流程

4.7.1 EQA/PT 成绩不满意时，专业组长应组织相应人员进行原因分析，采取纠正或预防措施。出现不满意 EQA/PT 结果可由多种因素引起，参照行业标准 WS/T 414－2013《室间质量评价结果应用指南》概括如下：填写错误、质评物问题、检测方法不当、试剂变质失效、仪器设备问题、人员能力欠缺等。

4.7.2 失控原因分析步骤

4.7.2.1 首先查找原始记录，检查是否存在填写错误，然后核对当日质控情况，必要时检查当月质控，看是否存在系统误差，或是否因人员能力欠缺所致，如发现问题，及时进行相应更正。

4.7.2.2 如未发现上述问题，可用经适当储存的剩余质评物重复检测，查看是否可产生在范围内的检测结果；或重新申请相同质评物，重新测定。如新质控物结果正常，那么出现不满意 EQA/PT 成绩可能因质评物变质失效引起。

4.7.2.3 如结果不在允许范围，应检查试剂或更换新试剂，重新测定，排除试剂因素。

4.7.2.4 如结果仍不在允许范围，应联系工程师对仪器进行全面维护，重测，以排除仪器因素。

4.7.2.5 如结果仍不在允许范围，重新校准仪器，重测。

4.7.2.6 如结果仍不在允许范围，上报科主任并联系相应专家。

4.8·室间质评资料存档：以上所有记录应至少保存 2 年，包括质评回报统计结果、《临检组室间质评结果回报总结表》《室间质评结果回报表》及原始数据等。

5. 相关文件和记录

5.1·《临检组参加室间质评/能力验证活动计划表》。

5.2·《临检组室间质评/能力验证记录表》。

5.3·《临检组室间质评/能力验证结果回报总结表》。

参考文献

[1] 国家卫生健康委员会.临床检验室间质量评价：WS/T644－2018[S].北京：中国标准出版社，2018.
[2] 国家卫生和计划生育委员会.室间质量评价结果应用指南：WS/T414－2013[S].北京：中国标准出版社，2013.
[3] 张秀明，杨志钊，杨有业.临床基础检验质量管理与标准操作程序[M].北京：人民军医出版社，2010.

（崔 巍 王 力 李 佳）

实验室间比对程序

××医院检验科临检作业指导书		文件编号：××-JYK-LJ-××××
版本：	生效日期：	共　页　第　页

1. 目的

规范未开展能力验证/室间质评检验项目进行实验室间比对工作流程，通过与其他实验室进行比对判断检验结果的可接受性。

2. 范围

用于临检组未开展能力验证/室间质评的检验项目的室间比对工作。

3. 职责

3.1 · 专业组长/质量负责人负责制定每年的室间比对计划，由科室主任审核通过。

3.2 · 专业组长指定人员负责各项目室间比对工作，按照要求按时完成。

3.3 · 专业组长定期对室间比对工作进行监督与审核。

3.4 · 专业组长/质量负责人/指定人员负责不合格室间比对项目的调查、纠正。

3.5 · 专业组长负责审核室间比对数据结果。

4. 程序

4.1 · 室间比对计划的制定：专业组长需根据实际工作要求不断增加、更新室间比对项目，制定比对计划，并填写《临检组室间比对计划表》，交由科室主任审核通过后按计划进行。

4.2 · 室间比对项目：针对暂未开展能力验证/室间质评的检验项目，通过与其他实验室进行比对的方式来判断检验结果的可接受性。

4.3 · 比对实验室的选择原则：已获认可的实验室、使用相同检测方法的实验室、使用配套系统的同级别或高级别实验室。

4.4 · 比对标本的数量：至少5份标本，且应包含正常和异常水平。

4.5 · 比对的频率：每半年1次。

4.6 · 判定标准：应有≥80%结果符合要求。

4.7 · 比对工作的实施：由专业组长指定人员负责各项目的室间比对工作，并汇总数据填写《临检组标本比对数据记录及结果评价表》。

4.8 · 不合格结果的处理：当检验项目比对结果不符合要求时，专业组长/质量负责人/指定人员负责对该项目进行调查、分析原因并采取纠正措施。

4.9 · 室间比对资料审核与存档：专业组长审核比对记录并签字，所有相关记录应至少保存2年，包括《临检组标本比对数据记录及结果评价表》和原始数据等。

5. 相关文件和记录

5.1 ·《临检组室间比对计划表》。

5.2 ·《临检组标本比对数据记录及结果评价表》。

参考文献

彭明婷.临床血液与体液检验[M].北京：人民卫生出版社，2017.

（崔　巍　王　力　李　佳）

实验室内设备比对程序

××医院检验科临检作业指导书		文件编号：××-JYK-LJ-××××
版本：	生效日期：	共　页　第　页

1. 目的

规范临检组实验室内的设备比对工作，以保证临检组同一检验项目在不同设备上进行检测时检验结果的可比性。

2. 范围

用于临检组检测同一项目多台仪器间结果比对，包括但不限于血液分析仪、血沉分析仪、凝血分析仪、尿干化学分析仪、尿有形成分分析仪和粪便分析仪等。

3. 职责

3.1・专业组长/质量负责人负责制定每年室内设备比对计划，交科主任审核通过。

3.2・专业组长指定人员负责各仪器设备的室内比对工作，按照要求按时完成。

3.3・专业组长定期对室内仪器设备比对工作进行监督与审核。

3.4・专业组长/质量负责人/指定人员负责室内比对不合格仪器设备调查、纠正。

3.5・专业组长负责审核室内仪器设备比对数据结果。

4. 程序

4.1・实验室内设备比对计划的制定：专业组长需根据实际工作要求不断增加、更新室内设备比对项目，制定比对计划，并填写《临检组室内设备比对计划表》，交由科室主任审核通过后按计划进行。

4.2・血液分析仪比对

4.2.1　比对频次：新仪器使用前及仪器使用过程中至少应每6个月比对1次。

4.2.2　实验方案

4.2.2.1　配套系统新仪器使用前或常规检测仪器使用过程中进行比对时，实验方案参考行业标准WS/T 406－2012《临床血液学检验常规项目分析质量要求》中关于实验室内结果可比性的相关要求；按照其浓度范围要求至少使用20份临床标本，不应选择对任一比对方法有干扰的标本，选择的标本要有足够的标本量以满足比对试验的需求；每份标本分别使用实验室内部规范操作检测系统和被比对仪器进行检测，并应在尽可能短的时间内检测完毕；以内部规范操作检测系统的测定结果为标准，计算相对偏差，以每个检验项目的相对偏差符合其要求的比例≥80%判定该检验项目仪器间比对合格，反之该检验项目仪器间比对不合格。

4.2.2.2　当室内质控结果有漂移趋势、室间质评结果不合格采取纠正措施后、更换重要部件或重大维修后、软件程序变更后、医生和患者对结果可比性有疑问时及需要提高周期性比对频率时需进行仪器间比对的，实验方案宜参考行业标准WS/T 407－2012《医疗机构内定量检验结果的可比性验证指南》。

4.2.3 比对数据分析：打印原始数据并录入《临检组室内设备比对记录表》。

4.3 · 凝血分析仪比对

4.3.1 使用不同参考区间的凝血分析仪不宜进行比对，但应进行医疗安全风险评估。

4.3.2 比对频次：新仪器使用前及仪器使用过程中至少应每 12 个月比对 1 次。

4.3.3 实验方案：可参照 4.2.2。

4.3.4 比对数据分析：打印原始数据并录入《临检组室内设备比对记录表》。

4.4 · 血沉分析仪比对

4.4.1 比对频次：新仪器使用前及仪器使用过程中至少应每 12 个月比对 1 次。

4.4.2 实验方案：可参照 4.2.2。

4.4.3 比对数据分析：打印原始数据并录入《临检组室内设备比对记录表》。

4.5 · 尿干化学分析仪与尿有形成分分析仪比对

4.5.1 尿干化学分析仪、尿有形成分分析仪型号不同，不宜进行比对，需进行医疗风险评估。

4.5.2 比对频次：新仪器使用前及仪器使用过程中至少应每 6 个月比对 1 次。

4.5.3 实验方案：尿干化学分析仪与尿有形成分分析仪的比对应在确认分析系统的有效性及其性能指标符合要求后，至少使用 5 份临床标本（含正常和异常水平）进行比对；每份标本分别使用实验室内部规范操作检测系统和被比对仪器进行检测，应在 2 h 内完成检测；以内部规范操作检测系统的测定结果为标准，计算偏差；定性检测偏差应不超过 1 个等级，且阴性不可为阳性，阳性不可为阴性；以每个检验项目的偏差符合其要求的比例≥80%判定该检验项目仪器间比对合格，反之该检验项目仪器间比对不合格。

4.5.4 比对数据分析：打印原始数据并录入《临检组室内设备比对记录表》。

4.6 · 粪便分析仪比对：可参照 4.5 中尿干化学分析仪与尿有形成分分析仪比对方案和要求执行。

4.7 · 比对不合格处理措施：根据行业标准 WS/T 407－2012《医疗机构内定量检验结果的可比性验证指南》要求，在可比性验证结果不符合要求时需采取处理措施。主要以做好检测系统各质量保证环节的标准化来维持结果的可比性，必要时可通过校准对结果的可比性加以改善；结果不可比且难以纠正时，可与临床医师沟通后，采用不同的参考区间和（或）医学决定水平，并在结果报告单上予以明确标示。

4.8 · 比对数据审核与存档：专业组长审核比对记录并签字，原始数据应至少保存 2 年。

5. 相关文件和记录

5.1 ·《临检组室内设备比对计划表》。

5.2 ·《临检组室内设备比对记录表》。

参考文献

[1] 彭明婷.临床血液与体液检验[M].北京：人民卫生出版社，2017.

[2] 中华人民共和国卫生行业标准.临床血液学检验常规项目分析质量要求：WS/T 406－2012[S].北京：中国标准出版

社，2012.
[3] 中华人民共和国卫生行业标准.医疗机构内定量检验结果的可比性验证指南：WS/T 407－2012[S].北京：中国标准出版社，2012.
[4] 张秀明，杨志钊，杨有业.临床基础检验质量管理与标准操作程序[M].北京：人民军医出版社，2010.

（崔 巍 王 力 李 佳）

实验室内人员比对程序

××医院检验科临检作业指导书		文件编号：××-JYK-LJ-××××
版本：	生效日期：	共　页　第　页

1. 目的

规范临检组实验室内的人员比对工作，以保证临检组不同工作人员检测同一检验项目时检验结果的可比性。

2. 范围

用于临检组检测同一检验项目多个人员检测结果之间比对，包括但不限于外周血白细胞显微镜分类、外周血细胞形态学检查、尿有形成分形态学检查、粪便隐血检查、粪便形态学检查、体液蛋白测定和体液形态学检查等。

3. 职责

3.1・专业组长/质量负责人负责制定每年室内人员比对计划，由科主任审核通过。

3.2・专业组长指定人员负责人员室内比对工作，按要求按时完成。

3.3・专业组长定期对室内人员比对工作进行监督与审核。

3.4・专业组长/质量负责人/指定人员负责室内人员比对不合格原因分析、处理措施、人员培训。

3.5・专业组长负责审核室内人员比对数据结果。

4. 程序

4.1・实验室内人员比对计划制定：专业组长需根据实际工作要求不断增加、更新室内人员比对项目，制定比对计划，并填写《临检组室内人员比对计划表》，交由科室主任审核通过后按计划进行。

4.2・基准人员的选择原则：基准人员应具有中级及以上技术职称，从事相应检验工作至少3年，最好有相应专业技术培训的考核记录或工作能力证明，如合格证、学分证或岗位培训证等。

4.3・人员比对项目：针对工作人员手工检测尤其是显微镜形态学检查的检验项目，如外周血白细胞显微镜分类、外周血细胞形态学检查、尿有形成分形态学检查、粪便标本隐血检查、粪便标本形态学检查、体液标本蛋白测定及体液标本形态学检查等，通过人员之间的比对来保证不同工作人员检测结果的一致性。

4.4・比对标本的数量：至少5份标本，且应包含正常和异常水平。

4.5・比对的频率：每6个月1次。

4.6・比对工作的实施：由专业组长指定人员负责实验室内人员比对工作，每个参与比对的人员均应使用相同的检查方法和判别标准，以基准人员的检测结果为标准评估比对人员的检测结果。

4.7・判定标准：≥80%的结果才符合要求。

4.8・不合格结果的处理：当比对结果不符合要求时，专业组长/质量负责人/指定人员负责分析原因并采取纠正措施，必要时对工作人员进行相应培训。

4.9・人员比对资料的审核与存档：专业组长负责人员比对数据的审核，所有相关文件和记录及原始数据应至少保存2年。

5. 相关文件和记录

5.1・《临检组室内人员比对计划表》。

5.2・《临检组室内人员比对记录表》。

参考文献

[1] 彭明婷.临床血液与体液检验[M].北京：人民卫生出版社，2017.
[2] 尚红，王毓三，申子瑜.全国临床检验操作规程[M].4版.北京：人民卫生出版社，2015.

（崔 巍 王 力 李 佳）

质量改进程序

××医院检验科临检作业指导书		文件编号：××-JYK-LJ-××××
版本：	生效日期：	共 页 第 页

1. 目的

采取有效的改进措施，实现质量管理体系的持续改进。

2. 范围

用于临检组质量管理体系的持续改进活动。

3. 职责

3.1 · 临检组质量监督员负责监督和验证质量指标的改进，当出现改进机会时，通知相关人员实施改进措施，并跟踪验证实施效果。

3.2 · 临检组负责人负责策划和组织临检组质量改进工作。

3.3 · 实验室管理层负责改进措施的审批。

3.4 · 临检组相关人员负责实施改进措施。

4. 程序

4.1 · 质量改进的策划与识别

4.1.1 通过定期对质量管理体系的现状进行分析和评价，对所有检验程序进行系统的评审，识别需改进的领域。

4.1.2 通过质量管理体系的内部审核，识别需改进的领域，必要时实施纠正及预防措施。

4.1.3 通过与服务对象或实验室内部人员的交流，收集意见与建议，识别需改进的领域。

4.1.4 根据质量方针与质量目标，建立质量指标以系统地监测、评价临检组全过程的检验质量与服务质量，通过监测质量指标识别需改进的领域。

4.1.5 通过日常质量监督、检验报告核查、参加能力验证及实验室比对、投诉等，识别需改进的领域，必要时实施纠正及预防措施。

4.1.6 通过进行实验室风险评估，识别需改进的领域。

4.1.7 通过管理评审，对质量方针和质量目标、质量体系的现状和适应性进行全面的检查和正式的评价，以发现质量管理体系及全部医疗服务领域的改进机会，确立新的改进目标。

4.2 · 质量改进的实施

4.2.1 如识别出持续改进的机会，不管其出现在何处，均应组织人员着手解决。

4.2.2 改进活动优先针对风险评估中得出的高风险事项。

4.2.3 适用时，应制定、文件化并实施改进措施方案。

4.2.3.1 改进措施的制定：识别出需进行改进的领域或项目后，由临检组负责人或相关人员提出质量改进计划，内容主要包括：质量改进职责、改进措施及预计完成时间等，并填写《质量改进计划表》。

4.2.3.2　改进措施的审批：由实验室管理层负责对质量改进计划进行审批，并根据改进措施制定相应的跟踪验证期限。

4.2.3.3　改进措施的实施：由指定人员负责实施质量改进措施并记录。

4.2.3.4　改进措施的监控：质量监督员负责监督和协调质量改进措施的实施，在规定的跟踪验证期限到期后向质量负责人提交改进措施执行情况。

4.2.3.5　改进措施有效性评价：实验室管理层需对质量改进措施的有效性进行评审。

4.3·临检组负责人应就改进计划和相关目标与员工进行沟通，收集员工的意见，决定后告知所有临检组人员。

5. 相关文件和记录

5.1·《质量改进计划表》。

5.2·《持续改进措施记录表》。

参考文献

王伟佳，黄福达，温冬梅.ISO 15189 医学实验室认可质量手册与程序文件[M].北京：科学出版社，2018.

（崔　巍　李　佳　王　力）

质量风险评估和风险管理程序

××医院检验科临检作业指导书		文件编号：××-JYK-LJ-××××
版本：	生效日期：	共 页 第 页

1. 目的

持续对临检组工作过程和可能存在的问题进行危害识别、风险评估，实施必要的控制措施，以降低或消除识别出的风险，最大限度避免实验室质量问题，确保检验结果的准确性，保障患者的安全。

2. 范围

用于临检组所有检验项目。

3. 职责

3.1·质量负责人负责质量风险评估与风险管理的领导工作，组织进行风险评估。

3.2·临检组负责人负责临检组的风险评估与管理工作，组织工作人员以检测系统或检验项目组合类别为单位进行风险识别、评估，并制定预防控制措施，形成临检组的质量风险评估报告。

4. 程序

4.1·风险管理组织与实施

4.1.1 质量负责人负责每年制定风险评估与风险管理计划，临检组负责人按照计划组织人员按风险管理过程实施风险评估。

4.1.2 实施风险评估时机和范围：每年对涉及风险的环节进行全面识别与评估，并重点关注以下变化。

4.1.2.1 开始新工作或工作计划发生变更，如引入新试剂或改变工作流程等。

4.1.2.2 为实验室设施、设备或其操作增加了新的构架或进行了改动。

4.1.2.3 人员安排发生变化或引入了未经计划人员安排。

4.1.2.4 标准操作程序(SOP)或工作流程发生了重大变化。

4.1.2.5 当发现有可能存在与风险管理相关非预期事件时。

4.1.2.6 当识别出实际或潜在不符合内部/外部规章制度现象时。

4.2·风险管理过程

4.2.1 风险识别

4.2.1.1 风险识别方法：识别与实验室质量风险相关的所有危害是风险管理的第一步，要识别和评估其有无可能对患者结果准确性造成影响，无论这种情况发生的概率高低。危害识别活动应当使用的信息包括以下几项。

4.2.1.1.1 集体的经验和知识。

4.2.1.1.2 外部或专业知识。

4.2.1.1.3 之前所做评估的结果。

4.2.1.1.4 对之前发生的事故/突发事件的调查。

4.2.1.1.5 厂家关于试验和方法的信息。

4.2.1.1.6 检验相关因素：如标本的采集、接受与处理、标准操作程序、人员的培训与能力考核、环境设施监测等。

4.2.1.1.7 监管和认可机构要求。

4.2.1.1.8 临床因素：检验项目的临床用途。

4.2.1.2 风险识别环节

4.2.1.2.1 检验前过程实验活动环节：患者识别准确性、标本信息充足性和准确性、标本容器适当性、标本储存条件、正确标本标签、检验申请准确性和适宜性，患者标本采集准备、医嘱录入正确性、检验医嘱正确性、标本运输时间、标本完整性、标本数量、标本运输、标本采集及时性等。具体如下。

- 项目选择：检验申请不正确或不合适。
- 标本采集：输液同侧采血，患者采血前服用影响检测结果食物、药物等，未核对患者身份，穿刺不熟练引起溶血，采血管选择错误，采血后未及时混匀抗凝剂，输注脂肪乳短时间内采血，留置管采血等。
- 标本运送：送错科室，超出送检时间要求，容器破损，标本污染，标本唯一性标识标签丢失和混淆等。
- 标本接收：标本接收时未仔细核对标本信息、标本的质与量；出现如采血管标识与申请单不一致，采血管错误，采血量不够，标本有凝块、溶血、脂血等。
- 标本处理：编号时未核对申请单与采血管患者信息，凝血标本离心前未检查是否有凝块，留样待测标本未及时放入冰箱保存，标本丢失等。
- 标本的保存：未在规定保存期内进行检测，未按要求保存标本等。

4.2.1.2.2 检验过程实验活动环节：质控操作及失控分析能力、潜在不符合识别能力、质量管理执行力；岗位轮转风险、自动读码错误标本处理风险、检查异常结果“规则”实施，仪器定期校准及定期性能评估、仪器间比对、仪器突发故障风险，实验室暴露或事故、标本污染、检验标本保存期限及生物安全适宜性等。具体如下。

- 仪器未按期校准，性能验证未通过。
- 试剂过期失效。
- 室内质量控制失控。
- 室间质量评价不合格。
- 室间、室内比对不合格。
- 仪器条码传输错误。
- 仪器检测出现随机误差。
- 新进或轮转人员对操作程序不熟练等。

4.2.1.2.3 检验后过程实验活动环节：包括报告时间、检验结果数据传输、结果审核、结果发布、结果解释、临床的沟通、危急值报告、更正报告、结果报告准确性、标本的归档保存等环节。具体如下。

- 异常结果与临床不符时未复查。
- 多个结果变化出现矛盾。
- 危急值未处理。
- 异常结果未与临床沟通。
- LIS 传输数据出问题。
- 审核报告不认真、发出错误报告。
- 未及时发出报告等。

4.2.2 风险估计

4.2.2.1 对损害发生的概率和损害的严重性进行赋值的过程，即估计每个潜在风险的概率及严重程度，得到风险的大小。

4.2.2.2 可采用描述性的半定量方法对危害概率进行估计。半定量模型：经常 = 每周 1 次；可能 = 每月 1 次；偶尔 = 每年 1 次；很少 = 几年 1 次；不可能 = 整个使用期间 1 次。该过程可利用平时的故障记录数据来进行估计。

4.2.2.3 估计危害严重程度时最好由实验室和临床共同协商判断。需要考虑的关键要素有：临床医生如何使用该结果、确认检测结果提供哪些信息、临床医生在处理结果前获得确证结果的概率、结果引起临床决策的时间、根据结果会对患者采取哪些干预措施、不正确的干预对患者产生何种危害、危害的严重程度等。可根据实际情况选择其中最重要的因素。半定量模型：轻微 = 对检验结果有极轻微的影响；较小 = 可能在一定程度上引起患者结果的偏倚，但不会给患者带来伤害；严重 = 可能严重影响检验结果质量，影响患者诊疗工作；危急 = 永久的或危及生命的伤害；灾难 = 导致患者死亡。

4.2.3 风险评价：将风险分析结果与风险准则进行比较，以决定风险和（或）其大小是否可接受或可容忍。利用风险可接受性矩阵表（表 2－1）评价风险可接受性。

表 2－1 风险可接受性矩阵表

危害概率	危害严重程度				
	轻 微	较 小	严 重	危 急	灾 难
经常	不接受	不接受	不接受	不接受	不接受
可能	接受	不接受	不接受	不接受	不接受
偶尔	接受	接受	不接受	不接受	不接受
很少	接受	接受	接受	不接受	不接受
不可能	接受	接受	接受	接受	不接受

4.2.4 风险控制

4.2.4.1 对于风险评价中不可接受的风险要立即制定控制措施，采取行动，使剩余风险降低至可接受水平。

4.2.4.2 风险控制措施要求针对每项风险因素制定，并进行评估及监督检查，以确定该控制措施的可靠性。

4.2.5 风险管理效果的评估：通过质量指标监测、质量监督组的监督工作及临床医生的抱怨等对风险控制措施进行监测及有效性评价，使风险维持在临床可接受水平，实现质量管理的持续改进。

4.3 · 风险评估报告

4.3.1 风险评估报告是实验室采取风险控制措施、建立质量管理体系和制定操作规程的依据。《实验室风险评估报告》应包括但不限于以下内容：潜在风险、影响、严重程度、发生概率、风险评价、控制措施等。

4.3.2 临检组每年度完成本专业风险评估报告后交于质量负责人，由质量负责人汇总形成《实验室风险评估报告》，实验室负责人审核后，输入至科室年度的管理评审中，实现科室质量管理工作的持续改进。

5. 相关文件和记录

5.1 ·《实验室风险评估报告》。

参考文献

王伟佳，黄福达，温冬梅.ISO 15189 医学实验室认可质量手册与程序文件[M].北京：科学出版社，2018.

（崔 巍 李 佳 王 力）

检验结果报告管理程序

××医院检验科临检作业指导书		文件编号：××-JYK-LJ-××××
版本：	生效日期：	共　页　第　页

1. 目的

建立临检组检验结果报告管理制度，规范报告形成的各个环节，并加强分析后阶段的质量控制，从而保证实验室按照安全、准确、及时、信息完整和保护患者隐私的原则报告检验结果。

2. 范围

用于临检组检验结果的审核、报告及解释等相关工作。

3. 职责

3.1 · 检验科主任/专业组长负责与医院相关部门及临床医生讨论后确定报告的格式及介质。

3.2 · 检验人员负责出具正确的检验结果。

3.3 · 实验室信息系统(LIS)管理员负责验证电子检验结果的正确转录。

3.4 · 报告审核人员负责审核和签发检验报告及危急值的处理。

3.5 · 咨询管理员负责提供临床检验结果的相关解释和咨询服务。

4. 程序

4.1 · 检验报告内容：根据《医疗机构临床实验室管理办法》及 CNAS-CL02《医学实验室质量和能力认可准则》相关规定，检验报告内容包括：① 实验室名称、患者姓名、性别、年龄、住院病历或者门诊病历号；② 标本类型、标本采集日期、检验项目、检验程序、检验结果和单位、参考区间或临床决定值、异常结果提示；③ 操作者姓名、审核者姓名、标本接收时间、报告日期和时间、页数和总页数；④ 其他需要报告的内容，如适当的结果解释、其他警示性或解释性注释等。临床检验报告应当使用中文或者国际通用的规范缩写；并以 SI 单位或可溯源至 SI 单位或其他适用单位报告检验结果。

4.2 · 检验报告格式和介质：报告的格式、介质及其送达方式与医院相关部门及临床医生讨论后确定。报告的表头、页眉、页脚、封面采用统一的模板，检验报告其他内容的格式需根据检验项目进行个性化设计。

4.3 · 检验结果正确转录

4.3.1　电子检验结果正确转录：按实验室 LIS 系统相关管理规定，LIS 系统管理员应对电子检验结果正确转录进行验证，包括检验结果从仪器到 LIS 系统、HIS 系统及报告打印终端正确传输。

4.3.2　手工录入结果正确录入：对部分需手工录入的检验结果，由检验人员负责准确录入 LIS 系统内，审核人员在审核时再次核对，保证检验结果录入准确。

4.3.3　受委托检验报告：当检验报告全部或部分由受委托实验室完成时，注明受委托实验室名称、委托项目、检验结果等信息。当实验室需对来自受委托实验室检验结果进行转录时，须按以下程序确认所有转录内容正确无误。

4.3.3.1　检验人员负责将委托检验结果逐项录入数据库，转换为本实验室格式。

4.3.3.2　审核人员将转录内容逐项核对，确保准确无误后签发报告。

4.4 · 检验结果复核与复检：在审核人员审核报告时，需先经过初步审核，确保结果完整，与仪器检测结果一致等，之后再按一定规则进行复核，如发现检验结果与历史结果不符或是与诊断、病情不符，以及任何怀疑结果不可靠时均可进行结果的复检。具体内容按照《标本复核、复检程序》相关要求执行。

4.5 · 危急值处理：当检验报告中有“危急值”时，按《危急值报告管理程序》相关要求执行。

4.6 · 检验报告的发布：按照《检验结果发布程序》相关要求执行。

4.7 · 检验周期

4.7.1　检验周期确定：根据各级管理部门相关要求、临床需要、自身能力，在与临床沟通后确定检验项目合适检验周期。对急诊标本需尽可能缩短检验周期，按急诊报告时限要求尽快发布。临检组各检验项目报告时限(收到标本后)见附件。

4.7.2　检验周期评审：实验室应对检验周期执行情况、临床医生对检验周期反馈意见实施监督和记录并评审，对评审中出现的问题及时采取合理纠正措施。

4.7.3　因特殊原因无法及时完成检验并发出报告时，如影响到患者诊疗，应以口头、电话或书面方式通知申请者，说明延迟报告的原因及可能发出报告的时间；若在短时间内延迟报告的原因不能排除，则应采取其他方法尽快解决。

4.8 · 检验报告的保存：所有报告均以电子形式保存，保存期至少 2 年。

4.9 · 检验结果的解释：由咨询管理员按照相关规定提供临床检验结果的相关解释和咨询服务。

5. 相关文件和记录

5.1 ·《标本复核、复检程序》。

5.2 ·《危急值报告管理程序》。

5.3 ·《检验结果发布程序》。

6. 附件

6.1 ·《临检组各检验项目报告时限一览表》(表 2 - 2)。

表 2 - 2　临检组各检验项目报告时限一览表

检验项目	报告时限
全血细胞计数(血常规)	常规 30 min，急诊 10 min，复检 1 h
全血细胞计数(血常规) + 网织红细胞计数	常规 30 min，复检 1 h
血涂片外周血细胞形态学检查(含白细胞分类计数)	常规 1 h

（续表）

检验项目	报告时限
疟原虫检查	常规1个工作日
微丝蚴检查	常规1个工作日
尿液常规全项分析（尿干化学分析+尿有形成分分析+显微镜检查）	常规2 h
便常规全项分析（便常规+便隐血）	常规1 h
粪便寄生虫检查及鉴定	常规1个工作日
脑脊液、浆膜腔积液常规分析	常规1 h
阴道分泌物、前列腺液常规、精液常规分析	常规1 h
凝血和红细胞沉降率检测	常规1个工作日，急诊2 h

参考文献

[1] 中华人民共和国卫生部.医疗机构临床实验室管理办法.2006.
[2] 彭明婷.临床血液与体液检验[M].北京：人民卫生出版社，2017.

（崔 巍 王 力 李 佳）

标本复核、复检程序

××医院检验科临检作业指导书		文件编号：××-JYK-LJ-××××
版本：	生效日期：	共　页　第　页

1. 目的

规范临检组检验人员进行标本复核、复检的流程，明确制定复检规则的方法与要求，从而避免仪器的漏检、误检，以确保检验结果的质量，提高工作效率。

2. 范围

用于临检组检验结果的复核、复检及复检规则的制定等相关工作。

3. 职责

3.1・专业组长/质量负责人负责组织制定适合自己实验室的复检规则并审核。

3.2・临检组各岗位检验人员按照相关要求进行检验结果的复核及复检工作。

4. 程序

4.1・标本检验结果复核、复检的基本要求：根据《检验结果报告管理程序》的相关要求，在检验结果发布之前需对检验结果进行复核及复检；其基本流程为经检验人员完成标本检测并对检验结果进行初步审核确保检验结果已准确、完整录入 LIS 系统后，由审核人员对检验结果进行审核分析，触犯复检规则的标本按要求进行复检，并注意核对患者基本信息的准确、完整及检验项目与申请单内容是否一致；单人值班时需要自我核对检验结果。

4.2・检验结果的复核：审核人员对检验结果进行复核时应着重从以下方面进行考虑：① 确认仪器室内质控是否在控、是否存在各种报警提示等，确认检验过程是否正确并符合相应标准操作规程的要求；② 确认标本是否存在采集、运输及保存方面的问题；③ 结合患者的临床信息，包括患者的年龄、性别、临床诊断、治疗经过等，以便对异常结果给出合理的病理解释；④ 结合检验项目中各检验参数之间如血液分析的各参数间、尿干化学与尿有形成分分析各参数间等存在的内在联系，通过分析这些参数的相关性来判断结果是否可信；⑤ 结合患者不同检验项目检测结果的相关性进行分析，如外周血涂片查见反应性淋巴细胞与患者肝脏功能、EB 病毒相关检测结果之间的相关性等；⑥ 患者前后结果的对照分析，前后结果差异较大时，需认真查找原因，必要时与临床联系，可有利于发现偶然差错，如贴错标签、输液侧采血、抗凝不充分等。

4.3・检验结果的复检及复检规则的制定

4.3.1　检验结果的复检：由于各分析仪器的检测性能目前仍存在一定程度的局限性及一些标本自身可能存在某些干扰检测结果的影响因素等，为了保证检验结果的准确性，实验室在外周血细胞分析检验结果出现异常计数、警示标志、异常图形等情况时，或在尿液标本全部进行显微镜有形成分的检查不可行，使用自动化仪器做有形成分筛检时，需制定相应的复检规则对结果进行复检、确认。

4.3.2 复检规则制定的依据和方法：实验室需依据各自使用的仪器检测性能及患者特征，参考相关文献制定适合自己实验室的复检规则并进行验证；外周血细胞分析复检规则制定时可参考的文献主要有国际实验血液学会（ISEH）复检专家组推荐的国际血液学 41 条复检规则，以及由中华医学会检验医学分会血涂片复检专家委员会指导的各复检协作组发表的相关血液分析仪复检标准；尿液干化学及有形成分分析复检规则制定时也有相关学者的一些研究报道可供参考。

4.3.3 复检规则的验证方法及标准：在验证时需选择一定量的具临床意义的标本，对验证标本同时进行仪器及人工显微镜检测，以人工镜检结果为标准验证规则的复检率、真阳性率、假阳性率、真阴性率及假阴性率，并对假阴性标本进行分析；验证结果假阴性率应≤5％、无重要病理信息的漏检及复检率不能过高；在验证过程中，根据验证结果对规则进行反复调整，使复检规则既能满足制定标准又能降低复检率，达到最优状态。

4.3.4 复检规则的应用：可利用 LIS 系统或仪器中间体软件系统辅助复检规则的有效实施，实现复检标本的自动识别、仪器自动复检等。

4.4·特殊标本的处理：按照《不合格和异常标本处理程序》执行。

4.5·检验报告的注释：审核人员对检验结果及患者信息复核无误后审核并发出检验报告，必要时在报告中应给予适当解释或注释，如标本存在的一些影响因素及所采取的纠正措施等。危急值的处理及检验报告的发布要求参见《危急值报告管理程序》和《检验结果发布程序》。

5. 相关文件和记录

5.1·《外周血细胞分析复检规则》。

5.2·《尿液干化学及有形成分分析复检规则》。

参考文献

[1] 彭明婷.临床血液与体液检验[M].北京：人民卫生出版社，2017.

[2] Barnes PW, McFadden SL, Machin SJ, et al. The international consensus group for hematology review: suggested criteria for action following automated CBC and WBC differential analysis [J]. Lab Hematol, 2005, 11(2): 83 - 90.

[3] 北京协和医院血细胞分析复检规则制定组.Siemens Advia 2120 血液分析仪复检规则的制定及应用[J].中华检验医学杂志，2010，33(7)：674 - 679.

[4] XE - 2100 血细胞分析复检标准制定协作组.Sysmex XE - 2100 自动血细胞分析和白细胞分类的复检规则探讨[J].中华检验医学杂志，2008，31(7)：752 - 757.

（崔 巍 王 力 李 佳）

危急值报告管理程序

××医院检验科临检作业指导书		文件编号：××-JYK-LJ-××××
版本：	生效日期：	共　页　第　页

1. 目的

对检验危急值报告过程进行规范和有效控制，以保证危急值结果能及时被临床利用，使患者的危急情况得到及时的处理。

2. 范围

用于临检组所有的危急检验结果的报告。

3. 职责

3.1・技术负责人、专业组长与咨询管理组负责与医务处及临床科室共同制定危急检验项目的范围和危急值的界限，并商讨危急值的报告方式。

3.2・临检组检验人员负责本专业危急结果的确认与报告。

4. 程序

4.1・危急值定义："危急值"是指极度异常，如不及时处理随时会危及患者生命的检验结果。

4.2・危急值处理

4.2.1　工作人员在审核结果时如发现危急值，先要确认仪器设备是否正常，室内质控是否在控，核对标本信息、标本状态，有无严重溶血、脂血或黄疸，以及结果是否与历史结果相符等。

4.2.2　复检标本，如复查结果与首次结果一致，应报告首次结果；如复查结果与首次结果不一致，须认真分析原因；必要时联系申请医师及标本采集护士，询问标本采集过程是否正常，该结果是否与病情相符，如有需要可重新采样。

4.2.3　确认为危急值后，按院危急值报告流程将危急值报告给临床医生，如采用电话通知并人工记录方式报告，在上报危急值同时需填写《检验科危急值记录表》，详细记录患者姓名、病案号、科室、报告日期、时间、检测结果、报告人和电话接收人等，以便核查。

4.2.4　临床医生根据危急值结果及时对患者进行处理。

5. 相关文件和记录

5.1・《检验科危急值记录表》。

6. 附件

6.1・《临检组危急值项目列表》(表2-3)。

表2-3　临检组危急值项目列表

项　目	单　位	范　围	
		下　限	上　限
白细胞计数	$10^9/L$	1	30
血红蛋白	g/L	50	200

（续表）

项目	单位	范围	
		下限	上限
血小板计数	10^9/L	25	1 000
INR		/	6
部分活化凝血活酶时间	s	/	90
纤维蛋白原	g/L	1	/

参考文献

[1] 尚红，王毓三，申子瑜.全国临床检验操作规程[M].4 版.北京：人民卫生出版社，2015.

[2] 检验危急值在急危重病临床应用的专家共识组.检验危急值在急危重病临床应用的专家共识（成人）[J].中华急诊医学杂志，2013，22(10)：1084 - 1089.

[3] 中华医学会检验医学分会临床实验室管理学组.医学检验危急值报告程序规范化专家共识[J].中华检验医学杂志，2016，39(7)：484 - 486.

（崔 巍 李 佳 王 力）

检验结果发布程序

××医院检验科临检作业指导书		文件编号：××- JYK - LJ -××××
版本：	生效日期：	共　页　第　页

1. 目的

建立临检组检验结果发布程序，规范检验报告发布，并加强分析后阶段质控，从而保证实验室按安全、准确、信息完整和保护患者隐私原则发布检验结果。

2. 范围

用于临检组检验结果发布、结果自动选择与报告及报告修改等工作。

3. 职责

3.1 · 科主任/专业组长负责与医院相关部门及临床医生讨论后确定报告的发送方式。

3.2 · LIS管理员与报告审核人员共同负责建立结果自动选择与报告系统，并对其进行验证。

3.3 · 主任负责报告修改申请表的签字和审核，LIS管理员负责具体的报告修改工作。

4. 程序

4.1 · 检验报告的发布与接收

4.1.1　发送方式：发送方式主要有3种：纸质报告由运送中心人员送达指定位置；电子报告可以由医生查阅，门诊患者可凭就诊卡在门诊查阅与打印。口头方式仅限于紧急情况，但随后应立即提供正式的报告并对口头提供的结果进行记录，填写《口头报告结果记录表》。

4.1.2　接收对象：报告只能发给合适的对象。患者最有知情权，然而从医学伦理学或法律的角度，检验结果直接发给患者或其亲属反而是不妥当的，所以通常发给合法的申请人，即授权接收和使用医学信息者，如临床医生。在未经充分咨询之前，不宜直接将有严重含意的结果告知患者。

4.2 · 结果的自动选择与报告

4.2.1　自动选择与报告的标准：临检组负责人可组织本专业经验丰富的审核人员根据检验项目特点、自动化程度自行制定结果自动选择与报告的标准和规则。自动选择与报告的标准和规则应根据参考文献、行业指南、实验室内部累积数据进行制定，并考虑患者信息、标本信息、仪器状态、参考区间、危急值界限、医学决定水平、历史结果、逻辑关系和关联性分析等。

4.2.2　自动选择与报告系统应用前需经试用、讨论、验证、修改后才能正式实施。

4.2.3　报告签发：当自动选择与报告程序判断结果符合所有预设规则时，由LIS直接签发该报告，不实施人工干预；当自动选择与报告程序判断结果不符合预设规则时，报告将被保留，由人工进行必要的信息核对、标本性状核对、重测、稀释等处理后签发，必要时联系临床医护人员（如危急报告、不合格标本报告等）。

4.2.4 在实施过程中，当发现检验结果有异常时，授予特定权限的员工在LIS系统内可以快速取消自动选择与报告系统，避免发布错误的检验报告。

4.2.5 实验室应定期对自动选择与报告程序进行评审，以保证其功能持续符合要求。若在应用自动选择与报告系统过程中出现检验报告与临床不符合情况(可来源于临床投诉、咨询)增加时，应启动评审。若评审过程中识别到该程序或参数、规则的局限性，应适时修改并重新确认/验证。

4.3 · 检验报告的修改

4.3.1 实验室发现需要修改的检验报告：在检验报告发出后发现检验错误时，需填写《LIS系统检验数据更改申请表》，按相关要求对检验报告进行修改；LIS系统将留下人工修改的痕迹(工号及修改时间等)；并需通知相关诊疗部门，如已发出纸质版错误报告应立即撤回，以免误导临床医生的诊疗过程。

4.3.2 临床医生或患者质疑检验报告结果并要求修改：① 首先应根据检验编号查对原始申请信息，核对是否有录入错误，如为实验室录入错误则应填写《LIS系统检验数据更改申请表》，按相关要求对检验报告进行修改；② 如为结果与临床不符，应查找原始标本，用该标本重新测定，如结果与报告相符，则证明结果无误，考虑分析前质量问题，如标本采集、标识错误等；如复测结果不一致，应考虑分析中质量问题，填写《LIS系统检验数据更改申请表》，按相关要求对检验报告进行修改。检验结果与临床不符，但原始标本已超过保存时限而丢弃无法复查的，则应重新采集标本复查，并记录在《临检组医疗隐患备案记录表》上。

4.4 · 检验报告的遗失和补发：因各种原因导致检验报告未到达报告接收人手中或检验报告丢失，报告接收人可到病案室申请打印。

4.5 · 检验报告的查询：只有合法的报告接收人才可以查询检验报告，例如患者本人(门诊)或临床申请者等。如其他人员出于工作需要，按照相关部门的规定经实验室主任批准后可以查询隐去患者身份识别后的有关检验报告。

5. 相关文件和记录

5.1 ·《口头报告结果记录表》。

5.2 ·《LIS系统检验数据更改申请表》。

5.3 ·《临检组医疗隐患备案记录表》。

参考文献

[1] 尚红，王毓三，申子瑜.全国临床检验操作规程[M].4版.北京：人民卫生出版社，2015.

[2] 国家卫生健康委员会.WS/T 616－2018.临床实验室定量检验结果的自动审核[S].2018.

(崔 巍 李 佳 王 力)

第三章
环境设施与设备耗材管理程序

第一节 · 实验室设施管理与环境条件程序 / 087
第二节 · 实验室设备及项目管理程序 / 097
第三节 · 试剂和耗材管理程序 / 108

实验室基本设施管理程序

××医院检验科临检作业指导书		文件编号：××-JYK-LJ-××××
版本：	生效日期：	共　页　第　页

1. 目的

有效确认、提供、维护和控制检验设施，确保临检组设备不影响检测结果准确性，保证实验室员工、患者和来访者的健康和安全。

2. 范围

用于临检组所涉及区域，包括门诊、急诊、病房检验科、走廊、抽血区域和患者候诊区域等。

3. 职责

3.1・科主任应对临检室实验场所设施安排进行审核；并负责向院相应部门申请提供相应设施及空间条件，临检组设施和空间主要指患者原始标本采集区、标本接收区、试剂消耗品区、分析后标本储存、安全应急设施及检验要求实验设备。

3.2・临检组组长根据工作需要提出设施配置要求，安排和落实本专业组人员对本组设施和环境条件进行维护和记录；检查设施和环境条件是否符合检测要求，当实验设施偏离控制目标时，需立即采取有效措施。

3.3・安全管理员：负责科室水、电、化学品、生物安全和消防安全应急设施的管理、检查，对人员进行安全教育培训，每年组织实施消防和应急事故处理安全演练，对检验活动设施和空间区域每年进行一次评估。

3.4・经授权操作人员负责维持设施和环境条件安全工作状态，每日检查运行状态。

4. 程序

4.1・设施要求来源

4.1.1　根据临检组设备使用条件要求、检验方法和标本要求，建立设施控制管理目标。

4.1.2　提供原始标本采集设施空间，考虑患者行动能力、舒适度及隐私，使原始标本采集的设施不会影响检测结果。

4.1.3　科室供水、供电应与设备要求相符合，以保证用水、用电安全。

4.2・设施配置管理

4.2.1　临检组组长根据需要提出设计或改造方案及设施配置要求，经科主任审核，报院领导批准。

4.2.2　临检组组长指导评估检验环境空间设计，如标本存放、仪器摆放、物料存放等环境控制，应遵循有效运行宗旨，同时考虑使用便捷性。

4.2.3　对实验室固定设施范畴外所进行的检验活动也应符合设施与环境要求。

4.3・临检组空间管理

4.3.1　应符合临检组各岗位工作所需场所，包括候诊区、原始标本采集区、标本接收区、试剂(常温、冷藏)库、标本冷库、染片区、办公区、资料室、休息室、值班室和门诊、急诊和病房平台检测区等，满足检验人员及所服务患者的需要，空间不影响检测质量。

4.3.2　合理设置分区：临检组分为门诊检验、急诊检验、病房检验三部分。布局应划分清洁区、半污染区和污染区，不同区域采取不同颜色地标进行划分。

4.4 · 电力设施管理

4.4.1　应配置足够电源、网线接口，并接地良好。电源插头足够且负荷满足要求，关键设备、试剂冷库、标本冷库等均与 UPS 连接，一旦停电能维持数小时，另外应有双通路供电系统，以备不时之需。

4.4.2　安全管理员定期检查设施设备(如开关、插头)并及时更换损坏或磨损电器设施，工作场所应保持充足的照明，保证工作环境不影响检验质量。

4.4.3　不得乱接电源设备(特别是大功率设备)，每日下班前，对不再使用的设备应切断电源。

4.5 · 排风系统管理：可采用带循环风空调系统，新建或新装修科室可采用全新风系统。

4.6 · 储藏设施管理

4.6.1　试剂贮存库(常温和冷藏)、试剂冰箱、标本储存库等，温度控制范围依据实际需要设置，冰箱温控由各岗位工作人员每日监测并记录。

4.6.2　试剂、标本贮存库、冰箱、水浴箱等设备应放置经校准的或比对(自校准)温度计监测，并记录《温度记录表》。

4.7 · 安全设施管理

4.7.1　安全装置(如洗眼器、紧急冲淋装置等)应安装在显眼位置，以便在紧急情况时，工作人员易找到并使用。洗手池宜设在科室出口处，工作人员离开实验室前须洗手。洗手池为独立专用，不能与污水池混用，开关应为感应式或脚踏式，不得使用手动开关。

4.7.2　有足够灭火器械，如消防栓、自动喷水系统、手提式灭火器、防毒面具等；任何情况下都能畅通联系工具和方式；实验室内任何角落均能听到清晰报警。

4.7.3　安全员定期检查洗眼器、紧急冲淋装置、灭火器功能状态，并记录《紧急冲淋和洗眼装置检查表》《灭火器安全检查记录表》。

5. 相关文件和记录

5.1 ·《温度记录表》。

5.2 ·《紧急冲淋和洗眼装置检查表》。

5.3 ·《灭火器安全检查记录表》。

参考文献

尚红，王毓三，申子瑜.全国临床检验操作规程[M].4 版.北京：人民卫生出版社，2015.

(徐玉兵)

实验室环境要求管理程序

××医院检验科临检作业指导书		文件编号：××-JYK-LJ-××××
版本：	生效日期：	共 页 第 页

1. 目的

确认、维护和控制临检组的环境条件，确保工作环境不影响检测结果的准确性，让工作人员在较为舒适、安全的环境中工作，保障日常工作顺利开展。

2. 范围

用于临检室所有区域及以外场地检测环境条件的管理和控制。

3. 职责

3.1・科主任应对检测环境条件要求给予确认，确保环境条件不会对检测质量产生不良影响；每年对环境条件是否符合要求进行一次评估。

3.2・临检组组长负责依据工作需要提出环境要求，并做好环境记录监控，安排和落实工作人员对环境条件进行维护和记录，当设施偏离控制目标时，应立即采取有效措施。同时协助实验室主任进行环境评估工作。

4. 程序

4.1・科主任须提供保证检测活动必需的环境条件，按临检组工作特点和岗位要求配置适当环境设施，保证员工在舒适安全环境条件下，完成有效检测活动。

4.2・检测区通风状况良好，每天应监测和控制室内环境（温/湿度）。所有温湿度相关设备应确定温度和湿度可接受范围。

4.3・有温度控制要求储存区域，如试剂冷库、常温库、标本冷库等应每个工作日监测温度。

4.4・当仪器或检测方法有要求时，应控制室内温度和湿度。在常温环境下贮存的试剂，若对温度有要求时，也要记录贮存室温度，并将监测结果填写在《环境温湿度记录表》里，每个月由组长进行审核和评估，并签字确认。

4.5・水浴箱、加热模块、干燥箱、仪器温控组件等对温度有要求设备仅在用作患者标本检测时需监测温度。

4.6・标本保存环境参照《原始标本采集手册》要求保存，室温指温度范围在15～25℃，冷藏是指温度范围在2～8℃，冷冻是指温度在0℃以下。

4.7・试剂保存环境参照试剂说明书规定要求自行设定；仪器存放和工作环境参照仪器说明书规定要求自行制定；当多台仪器设备处于公共实验室（如中心实验室大厅）空间时，控制范围应依据最严格的温度、湿度规定要求来执行。

4.8・临检室主要检测仪器和（或）试剂区域，应每日在开始患者标本检测前监控并记录温/湿度。

4.9 · 冰箱、水浴箱、干燥箱等温控设备带有自显温度装置，自显温度装置须经校准合格后方可使用。未经校准的自显温度装置，要贴上相应警示标识，如“此温度未经校准，请勿记录此读数”或把显示屏读数部位遮住，避免员工误记。

4.10 · 当温度失控时，应立即查找、分析原因并纠正，评估可能对实验检测结果的影响。纠正活动记录在《环境失控纠正报告》。常见纠正活动如下。

4.10.1　室内温度或湿度失控时，开启空调和除湿器等方式，使温度或湿度恢复在控制范围。

4.10.2　冰箱温度失控时，立即转移所贮存试剂/标本等至另一温度可控范围冰箱，并在《环境失控纠正报告》中明确试剂/标本等转移位置、交接人员、转移物品具体类型和数量等，同时请工程部检修人员检修。

4.10.3　水浴箱温度失控时采取加水、断开电源、调节温度控制开关等措施，使温度恢复在控温度范围。

4.10.4　如遇停电时应立即将试剂及相关需冷藏物品转移至带 UPS 电源冷库。

4.10.5　当仪器反应温度超出范围时，应按说明书要求进行维护，使反应条件达到正常水平，并对相应标本结果进行验证或复检。

5. 相关文件和记录

5.1 ·《环境温湿度记录表》。

5.2 ·《环境失控纠正报告》。

参考文献

尚红，王毓三，申子瑜.全国临床检验操作规程[M].4 版.北京：人民卫生出版社，2015.

（徐玉兵）

实验室安全风险评估程序

××医院检验科临检作业指导书		文件编号：××-JYK-LJ-××××
版本：	生效日期：	共 页 第 页

1. 目的

为建立有效的实验室风险管理体制和机制，提高风险防范与管理水平，使临检室质量风险降到可接受程度，保障质量体系持续发展。

2. 范围

用于临检室各个区域及检验活动(检验前、中、后)各个环节。

3. 职责

3.1 · 实验室负责人

3.1.1 实验室责任人负责本实验室风险评估的审定。

3.1.2 实验室负责人指定安全管理组，具体落实实验室安全管理工作。

3.1.3 实验室负责人为科室安全第一负责人，负责实验室安全的所有具体工作的管理，包括指导和监督安全培训和考核、安全设施的监测、审核安全操作规程等。根据实验室安全的最新要求持续不断地改进全科的安全工作。

3.2 · 安全管理组

3.2.1 定期对临检室安全和应急设施进行检查、维护和更新。及时发现各种安全隐患并予以处理，确保科室安全，保障环境和员工的人身安全。

3.2.2 定期对员工的安全知识和应急知识进行培训。

3.2.3 负责实验室安全保障及技术规章方面的制定、实施与咨询工作。负责编写和更新《安全手册》。

3.2.4 出现潜在感染性物质溢出和职业暴露时，协助事故调查和处置并记录。

3.3 · 临检室组长

3.3.1 负责对本实验室具体开展的检验项目和检验活动风险进行评估。

3.3.2 负责本实验室所有具体的安全管理工作并做好记录，包括控制标本在检验前、中、后整个检测流程中的风险，指导和进行本组工作人员对当前岗位的安全教育培训和仪器设备的操作培训，使本组的安全管理工作有效、可控。

3.4 · 工作人员：做好个人防护，养成良好的工作习惯，执行生物安全的制度和规定，及时上报已发生的职业暴露，协助组长做好当前岗位的安全管理工作。

4. 程序

4.1 · 临检室风险来源和评估内容

4.1.1 风险来源：如生物风险、仪器设备风险、水电风险、信息风险。

4.1.2 操作规程和指导：标准的作业指导书、安全操作规程、应急预案。

4.1.3 工作人员：从事临检工作岗位的工作人员的知识背景、工作经验、工作能力、安全知识培训、上岗资质证书等相关内容，对临检组组长还应评估管理能力和处理突发事件的能力。

4.1.4 风险控制措施：首先考虑消除风险源，然后再考虑降低风险，最后考虑配备相应的防护设备、应急设施和治疗方案（如防护衣、口罩、手套、护目镜、通风橱、生物安全柜、紫外消毒、化学消毒剂、急救箱、洗眼器、紧急喷淋装置等）。

4.2 临检室生物风险评估：应考虑生物因子已知或未知的特性，如生物因子的种类、来源、传染性、传播途径、易感性、潜伏期、致病性、变异性与其他生物和环境的交互作用、暴露途径等。

4.2.1 生物病原体——生物因子

4.2.1.1 来源和种类：一切被检测的含有已知或未知生物病原体的生物标本（包括血液、脑脊液、胸腔积液、腹水、尿液、呼吸道标本、粪便等）。

4.2.1.2 危害等级：生物病原体对人体的危害依生物病原体的种类不同而有所差异，轻者引起人体隐性感染，重者还将引起广泛性的传播。根据国家标准《实验室生物安全通用要求》GB19489－2008 将生物病原体依据生物因子对个体和群体的危害程度分为 4 级：① 危害等级Ⅰ（低个体危害，低群体危害）：会导致健康工作者和动物致病的细菌、真菌、病毒和寄生虫等生物因子。② 危害等级Ⅱ（中等个体危害，有限群体危害）：引起人或动物发病，但一般情况下对健康工作者、群体、家畜或环境不会引起严重危害的病原体。实验室感染不导致严重疾病，具备有效治疗和预防措施，并且传播风险有限。③ 危害等级Ⅲ（高个体危害，低群体危害）：引起人或动物严重疾病，或造成严重经济损失，但通常不能因偶然接触而在个体间传播，或能用抗生素、抗寄生虫药治疗的病原体。④ 危害等级Ⅳ（高个体危害，高群体危害）：能引起人或动物非常严重的疾病，一般不能治愈，容易直接、间接或因偶然接触在人与人，或动物与人，或人与动物，或动物与动物之间传播的病原体。

4.2.2 职业暴露途径：不仅限于感染生物因子，也可受到其他危险因子的损害。

4.2.2.1 锐利器损伤：针刺伤是血液传播疾病的主要暴露途径，在采集患者血液标本、移种培养瓶等时容易发生。此外，刀片、玻璃制品、医疗器械、医疗废弃物及其他锐利物品也可能造成刺伤、割伤等。

4.2.2.2 非锐利器损伤：① 气溶胶：通过呼吸道传播的生物因子更易引起感染性疾病，因此气溶胶是引起实验室感染的主要因素。可能产生气溶胶的操作有：离心、开盖、拔取针头、混匀、混合、振荡、搅拌、吸取、倾倒等。在门诊患者的标本采集工作中还可能涉及患者的飞沫传播；② 眼、鼻、口、手（损伤）皮肤黏膜：因飞溅、泼洒、喷洒、接触了污染有感染性物质的操作台面、实验器械、仪器而暴露；③ 消化道：吸入、误食。应充分评估包括标本在采集、运输、交接、检测、操作和废弃过程中所有可能造成职业暴露的操作、危害和后果，此外是否会出现已感染工作人员的传播、其他人员的恶意传播和破坏。

4.2.3 防护：二级及以上等级医院多采用 BSL－2 二级实验室标准进行防护。

4.2.3.1 二级生物安全实验室入口需张贴“生物危害”标识，提醒相关人员。

4.2.3.2 根据生物因子的致病力选择不同防护等级的防护用品，包括：口罩、帽子、手套、护目镜或面罩等，必要时应在安全设施如生物安全柜内进行操作。发生职业暴露时选用适当的急救物品和设备进行应对，予以适当的检查和诊疗。

4.2.3.3 操作结束应对实验物品和环境予以相应的消毒，医疗废弃物进行包装、交接和灭菌。

4.3・临检室化学品

4.3.1 来源和种类：包括有机溶剂、消毒防腐、危险化学品等。除购买商品化试剂外，还有实验室的自配试剂。

4.3.2 危害性：通过上述职业暴露途径对人体可能造成刺激、腐蚀、窒息、麻醉、组织损伤、毒害、致癌等伤害，对环境可能造成污染、爆炸、燃烧、腐蚀等后果。

4.3.3 防护水平和要求

4.3.3.1 相应位置应张贴“危险化学品”标识，提醒相关人员。

4.3.3.2 根据化学品性质和危害性选择不同防护等级的防护装备和应急用品，如口罩、帽子、耐腐蚀橡胶手套、护目镜或面罩等，必要时应在安全设施如安全柜和通风橱内进行操作。发生化学损伤时选用适当的急救物品和设备进行应对。

4.3.4 贮存、管理：根据化学品性质和危害性制定和采取不同的贮存条件、管理要求、领用程序和废弃操作。

4.4・临检室消防风险

4.4.1 风险来源和种类

4.4.1.1 所有电线、插座、仪器设备的使用，超负载用电，老化、短路，带电工作的仪器设备突发故障着火。

4.4.1.2 使用明火和高温热源，如酒精灯、烤箱、电磁炉等。

4.4.1.3 易燃和易爆品的操作、保存不当，某些不相容的化学品没有正确隔离；灭火器的使用，防火器材的配置和应采取的控制措施。

4.4.2 临检室常见火灾的类型和危害性

4.4.2.1 A类火灾：固体物质火灾。这种物质通常具有有机物性质，一般在燃烧时能产生灼热的余烬。

4.4.2.2 B类火灾：液体或可熔化的固体物质火灾。

4.4.2.3 D类火灾：金属火灾。

4.4.2.4 E类火灾：带电火灾，物体带电燃烧的火灾。火灾不但会毁坏仪器设备，造成物质财产损失，干扰实验室正常检验工作的进行，更为严重的是火灾及火灾产生的烟气，直接或间接危害人员健康和生命。

4.4.3 消防器材配置和消防安全要求：根据潜在可能的消防隐患采取防护和管理、减少火险策略，推荐使用合适灭火器材，如干粉灭火器、1211 灭火器、防火毯、高温隔热手套等。

4.5・临检室用水风险

4.5.1 风险来源和种类

4.5.1.1 供水：停水、渗漏、水管破裂和堵塞。

4.5.1.2 实验用水：纯净水制备系统故障、水质不达标。

4.5.1.3 实验室废水和污水处理不当，对工作人员和环境造成污染和破坏。

4.5.2 危害性

4.5.2.1 停水会影响实验室正常工作和生活秩序，也不能发挥洗眼装置、紧急喷淋装置、消防栓等应急设施的使用。

4.5.2.2 纯净水制备系统对于保证实验室制剂、自动化仪器的使用等至关重要，直接影响检测的质量。

4.5.2.3 渗漏和水管破裂不但可造成水资源的浪费，更会引起如工作人员、仪器设备、电源等的消防、漏电、短路、电击等次生风险。

4.5.2.4 实验室污水、有害废水的处理不当会污染甚至破坏环境。

4.6 · 临检室电力风险

4.6.1 风险来源和种类

4.6.1.1 实验室电源、电闸、电线、插座等出现老化、超负载使用短路、漏电、断电等。

4.6.1.2 实验室仪器：在仪器安装、拆卸、使用、维修和消毒等过程，是否会因处理不当引起仪器故障，甚至造成工作人员电击事故的发生、火灾等。

4.6.2 危害性

4.6.2.1 短路、突然断电、电压不稳和漏电可能导致仪器设备的损毁及实验数据和资料的丢失，影响检测工作的正常进行。

4.6.2.2 漏电和电击会造成工作人员的灼伤、麻痹、昏迷等损害，还可能伴发其他意外伤害。

4.6.2.3 电力故障引发的火灾还会进一步造成人、财、物的损失。

4.6.3 充分评估上述风险，制定可采取的管理和应对策略，包括仪器检测和维护频度、流程和应配置的工具等。

4.7 · 临检室设施设备风险：包括各种自动化检测仪器和流水线设备、标本采集系统、离心机、搅拌机、振荡仪、高压锅、标本保存库、试剂保存库等在操作使用过程发生故障或遭到破坏时可能面临的危险及危害。

4.8 · 信息风险：包括临检室的数据和信息系统在记录、使用、保存、传输和查阅等过程出现丢失、损坏、泄露、篡改、恶意使用、盗取及信息系统故障时，将可能面临的风险、产生的后果及其危害等级、应采取的控制措施和应对急救措施。

4.9 · 临检室风险评估程序

4.9.1 风险评估报告应是科室采取风险控制措施、建立安全管理体系及制定安全操作规程和作业指导书的依据。正确的风险评估能够最大程度减少科室受到各种风险的危害。

4.9.2 风险评估所依据的数据及拟采取的风险控制措施、安全操作规程等应以国家主管部门或行业权威机构发布的指南、标准等为依据。

4.9.3 危险识别、风险评估和风险控制的过程不仅适用于科室设施设备的常规运行，而且适用于对科室设施设备进行清洁、维护或关停期间。

4.9.4 风险评估应由安全管理组、临检组组长及具有经验的专业人员进行。

4.9.5 定期对临检室整体运行情况、检验流程各个环节、仪器设备、水、电力等基础设施及信息系统和人员等进行风险综合评估，确定可容许的风险、危险发生的概率和等级，资源、防护和控制措施的评估，评估的周期根据科室安排和风险特征而确定，至少每年一次。

4.10 安全设备和工作人员防护

4.10.1 安全防护设施要求

4.10.1.1 规范临检室洗手设备和常用消毒剂。开启的无菌物品、消毒液必须注明开启时间、有效时间：小包装酒精、碘伏开启后有效期为 7 天；无菌干棉签、碘伏棉签、酒精棉签、输液敷贴、瓶口贴等开启后有效期为 24 h；含醇的手消毒剂开启后有效期为 30 天；配制的含氯消毒剂有效期为 24 h。

4.10.1.2 病原检测临检室应配备紫外灯、灭菌器、生物安全柜。

4.10.1.3 个人防护用品应配置工作服、工作帽、口罩、手套、隔离衣、洗眼器、紧急喷淋装置等。

4.10.1.4 临检室区域(门诊检验科、急诊检验科和病房临检室)应配备监控摄像装置、烟雾感应器、消防灭火器、火警警报器、消防栓；设置各区域平面结构示意图、消防疏散路线示意图，以及安全出口、安全通道指示灯等。

4.10.2 内务管理

4.10.2.1 临检室各区域为全封闭式，非工作人员未经允许严禁进入，检验人员经门禁系统刷卡验证后方可出入科室；非本科人员未经科室人员授权和许可，不得随意进出临检室及超出授权范围的区域。被授权人员进入时需告知实验室可能存在的潜在危险，并在《临检室来访人员登记表》上详细写明出入科室的时间和事由，接受工作人员的指引按指定线路进入科室，进入污染区应注意安全，做好防护工作，避免污染。工作人员在进实验室工作区域之前应严格按照程序换专用工作服。

4.10.2.2 为保证临检室仪器正常运行及每个工作人员的健康，须保持科室工作环境清洁。

4.10.2.3 临检室常规空调温度设定为 24℃，不要随意变动温度，工作区温度的频繁改变不利于仪器的正常运行。

4.10.3 临检室划分为污染区、半污染区和清洁区，三个区域消毒处理方式各不相同。

4.10.3.1 清洁区(办公室、质控室报告室、报告单打印室、值班室等)每天开窗通风换气，每周用 500 mg/L 有效氯消毒液擦拭一次。

4.10.3.2 半污染区(缓冲间、更衣室及卫生通道等区域)：半污染区内空气采用紫外空气消毒器消毒；门窗、桌椅、地面等物体表面每天用 500 mg/L 有效氯消毒液擦拭；工作服、帽每周换洗一次，由院洗衣房统一处理。

4.10.3.3 污染区(实验室检测区、标本收集、处理、检测、储存、高压、洗涤室)应加强和严格消毒处理：① 空气采用紫外线灯照射消毒或紫外空气消毒器消毒；② 门窗、实验台面、地面等每天下班前用 500 mg/L 有效氯消毒液擦拭；③ 污染仪器表面用 75%医用酒精消毒；④ 标本污染的物体表面用 1 000～2 000 mg/L 有效氯消毒剂处理 30～60 min；⑤ 手消毒用专用手消毒液消毒。

4.10.3.4 标本溢洒处理流程：① 立即将溢出物周围未污染的物品移开；② 用镊子将溢出物的试管放入废物桶中；③ 用吸水纸覆盖在溢出物上；④ 从外向里倒上含 5 g/L 有效氯的消毒液，作用 30 min；⑤ 将污染的吸水纸放入到废弃物桶中；⑥ 取吸水纸，用含 2 g/L 有效氯的消毒液进一步擦拭污染区域；⑦ 将污染的吸水纸放入到废弃物桶中；⑧ 按感染性废弃物处理。以上操作人员须戴好帽子、口罩、手套，做好个人防护。发生标本溢洒后，工作人员要立即向临检组长汇报并按操作流程进行处置，并报告科安全负责人。

4.10.4 职业暴露管理：职业暴露是指工作人员在工作过程中意外被艾滋病病毒、肝炎病毒等病毒感染者或患者血液、体液（羊水、尿液、心包液、浆膜腔穿刺液、脑脊液等）污染了皮肤或者黏膜，或者被可能含有病毒的血液、体液污染了的针头及其他锐器刺破皮肤，有可能被病毒感染的情况。

4.10.4.1 工作人员应把所有患者血液、体液，以及被血液、体液污染的物品视为具有传染性的病原物质，工作人员接触这些物质时，必须采取防护措施。

4.10.4.2 应建立工作人员发生职业暴露后的处理流程和指导书，并对其暴露级别和暴露源的病毒载量水平进行评估和确定。进行职业暴露的监测，必要时可采用预防性用药。

4.10.4.3 对职业暴露事件登记《检验科职业暴露记录表》，上报医院感染办。

5. 相关文件和记录

5.1 ·《临检室来访人员登记表》。

5.2 ·《检验科职业暴露记录表》。

参考文献

尚红，王毓三，申子瑜.全国临床检验操作规程[M].4 版.北京：人民卫生出版社，2015.

（徐玉兵）

仪器设备管理程序

××医院检验科临检作业指导书		文件编号：××-JYK-LJ-××××
版本：	生效日期：	共　页　第　页

1. 目的

对临检室仪器设备实施有效控制和管理，保证仪器设备能够正常、有效运行，其性能符合相关检验的要求，确保检验结果的准确和可靠。

2. 范围

适用于临检室设备的购置、验收、使用、维护、维修和报废等。

3. 职责

3.1・技术负责人提出设备的配置需求。

3.2・临检组组长负责本专业设备的购置申请的提出，仪器操作人员负责设备的使用和日常定期维护。

3.3・医院设备科负责设备的招标、采购和设备的验收。

3.4・科室仪器设备管理员负责设备的档案管理和监督工作。

3.5・设备管理员负责本组设备维护、故障处理、设备状态标志、停用、报废管理工作，并于每年 12 月底向仪器管理员汇总本组设备总表和设备档案变更情况。

3.6・科主任负责设备的合理配置和有效管理。

4. 程序

4.1・设备的采购和外观验收，由设备科负责实施。

4.1.1　设备的申请采购

4.1.1.1　购买大型仪器设备，由临检组组长填写设备科编制的《购置 10 万元以上医疗设备申购书》或《购置 10 万元以下医疗设备申购书》，并详细记录相关技术参数，包括设备型号、类别、等级、规格、重要参数等信息，交科主任组织相关专业人员论证，报院领导批准。

4.1.1.2　需由政府采购的仪器设备，由院设备科按规定的程序办理报批手续。

4.1.1.3　各种耗材的申购由各临检组组长填写在耗材申购本上，科主任签字后交仪器设备科采购。

4.1.2　供应商的评估

4.1.2.1　对提供仪器设备、耗材和服务的供应商(包括生产厂家和经销商)，由院设备科对其进行调查，供应商的评价应包括以下内容。

4.1.2.1.1　供应商的资质。

4.1.2.1.2　供应商的质量保证能力。

4.1.2.1.3　技术支持能力，服务情况。

4.1.2.1.4　价格。

4.1.2.1.5　供应商的社会信誉度。

4.1.2.2　对提供计量服务的供应商应符合以下要求。

4.1.2.2.1　资格：该项目已通过国家实验室认可或有计量授权。

4.1.2.2.2　测量能力：其测量不确定度满足溯源链的规定要求。

4.1.2.2.3　溯源性：测量结果能溯源到国际或国家基准。

4.1.3　仪器设备的验收：设备科组织设备管理员、技术负责人进行验收。

4.1.3.1　设备(包括零配件)数量核对，包装、外观是否完好。

4.1.3.2　型号、附件与说明书是否一致。

4.1.3.3　产品合格证。

4.1.3.4　仪器设备使用性能的检验，必须进行现场检验。

4.1.3.5　大型设备的安装、调试情况。

4.1.3.6　经验收合格后，由验收人员将结果记录于《仪器设备验收报告》。检验不合格的采购品不能投入使用。

4.2 · 设备档案管理

4.2.1　设备由设备管理员负责建立设备档案，内容如下。

4.2.1.1　设备标识。

4.2.1.2　设备的制造商名称、型号、序列号或其他唯一性的识别。

4.2.1.3　制造商的联系人、电话(适当时)。

4.2.1.4　设备到货日期和投入运行日期。

4.2.1.5　当前的位置(适当时)。

4.2.1.6　接收时的状态(如新品、使用过、修复过)。

4.2.1.7　制造商的说明书或其存放处(如果有)。

4.2.1.8　证实设备可以使用的设备性能记录；性能记录应包括所有校准和(或)验证报告/证明复印件。内容应包括日期、时间、结果、调整、可接受性标准及下次校准和(或)验证的日期，适当时，还应有在两次维护/校准之间的核查频次。应保持这些记录，并保证在设备的寿命期内或在国家、地区和当地的法规要求的任何时间内随时可用。

4.2.1.9　已执行及计划进行的维护。

4.2.1.10　设备的损坏、故障、改动或修理。

4.2.1.11　预计更换日期(可能时)。

注：设备档案的核心是4.2.1.8、4.2.1.9、4.2.1.10三项，为决定该设备是可以继续使用，还是需要检修或是必须报废提供了可靠的试验依据。

4.2.2　设备管理员负责编制设备总表，在设备有变化时每年予以更新。

4.3 · 设备标识管理

4.3.1　设备唯一性标识：内容包括设备统一编号、设备名称、规格型号、使用部门、校准日期和责任人等。临检组设备管理员按以上原则对设备建立唯一性标识，并张贴在设备的醒目处。

4.3.2 对计量设备进行标志管理，用不同颜色的标志贴于设备的明显位置。

4.3.2.1 合格证(绿色)：用于检定、校准合格的设备和自校准合格的设备。

4.3.2.2 准用证(黄色)：用于部分功能或量程能满足检验工作需要，而其他功能或量程有不合格的多功能或多量程的设备或降级使用的设备。

4.3.2.3 停用证(红色)：用于检定或自校准不合格、损坏待修或报废或停用的设备。

4.4 · 设备的使用

4.4.1 具有量值的设备使用前，应按《量值溯源管理程序》进行检定或校准。

4.4.2 设备使用须经过授权，由科室主任授权给设备管理员或临检组组长，组长再授权给本组的设备使用人员。设备责任人和操作人员必须经过培训，考核合格后方可授权进行仪器操作。

4.4.3 精密贵重仪器设备的使用实行专管专用制度，须由经过培训的2～3人专门使用，并进行日常维护和保养；必须由工程师处理的问题及维修时，专用人员必须在场确认每一步操作，监督整个过程；其他人员须了解，使用设备必须经过专用人员同意并在场监督，确保仪器的正常运转。

4.4.4 计量设备(包括移液器、电子天平、游标卡尺等)的使用应按照专门的计量制度执行。

4.4.4.1 使用前必须详细了解设备的量程、精度和误差等信息，并按说明要求掌握不同品牌的使用方法，以免损坏设备或影响精度。

4.4.4.2 使用过程中动作要轻柔，保持设备完好及清洁，保存时要放置于专门的盒、架、盖之中。

4.4.4.3 由有资质的单位按仪器规定的时间进行检定、校准，出具证书并注明下次检定、校准日期。

4.4.4.4 原则上不外借此类设备，外来人员使用应有专人进行监督和指导。

4.4.5 使用人员应按照操作规程正确使用设备，并在医疗仪器使用记录本上填写使用记录。

4.4.6 外单位借本实验室设备时，借用人员需填写《设备领(借)用登记表》，经科主任批准，设备管理员应在借出和返还时对仪器设备的使用状态进行检查。

4.4.7 公共设备的程序文件如《温度监控程序》《冰箱操作程序》《可调移液器操作程序》《离心机操作程序》《显微镜操作程序》《水浴箱操作程序》《荧光显微镜操作程序》《纯水机操作程序》和《生物安全柜操作程序》由科室仪器管理员统一编写和管理，临检组人员按操作程序使用和维护。

4.5 · 设备的不良事件：当设备引发不良事件时，提供集中配送服务项目的供应商需第一时间(2 h 内)与厂商及供货商沟通和联系，并组织厂商和供货商介入调查，判断是否是由仪器性能、质量、使用及其他突发状况引发的问题，并由专业人员对仪器重新进行检测并出具检测报告，将报告结果反馈给医院及相关监管部门，处理问题期间由提供集中配送服务项目的供应商协助标本的检测。

4.6 · 设备的维护、维修、停用和报废

4.6.1 设备使用人负责日常维护，设备责任人应按制造商建议对设备定期（每日、每周、每月等）进行日常设备维护和保养，具体按设备操作维护规程执行。

4.6.2 设备故障处理：当设备出现故障时，应停止运行，报告仪器管理员进行报修，同时将该设备贴上停用标识。维修后应进行校准、验证或留样再测表明其达到规定的可接受标准后方可使用。本组仪器管理员按规定保存好设备的维修记录单，并在年终汇总于实验室的设备管理员保存。

4.6.3 设备报废：设备无法修复、计量检定达不到要求时，由技术负责人组织鉴定确认后填写报废单，报科主任审核后报院设备科，予以报废处理。报废的设备应由本组设备管理员粘贴明显的标识并隔离存放，同时在仪器设备档案表中做好报废记录。

4.6.4 设备停用：本组设备管理员根据设备使用情况，对较长时间未使用的设备提出停用申请，报科主任批准，由本组设备管理员进行标识。

4.7 · 设备的期间核查（必要时）：为维持设备校准状态可信度，对量值有飘移设备、新购设备和经常在现场使用的设备，设备责任人使用有证标准物质、比对或留样再测等方式进行期间核查，以确保校准状态的可信度，具体核查方法在本组设备操作维护规程中规定。

4.8 · 设备无害化处理：设备责任人在设备投入使用、修理或报废前必须对设备进行去污染处理。由设备责任人将所采取的减少污染的措施清单提供给设备的使用人员。

5. 相关文件和记录

5.1 ·《离心机操作程序》。

5.2 ·《显微镜操作程序》。

参考文献

尚红，王毓三，申子瑜.全国临床检验操作规程[M].4 版.北京：人民卫生出版社，2015.

（刘　魏）

仪器设备检定/校准程序

××医院检验科临检作业指导书		文件编号：××-JYK-LJ-××××
版本：	生效日期：	共　页　第　页

1. 目的

规范仪器设备的检定/校准程序，保证仪器设备的正常使用，确保检验质量。

2. 范围

用于临检组计量设备和检测仪器（天平、温度计、加样器、分光光度计、离心机等）。

3. 职责

3.1 · 临检组组长负责本组需要检定或校准的仪器设备，并于每年校准到期前向仪器设备管理员汇总本组需要校准的仪器。

3.2 · 科主任负责批准仪器设备的检定或校准。

3.3 · 医院仪器设备科负责联系法定计量检定所检定。

4. 程序

4.1 · 计量设备的检定

4.1.1　临检组组长收集需要检定的计量设备（生物安全柜、通风柜、温度计、加样器、分光光度计、离心机等），分类整理报科主任审核。

4.1.2　医院仪器科批准和联系法定计量检定所进行检定。

4.1.3　对于小型计量设备（天平、温度计、加样器等），可以送医院设备部，然后再送计量所；对于较大设备，一般由计量所来检验科进行检定。

4.1.4　计量检定所须按相应的《计量检定规程》进行检定，检定合格的发检定报告。检定周期至少每年一次。

4.2 · 检测仪器的校准

4.2.1　设备校准标准：操作规程内容至少应包括目的和范围、校准频率、使用设备和校准材料、偏差和精密度要求、执行校准 SOP 文件、记录结果说明、设备校准不合格所采取补救措施等。

4.2.2　校准设备人员：在常规工作中，使用校准物对仪器进行校准，可由本科室工作人员执行，并做好记录。进行设备校准人员须熟悉仪器原理、性能、使用方法和仪器校准过程。对于大型分析仪器（五分类血细胞仪），可由组长联系仪器工程师校准。在进行校准前，对仪器进行全面系统保养，包括对采样针、标本轨道、各机械运动进行检查和校正，然后使用校准物对仪器进行校准，并验证。由工程师出具仪器检修校准报告，明确仪器运转良好。

4.2.3　校准过程中修正因子：当校准给出一组修正因子时，应确保之前的校准因子得到正确更新。

4.2.4　当校准结果不能达到规定的性能标准与规格时，应停止使用该仪器，更换仪器状态标识，进行检修和调整。

4.2.5　校准报告：报告的内容一般包括以下几方面。

4.2.5.1　仪器名称。

4.2.5.2　仪器型号。

4.2.5.3　仪器编号或序列号。

4.2.5.4　工作环境的检测(温度、湿度、电源是否符合要求)。

4.2.5.5　仪器外部检测(光路校正、机械检查)。

4.2.5.6　标准品名称、厂家、批号。

4.2.5.7　校准的项目。

4.2.5.8　校准人员的资格证书复印件。

4.2.5.9　原始数据截图照片或复印件。

4.2.5.10　结论报告。

4.2.6　校准周期：应根据相关规定或制造厂商的说明书，通常为6个月或1年。

5. 相关文件和记录

5.1 ·《量值溯源管理程序》。

5.2 ·《室内温湿度记录表》。

5.3 ·《离心机使用维护记录》。

5.4 ·《分光光度使用维护记录》。

5.5 ·《酶标仪使用维护记录》。

5.6 ·《仪器设备管理程序》。

参考文献

尚红，王毓三，申子瑜.全国临床检验操作规程[M].4版.北京：人民卫生出版社，2015.

（刘　魏）

定量分析仪器的性能验证程序

××医院检验科临检作业指导书		文件编号：××-JYK-LJ-××××
版本：	生效日期：	共　页　第　页

1. 目的

检测系统的性能验证用于对仪器性能的评估，确定设备的分析性能与其规定参数的符合程度，保证检测结果的准确、可靠，以决定最终的可接受性。

2. 范围

用于临检室全部定量检验项目的检测系统。

3. 职责

3.1・科主任负责检测系统性能验证报告的批准，技术负责人参与对性能验证程序有效性的评价及指导。

3.2・临检组组长负责组织各仪器检测系统的性能验证，并根据试剂说明书及其他指导性文件，选择性能验证的具体内容。

4. 程序

4.1・工作要求

4.1.1　根据医学实验室质量和能力认可准则在临床血液学和体液学检验领域的应用说明及行业标准，定量检测方法和程序的分析性能验证内容包括但不限于：精密度（包括重复性及期间精密度）、正确度、生物参考区间，某些项目还需验证线性范围（测量区间、可报告范围）、携带污染率、抗干扰能力等。有些定量检验项目由于各种原因，如血细胞计数检验方法由于缺乏稳定的检验标本，无法连续测量多天，此时可根据实际情况适当修改。

4.1.2　测定系统/试剂、使用新的检测试剂/系统、更换检测试剂/系统及任何严重影响检验程序分析性能的情况发生后（影响检验程序分析性能的情况包括但不限于：仪器主要部件故障、仪器搬迁、设施和环境的严重失控等）都应对其进行性能验证。

4.1.3　如检测试剂/系统在常规使用期间未发生改变，至少每年利用日常工作产生的检验质控数据及临床反馈，对检验程序的分析性能进行评估，应能满足检验结果预期用途的要求。

4.1.4　性能验证结果应有完整记录，应能证实检测试剂/系统在安装及常规应用中能够达到所要求的性能标准。性能验证实验结果符合各自制定的性能验证合格标准（依据医学实验室质量和能力认可准则在临床血液学和体液学检验领域的应用说明及国家标准、行业标准等），即为该项目通过性能验证。

4.1.5　应将验证程序文件化，并记录验证结果。验证结果应由适当授权人员审核并记录审核过程。验证报告由专业组归档和保存。

4.2・工作程序：根据试剂说明书、厂商声明或CNAS-CL02专业应用说明、国家标准、行业标准等制定性能验证内容和合格标准，按各专业性能验证方案进行性能验证实验，检测定量分析仪器性能验证内容可包括以下几方面。

4.2.1 精密度验证

4.2.1.1 重复(批内)精密度：采用2～3个浓度水平标本，在分析仪上连续检测20次，计算标准差(S)和CV值。

4.2.1.2 期间(批间)精密度：每天在分析仪上检测一次，连续测试20天，计算 S 和CV值。

4.2.2 正确度验证：通过对标准物质(RW)、正确度控制品等检测，每个水平物质标本至少重复测定3次，计算均值，测定均值与靶值进行比对，正确度用偏移来表示。

4.2.3 线性(测量区间、可报告范围)验证

4.2.3.1 线性验证：将高值标本(H)和低值标本(L)按一定比例互混，得到至少5个浓度水平。将配制后标本再经检测系统或测定方法检测，分析序列应为随机排列，得到各检测值。全部实验和数据采集应在同一工作日内完成。统计方法：将计算所得系列标本预期浓度作为横坐标，实际测得结果均值作为纵坐标，进行线性回归统计，得 $y=bx+a$ 及 r^2。结果判断，若 $r^2>0.95$，b 在0.97～1.03范围内，a 与最高值比较，趋于0，则可判断测定方法在实验所涉及浓度范围内成线性。

4.2.3.2 临床可报告范围：可将标本通过稀释、浓缩等预处理使待测物浓度处于分析测量范围内，最后乘以稀释或浓缩倍数。目的是通过实验来验证该检测系统的可报告范围。最大稀释倍数验证：从日常检测标本中选择一个浓度较高标本(要求高值标本应在线性范围内，稀释后的标本浓度也需落在线性范围内)，将厂商提供的稀释液(即日常检测用稀释液)按厂商提供的可稀释倍数来稀释，按常规方法验证标本最大可稀释范围。结果判断：检测稀释后平均标本浓度与预期值做比较计算 R 值[R = (平均标本浓度/预期标本浓度) × 100%]，120%≥R≥80%为可接受限。低于80%或高于120%的相应稀释度为不可接受稀释度，其上一级别稀释度值为该测试最大稀释度。

4.2.4 干扰试验：通过评价血标本中出现如胆红素、血红蛋白、脂类、抗凝剂和常见药物等物质的干扰来检验检测方法的特异性。通过执行类似于回收试验的试验，即加入的物质是怀疑的干扰物质而不是分析物对干扰进行检验。然后将获得的差值或偏倚与允许偏倚进行比较来判断其可接受性。

4.2.5 携带污染

4.2.5.1 仪器使用共用标本针或检测单元，并该检验项目可报告范围很宽，临床上可能出现极高值，且较少携带污染可产生较显著临床意义，实验室需进行标本携带污染实验验证。实验选择高值和低值两份标本，标本可用校准品、质控品或患者标本。3个相同高浓度标本(H1、H2、H3)和3个相同低浓度的标本(L1、L2、L3)。按H1、H2、H3、L1、L2、L3顺序放置标本，进行分析。携带污染率 = (L1 − L3)/(H3 − L3) × 100%。携带污染率要求依据行业标准或试剂说明书来源等要求。

4.2.5.2 影响标本携带污染率的因素主要是清洗条件，清洗剂的清洗能力、用量，清洗次

数、清洗温度、搅拌条件等，加强仪器日常维护和清洗工作，可明显降低携带污染率。

4.2.6 生物参考区间：收集 20 例符合生物参考区间验证的健康人标本进行分析(若有年龄、性别等差异需要进行区分)，如不超过 2 例(≤10%)结果落在参考区间外，即可接受该参考区间。

参考文献

尚红，王毓三，申子瑜.全国临床检验操作规程[M].4 版.北京：人民卫生出版社，2015.

（刘　魏）

定性分析仪器的性能验证程序

××医院检验科临检作业指导书		文件编号：××-JYK-LJ-××××
版本：	生效日期：	共　页　第　页

1. 目的

为保证日常检验结果的一致性和可比性，实验室需对检验方法、试剂或系统进行性能验证或方法学比较评估，确保实验结果的准确、可靠。

2. 范围

用于临检组定性项目的检测。

3. 职责

3.1·科主任负责检测系统性能验证报告的批准，技术负责人参与对定性项目的性能验证程序有效性的评价及指导。

3.2·临检组组长负责组织各检测系统的性能验证，并根据试剂说明书及其他指导性文件选择性能验证的具体内容。

4. 程序

4.1·工作要求

4.1.1　根据医学实验室质量和能力认可准则在各领域的应用说明及行业标准进行性能验证，定性检验项目验证内容至少应包括：重复性、准确性验证(方法学比较)、检出限等。

4.1.2　使用新的检测试剂/系统、更换检测试剂/系统都应对其进行性能验证。

4.1.3　如检测试剂/系统在常规使用期间未发生改变，至少每年利用日常工作产生的检验质控数据及临床反馈，对检验程序的分析性能进行评估，应能满足检验结果预期用途的要求。

4.1.4　性能验证的结果应有完整记录，应能证实检测试剂/系统在安装及常规应用中能够达到所要求的性能标准。性能验证实验结果符合各自制定的性能验证合格标准(依据医学实验室质量和能力认可准则在各领域的应用说明及国家标准、行业标准等)，即为该项目通过性能验证。

4.1.5　实验室应将验证程序文件化，并记录验证结果。验证结果应由适当的授权人员审核并记录审核过程。验证报告由专业组归档和保存。

4.2·工作程序：根据试剂说明书、厂商声明或CNAS-CL02血液和体液专业应用说明、国家标准、行业标准等制定性能验证的内容和合格的标准，按专业性能验证方案进行性能验证实验，检测定性分析仪器的性能验证可包括以下内容。

4.2.1　重复性验证

4.2.1.1　重复性验证的质量控制：在方法学比较研究中，如果比较研究在10天内完成，则每份对照品在每批次测定时，应重复双份测定，共提供20次重复检测结果。如果方法比较研究超过20天，则每一批次需要对每份对照品进行单次检测，总计也提供20次重复检测结果。如果出现失控，则这一批次检测结果必须作废，不可用此检测结果进行研究，需在当天或另外一天安排新批次的检测。并在实验室要分析造成不合格质控结果的原因。

4.2.1.2　临界点(Cut off)重复性验证：生产厂家根据检测目的及临床敏感性和特异性建立Cut off浓度，Cut off一旦确立，用户不可随意更改。标本浓度应接近临界点(临界点：同样一份标本，在多次重复实验中各有50%的概率获得阳性或阴性结果时该分析物的浓度)，标本浓度不宜用阴性或强阳性标本。Cut off的重复性是为正在评价的检测试剂或系统建立分析物的临界浓度(C50)，并且确保临界浓度±20%的范围处于95%区间内(C95)。

4.2.2　准确性验证(方法学比较)：准确性验证可以是另一种定性方法，如实验室目前正在使用的方法，也可以是诊断准确度标准。方法学比较时的标本数量取决于评价者的目的，至少要获得50个阳性标本，并且至少用比较方法获得50例阴性标本以确定此种检测方法的特异性。方法学比较持续时间为10～20天。每次实验时，应立即记录所有原始检测数据并核查，以早期发现分析系统及人为误差的来源。一旦发现某些结果是由可解释的误差引起的，则应将其记录下来，并且这些结果不能用于数据分析。如不能确定误差产生的原因，则保留原始结果。如果比较方法不是100%准确，可以用“金标准”或“参考方法”检测两种方法结果不一致的标本。

4.2.3　检出限

4.2.3.1　评估试剂检出限所使用的标本，如检验项目有国家标准物质(GBW)，则可使用国家标准物质或经国家标准物质标化的参考品进行检测，如没有国家标准物质，则使用可以溯源或量化的标本，如国际标准物质，或与国际标准物质溯源的标本(如厂家参考品)。

4.2.3.2　根据试剂说明书及厂商声明将已知浓度标本(国家标准物质、国际标准物质等)进行系列稀释至厂家声明的最低检出限，参照CLSI EP12-A2对稀释后的标本检测20次，阳性率≥95%，或参照国家行业标准达到其要求，即验证为该检测系统的最低检出限。

参考文献

尚红，王毓三，申子瑜.全国临床检验操作规程[M].4版.北京：人民卫生出版社，2015.

（刘　魏）

试剂和耗材管理程序

××医院检验科临检作业指导书		文件编号：××-JYK-LJ-××××
版本：	生效日期：	共　页　第　页

1. 目的

规范临检室检测试剂的申请、采购、验收、入库、贮存、出库、使用，指导临检室试剂和耗材的管理工作。

2. 范围

用于检验科所有试剂耗材（含试剂、耗材、质控品、校准品等）及低值易耗品等供应品的申请、采购、验收、使用等全过程。

3. 职责

3.1 · 试剂管理员负责临检组试剂和耗材等供应品的管理工作。

3.2 · 临检组长或指定人员负责专业组试剂及耗材等供应品的请购和领取。

3.3 · 试剂管理员负责试剂、耗材、校准品和质控品等请购单的审核、订单、验收和仓库管理。

3.4 · 科主任负责试剂采购订单的审核。

3.5 · 医院设备科、检验科、院办等职能部门负责新进试剂耗材招标和价格谈判。

4. 程序

4.1 · 试剂耗材管理

4.1.1　申购：临检组长或指定人员评估当月试剂使用量，并依据试剂库存量每个月固定时间提出采购申请。

4.1.2　采购：试剂管理员负责提取打印临检组采购申请，生成试剂订单并交由科主任签字审核，将审核订单发给采购部，由采购部负责与供应商统一进行采购。

4.1.3　验收：供应商的统一送货时间按照试剂管理员的规定，其他时间拒收零散送货（紧急或特殊情况另行通知供应商），试剂管理员按照验收标准对试剂的外包装、有效期、运输储存条件等进行检查，对验收不符合的试剂耗材现场进行拒收，并在《不合格试剂耗材记录表》上记录，作为供应商评价的依据。

4.1.4　仓库管理

4.1.4.1　仓库设置：实验室试剂耗材仓库分两级管理，总试剂库由试剂管理员负责试剂验收，发放和保管并登记填写《试剂耗材入库登记表》；临检组按仓库规定的时间领取试剂进行组内储存。

4.1.4.2　保存条件：根据供应品的贮存条件，将仓库分为常温库（18～25℃）、冷藏库（2～8℃）、冷冻库（−20℃）和超低温库（−80℃），将所收到的供应品按照其说明书所标注的条件分别贮存在不同的仓库中。

4.1.4.3 日常管理：仓库管理员每天需对仓库温度和湿度进行监控并记录，并填写《环境温/湿度记录表》，每个月底对仓库试剂耗材进行盘存并记录《仓库库存物料盘点表》，一旦发现过期试剂立即报废，并填写《试剂耗材报废记录》。

4.1.4.4 领用：试剂管理员规定适当时间要求临检组到库房领取所需试剂，每次领取试剂宜不超过规定天数的使用量，领用时需按试剂库管理制度进行出库交接记录，并登记《试剂耗材出库登记表》。

4.1.5 使用

4.1.5.1 使用标记：临检组在使用试剂或耗材前，须在试剂包装上注明开启日期，如复溶试剂或质控品需标记复溶日期、有效期和操作人。

4.1.5.2 批号变更验证：临检组在使用影响检测质量关键试剂或耗材时，如发现批号变更，需要根据专业要求选择一定数量（选取 5 例覆盖生物参考区间水平）标本，进行新旧批号试剂同时检测，评价新旧批号试剂检测结果一致性（判断标准：<1/2 TEa），将试验结果和结论填写在《试剂批号、批次验证记录表》中，验证合格后方可使用。

4.1.5.3 货次变更验证：相同批号不同货次试剂或耗材，需根据临检组项目要求进行货次之间检测结果一致性验证（判断标准：<1/2 TEa），将试验结果和结论记录在《试剂批号、批次验证记录表》上，验证合格后方可使用。

4.1.5.4 不合格试剂处理：对验证不合格批次或货次试剂，由临检组组长、技术负责人和试剂管理员共同签字后，联系供应商予以退货处理。

4.2 · 低值易耗品管理

4.2.1 低值易耗品请购

4.2.1.1 科室根据需要和库存，由试剂管理员向医院仪器科库房领用低值易耗品。

4.2.1.2 临检组根据需要，每周于固定工作日下午到实验室仓库领取所需耗材。

4.3 · 试剂及耗材验收标准

4.3.1 数量核对：验收试剂耗材时需仔细核对供应品数量与送货清单上数量信息及订单是否一致。

4.3.2 外观：所收供应品外包装应该完整，无破损、泼溅等异常情况。

4.3.3 运输条件：需要冷藏或冷冻运输试剂及耗材验收时应查看包装箱内温度是否符合条件，对不符条件的试剂及耗材应当予以拒收。

4.3.4 有效期：所有试剂及耗材验收时应查看有效期，对于有效期短的预期无法在一个月内用完的试剂应当予以拒收。

4.3.5 记录：对于验收不合格的供应品应记录在《不合格试剂耗材记录表》上，作为年度供应品考核评价和供应商评估的支持性资料。

4.4 · 自配试剂管理

4.4.1 自配试剂原材料采购和领用遵循常规试剂请购程序一致。

4.4.2 自配试剂配制应至少有完整的 SOP 文件。

4.4.3 自配试剂应记录配制过程，填写《自配试剂配制记录表》，并记录试剂名称或成分、规格、储存要求、有效期和配制人等信息。

5. 相关文件和记录

5.1 ·《环境温湿度记录表》。

5.2 ·《仓库库存物料盘点表》。

5.3 ·《试剂耗材报废记录表》。

5.4 ·《批号、批次验证记录表》。

5.5 ·《不合格试剂耗材记录表》。

5.6 ·《自配试剂配制记录表》。

参考文献

尚红，王毓三，申子瑜.全国临床检验操作规程[M].4 版.北京：人民卫生出版社，2015.

（徐玉兵）

第二篇

标准操作规程

第四章
仪器设备标准操作规程

第一节 · 血液和血沉分析仪标准操作规程 / 113
第二节 · 凝血分析仪标准操作规程 / 133
第三节 · 尿液和粪便分析仪标准操作规程 / 148
第四节 · 辅助设备标准操作规程 / 182

血液分析仪标准操作规程

××医院检验科临检作业指导书		文件编号：××-JYK-LJ-××××
版本：	生效日期：	共 页 第 页

1. 目的

规范血液分析仪使用、维护和保养过程，确保血细胞分析结果准确、可靠。

2. 授权操作人

用于临检组经授权操作的检验人员。

3. 原理

采用电阻抗法、激光散射结合荧光染色流式细胞多维分析技术、VCS技术等进行细胞(白细胞、红细胞、血小板)计数、白细胞分类计数，利用比色法进行血红蛋白含量测定，通过换算得到红细胞相关参数(MCV、MCH和MCHC)。

4. 工作环境

温度：15～30℃；相对湿度：30%～85%。仪器需水平放置在清洁、干燥、无尘、无腐蚀性气体、无阳光直射、无强磁场的工作台上。

5. 操作规程

5.1·试剂准备：专用稀释液、染色液、溶血剂、清洗液等。若分析过程中试剂量不足，则按仪器报警提示更换相应试剂，完成更换后仪器将重新进行分析。

5.2·标本准备

5.2.1 EDTA-K_2抗凝新鲜全血标本。

5.2.2 室温下应在24 h内完成检测。若储存于2～8℃应在48 h内完成检测，从2～8℃冰箱取出后，应平衡15 min至室温后检测。

5.3·开机

5.3.1 检查电源和管道连接是否正常。

5.3.2 检查各试剂装载是否正常，废液是否倾倒，自动进样轨道是否通畅。

5.3.3 打开仪器电源，仪器自检。如出现本底(参照仪器说明书)不通过，则再次单独执行本底检测，直至通过，完成开机自检。

5.4·室内质控：详见《室内质量控制程序》。

5.5·操作步骤

5.5.1 自动进样模式

5.5.1.1 确认分析仪和进样器处在待机状态(指示灯为绿色)。

5.5.1.2 将试管架按要求放在进样槽中，检测自动开始；测定完成后，取出试管架。

5.5.2 手动进样模式

5.5.2.1 确认分析仪处在待机状态(指示灯为绿色)。

5.5.2.2　按模式切换开关，选择手动进样模式。

5.5.2.3　按要求充分混匀待测标本，依次进行手动检测。

5.5.2.4　所有测定完成后，点击仪器上模式切换开关，使手动进样针或手动进样底座收入仪器。

5.6 · 数据备份与传输

5.7 · 报告结果的确认：仪器检测结果传输至 LIS 系统，由初审者对检测结果进行分析确认后，保存结果。当检验结果触发复检规则时，应及时复检。如检验结果与患者临床资料、历史结果不符时，应及时与临床医生或护士进行沟通，必要时要求重新采集标本复检。

5.8 · 报告单的审核：采取初审与复审措施，报告单发放前复审者对结果进行再次核对，检查无误后审核确认，发出报告。

5.9 · 工作结束后，执行自动清洗功能，关机。

6. 维护保养

6.1 · 每日保养

6.1.1　执行关机程序，仪器进行自动排空和清洗。

6.1.2　每日工作结束后应关机。若连续使用仪器，至少每 24 h 关机一次。

6.2 · 每月保养：清洗进样池、分析通道、进样架等。

6.3 · 每半年保养：清洗洗液瓶内部、出水管过滤网。

6.4 · 按需保养

6.4.1　检查防逆流室液面，擦去多余液体。清洗旋转阀托盘。清洗穿刺取样器托盘。清除凝块（排除堵孔程序）。清洗 RBC 检测器孔。

6.4.2　去除光检测器盒中流动池内的气泡。清洗光检测器盒中的流动池。清洗手动进样针的下托盘。调整压力。

7. 校正

详见《血液分析仪校准操作程序》。

8. 应急处理

仪器故障短时间内无法修复的情况下，采用备用仪器进行检测。

9. 注意事项

9.1 · 试剂应在厂商提供的失效期前使用，开封后应在试剂外包装上注明开封日期，并在开启后 2 个月内使用完毕。

9.2 · 仪器发出异常的气味或冒烟时，立即关闭电源，并从插座中拔下电源插头，与工程师联系查找原因。

9.3 · 小心操作，不要将血液或试剂溅入仪器，这样可能会引起仪器短路等异常情况。如果存在这类事故，应立即关闭电源，并从插座中拔下电源插头，及时与工程师联系，由工程师进行检查，排除故障。进行维护或检查时应戴乳胶手套，以免接触部件时引起感染。

9.4 · 仪器与计算机连接时，应保证先切断电源，否则可能会导致电击或仪器出现故障。

参考文献

尚红，王毓三，申子瑜.全国临床检验操作规程[M].4 版.北京：人民卫生出版社，2015.

（马晓露）

血液分析仪校准操作程序

××医院检验科临检作业指导书		文件编号：××-JYK-LJ-××××
版本：	生效日期：	共　页　第　页

1. 目的

保证血液分析仪检测系统的准确性。

2. 范围

用于血液分析仪的校准。

3. 职责

3.1・专业组长负责联系厂商工程师进行仪器校准，负责校准报告审核和验收。

3.2・岗位人员负责配合工程师校准仪器，完成校准后验证工作。

3.3・设备管理员负责仪器管理工作，编制校准计划，监督仪器校准过程并将校准报告存档。

4. 程序

4.1・校准物选择

4.1.1　配套检测系统：可使用制造商推荐校准物或参考实验室赋值新鲜血。

4.1.2　非配套检测系统：使用参考实验室赋值新鲜血。

4.2・校准项目确定：WBC、RBC、Hb、PLT、HCT/MCV。

4.3・校准程序：按仪器说明书校准程序进行校准，或按以下程序进行。

4.3.1　仪器准备

4.3.1.1　校准前仪器本底计数、携带污染率、精密度、线性都应符合说明书性能要求，其中精密度和线性应同时满足临床需要。

4.3.1.2　检查试剂是否充足。

4.3.2　环境温度 18～25℃，湿度 30%～85%，电压 220 V(±10%)。

4.3.3　校准物准备

4.3.3.1　制造商推荐校准物：从 2～8℃冰箱内取出 2 管校准物，检查校准物有效期、外观，室温平衡 15 min。将校准物轻轻反复颠倒混匀，并置于两手掌间慢慢搓动，使其充分混匀，确保所有细胞都已均匀悬浮。将 2 管校准物混匀后，再分装于 2 支管内，其中第 1 支用于校准，第 2 支用于校准结果的验证。

4.3.3.2　新鲜血校准物：采集 EDTA-K_2抗凝新鲜血分装于 3 支试管中。取第 1 管连续检测 11 次，取第 2 次至第 11 次检测结果，计算均值，作为新鲜血定值；第 2、第 3 管新鲜血作为校准物，分别用于仪器校准及校准结果的验证。

4.3.4　校准物检测：取制造商推荐校准物或新鲜血校准物连续检测 11 次，取第 2 至第 11 次结果，计算均值。有自动校准功能的血液分析仪可以直接计算出均值。

4.3.5　校准后判断：将均值与定值比较，判断是否需调整仪器的校准系数。

4.3.5.1　计算偏倚：偏倚 =（均值 − 定值）/定值 × 100%，结果与表 4 − 1 数据比较。

表 4 − 1　血细胞分析校准的判定标准

参　数	偏　移	
	第一列	第二列
WBC	1.5%	10%
RBC	1.0%	10%
Hb	1.0%	10%
HCT	2.0%	10%
MCV	1.0%	10%
PLT	3.0%	15%

4.3.5.2　判定：经计算，各参数偏倚全部小于或等于表 4 − 1 第一列数值时，不需要调整仪器，直接记录检测数据，完成校准。若各参数偏倚大于表 4 − 1 中第二列偏移数值时，需请工程师检查原因，并进行处理，完成校准。若各参数偏倚介于表 4 − 1 第一列和第二列数值之间时，需按说明书要求对仪器进行调整；若仪器无自动校准功能，则需计算校准系数（校准系数 = 定值/均值）。将仪器原来的系数乘以校准系数，即为校准后系数，将校准后系数输入仪器，完成校准。

4.3.6　校准结果的验证：取制造商推荐的校准物或新鲜血校准物连续检测 11 次，取第 2 至第 11 次结果，计算均值，与定值比较，计算偏倚，并与表 4 − 1 数据比较，若各参数偏倚全部小于或等于第一列数值，证明校准合格。如不能满足，须请工程师维护。

4.3.7　校准后仪器性能的验证：校准后应进行性能验证，内容至少包括精密度、正确度、可报告范围等，宜参考 WS/T 406 − 2012《临床血液学检验常规项目分析质量要求》。

4.3.8　校准后校准报告的确认：校准完成后，实验室应对校准方（厂商工程师）提供的校准报告进行确认，内容可包括但不限于：校准检测原始记录、校准工程师的资质及是否符合本实验室对仪器的要求等。

4.3.9　校准报告由专业组长审核、签字并存档。

4.3.10　校准频次

4.3.10.1　应至少 6 月进行一次。

4.3.10.2　其他校准时机：仪器投入使用前；仪器进行特定保养、故障维修后（更换了可能影响仪器计数校准的特定部件，如旋转阀、吸样管、泵、定量器模块等）；仪器搬动后；室内质控失控无法纠正或提示有系统误差存在时；比对结果超出允许范围时（排除试剂、人员等的影响因素后），均需校准。

5. 相关文件和记录

5.1 ·《血液分析仪校准记录》。

（马晓露）

迈瑞 BC－6800 Plus 血液分析仪标准操作规程

××医院检验科临检作业指导书		文件编号：××-JYK-LJ-××××
版本：	生效日期：	共　页　第　页

1. 目的

规范迈瑞 BC－6800 Plus 血液分析仪的使用、维护与保养，保证检验质量。

2. 授权操作人

经过培训考核合格，取得相应资质和相关岗位及仪器操作授权的检验人员。

3. 原理

3.1 · 采用鞘流阻抗法、激光散射结合荧光染色的流式细胞多维分析技术（SF－Cube）进行血液中细胞分类、计数；采用比色法进行血红蛋白测定；采用粒子群动态捕捉算法识别有核红细胞。

3.2 · 同时采用激光流式细胞术结合荧光染色的技术手段，对体液中的有核细胞进行识别和检测。

4. 工作环境

环境要求：温度 15～32℃；相对湿度 30%～85%；电源电压：主机为 220 V/230 V（±10%）、50 Hz/60 Hz±2 Hz，气源为 220 V（±10%）、50 Hz±1 Hz。

5. 操作规程

5.1 · 试剂准备：专用稀释液、染色液、溶血剂、探头清洁液。

5.2 · 仪器准备与开机

5.2.1　开机之前确保环境条件、电源、管路连接正常，气源开启，试剂余量充足。

5.2.2　打开电脑主机，仪器自动运行 LabXpert 客户端，输入密码。手动打开 BC－6800 Plus 电源开关后，分析仪进入自检初始化程序，自动进行本底检测，本底计数合格（WBC≤0.1×10^9/L，RBC≤0.02×10^{12}/L，Hb≤1 g/L，PLT≤5×10^9/L），电源指示灯由橙色变为绿色，进入分析计数界面。

5.2.3　如果设置了预约开机，分析仪在设定的时间自动开机。

5.3 · 质控分析：详见《室内质量控制程序》。

5.4 · 标本检验

5.4.1　全血标本检测

5.4.1.1　标本准备：使用 EDTA－K_2抗凝全血。

5.4.1.2　全血标本检测操作见图 4－1。

5.4.2　体液标本检测

5.4.2.1　浆膜腔积液（胸腔积液、腹水）、滑膜液标本建议使用 EDTA－K_2抗凝；脑脊液标本不建议加入抗凝剂。

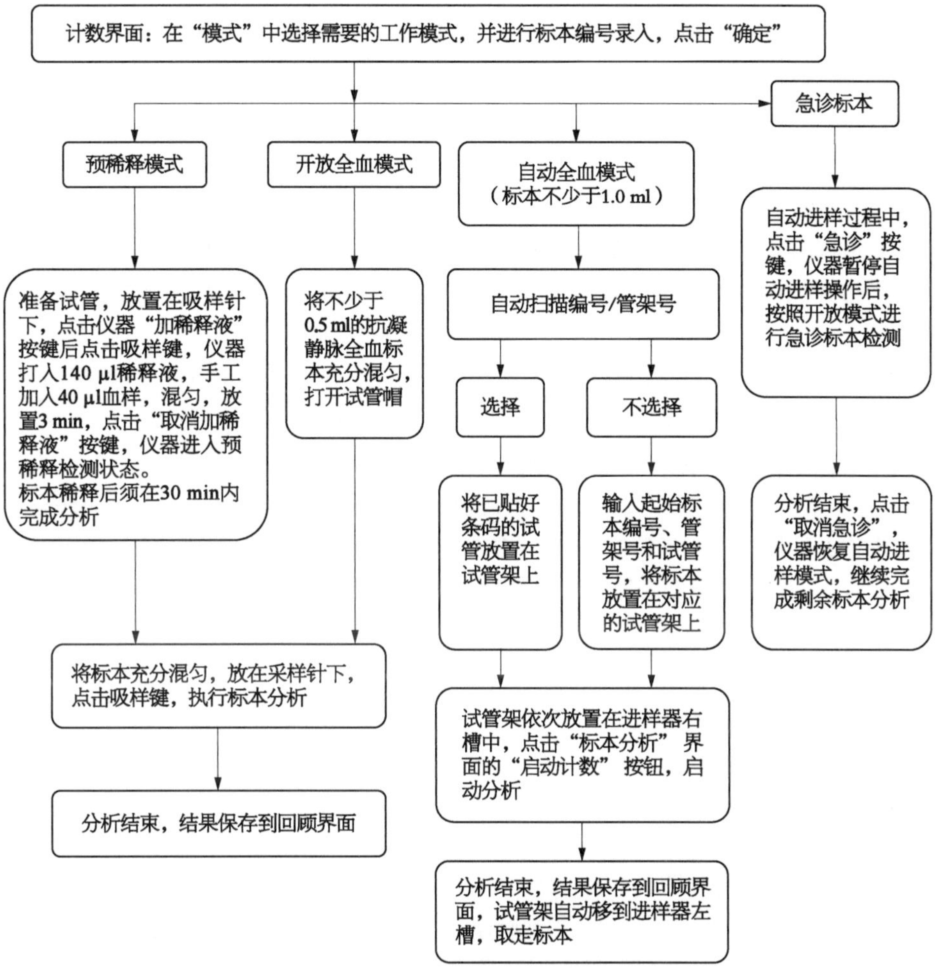

图4-1 全血标本检测操作流程

5.4.2.2 在标本分析界面选择“模式”，选择“开放-体液”，点击“确定”，仪器自动进行本底计数，符合本底计数后，仪器指示灯变为绿色常亮。将不少于0.5 ml的体液标本充分混匀后放到采样针下，按下手动吸样键，启动标本分析过程，听到蜂鸣器响后，移开标本。分析仪自动执行标本分析，结束后仪器指示灯绿色闪烁，“下一标本”信息区域的内容自动更新。

5.4.2.3 体液模式报告参数：红细胞数（RBC-BF）、白细胞数（WBC-BF）、单个核细胞数（MN#）、多个核细胞数（PMN#）、单个核细胞比率（MN%）、多个核细胞比率（PMN%）、有核细胞数（TC-BF#）。

5.5·标本结果的传输：如设置为自动传输结果，检测完成后，结果将自动传输至LIS系统。当需要手动传输结果时，选择需要传输的标本，点击“通信”传输相应结果。

5.6·测定结果审核与复检：在室内质控结果在控情况下，对测定结果进行复核，触发血液分析复检规则的标本按要求进行复检。

5.7 · 试剂更换

5.7.1 试剂用完时仪器报警,并弹出故障对话框。

5.7.2 取一桶/瓶试剂,打开桶/瓶的包装盖,将试剂瓶盖组件插入后拧紧(更换稀释液时需用稀释液桶支撑板卡住桶)。

5.7.3 扫描试剂条码,并执行“试剂更换”操作,完成后即可进行标本测试。

5.8 · 仪器报警信息及处理

5.8.1 使用过程中,如检测到异常状况,软件界面上会自动弹出故障对话框,并发出报警声。故障对话框中出现故障的名称及其故障帮助信息。故障名称会按照故障出现的先后顺序显示。

5.8.2 点击对话框中的故障名称使之处于选中状态,在对话框下方的“故障帮助”列表框里查看所选中故障的帮助信息,默认显示的是第一条故障的帮助信息。

5.8.3 操作者可根据故障帮助信息进行故障处理。

5.8.3.1 点击“消除故障”按钮,软件将自动消除当前可消除的故障。对于无法自动消除的故障,操作者可根据故障帮助信息进行相应的故障处理。

5.8.3.2 点击“消除报警音”按钮,将消除主机的报警声。

5.8.3.3 点击“关闭”按钮,关闭故障对话框,但界面上的故障信息区会显示相应的故障信息。如果再点击故障信息区,可再次打开故障对话框。

5.8.4 更多故障处理参照《BC-6800 Plus全自动血液细胞分析仪使用说明书》所示的方法进行处理。

5.9 · 关机

5.9.1 手动关机

5.9.1.1 在仪器菜单中点击“关机”,放置探头清洁液于采样针下,按吸样键进行探头液维护。

5.9.1.2 探头液维护过程结束后,仪器触摸屏黑屏并提示“请关闭电源”时,关闭电源开关。

5.9.1.3 退出LabXpert专家审核软件,关闭电脑。

5.9.2 预约关机:如设置了“预约关机”,分析仪将在指定时间自动关机。

6. 维护保养

6.1 · 每日维护保养:① 执行每日探头清洁液维护。完成当日分析或者至少每24 h执行一次探头清洁液维护操作。放置探头清洁液于采样针下,按吸样键进行探头液维护;② 仪器外表除尘去污。

6.2 · 按需维护:以下情况需要对相应部件进行清洗。

6.2.1 当出现散点图分布异常,可执行流动室除气泡或流动室清洗,清洗流动室内的气泡或异物。

6.2.2 当分析仪各参数本底值均偏高,可执行整机清洗,清洗液路系统。

6.2.3 如果残液盘有废液或结晶时,应手工清洗残液盘。

6.2.4 当分析仪运行2个月左右,应手工清洗分血阀。

6.2.5 如果发现开放进样拭子有血样或污物黏附,应手工清洗拭子。

6.2.6 用户可根据需要，执行整机探头液维护、流动室探头液维护、分血阀探头液维护和宝石孔探头液维护，对整机、流动室、分血阀和宝石孔进行清洗和浸泡。

6.2.7 如果存在堵孔故障，可执行排堵操作。

6.2.8 当分析仪较长时间(10天以上)不使用时，应执行打包维护，清除管路内的残余试剂，然后关机。依次点击"菜单"→"服务"→"维护"→"整机维护"，点击"打包"按钮，按软件界面提示完成打包操作。

6.3 · 填写仪器使用、维护相关记录。

7. 校准

详见《血液分析仪校准操作程序》。

8. 应急处理

8.1 · 如操作人员的皮肤或衣物上沾到了血液、废液或试剂，立即用清水冲洗被感染区域，并消毒处理；如果眼睛被溅入血液、废液或试剂，用大量的清水冲洗并考虑采取必要的医疗措施。

8.2 · 与标本接触的一切器皿、仪器组装/拆卸组合零件都应视为污染源，因此操作人员应采取必要的保护性措施如穿戴保护性外套、手套等。不小心接触了这种污染源时，应立即用清水冲洗被污染区域并消毒处理。

8.3 · 如标本、试剂溢出在分析仪上，立即擦掉，用消毒剂清洗并依照检验科相关规范处理。

8.4 · 对突发传染性疾病血液标本的防护应启动特殊的安全防护程序。

8.5 · 为预防操作中途遇到停电，需配备UPS。

9. 注意事项

9.1 · 在仪器设备上面和周围不要使用可燃性危险品，避免引起火灾和爆炸。

9.2 · 仪器设备使用前，必须认真检查设备之间连接及外接线(件)是否正确、正常，电源插头是否正确插接，设备是否处于正常状态。禁止鲁莽装卸仪器设备，运输过程中应避免倾斜、振动和碰撞。

9.3 · 在电源打开状态下，禁止打开仪器前面、侧面及背面面板，以免损害线路板；禁止触摸血液分析仪外壳里面的电子元件，尤其避免湿手触摸，以免造成电击。

9.4 · 在仪器工作过程中，勿触及所有运动部件，避免人身伤害。

9.5 · 所有物品(标本、质控物、校准物、试剂、废液等)及同这些物质接触的区域都有潜在的生物传染性危险。操作者在实验室接触相关物品和区域时，应遵守实验室安全操作规定，并穿戴好个人防护装备(如实验室防护衣、手套等)。

9.6 · 关机后请勿立即开机，需至少等待10 s，否则可能损坏仪器。

9.7 · 当仪器控制软件更新或升级后，标准操作规程应进行相应的修订。

10. 记录表格

10.1 ·《血液分析仪使用与维护保养记录表》。

(肖秀林)

Sysmex 血液分析仪标准操作规程

××医院检验科临检作业指导书		文件编号：××-JYK-LJ-××××
版本：	生效日期：	共 页 第 页

1. 目的

规范 Sysmex XN-1000 血液分析仪的使用、维护和保养过程，确保血液和体液细胞分析结果准确、可靠。

2. 授权操作人

用于临检组经授权操作的检验人员。

3. 原理

采用鞘流 DC 检测方法进行红细胞数量及血小板数量的测定，采用核酸荧光染料和专用溶血素，利用半导体激光的光学检测法及流式细胞术进行白细胞测定和分类，采用 SLS 血红蛋白检测方法进行血红蛋白含量的测定，通过计算得到红细胞相关参数（MCV、MCH 和 MCHC）。

4. 工作环境

环境要求：温度 15～30℃；相对湿度 30%～85%；电源要求：操作电压 230 V，190～260 V(50/60 Hz)。仪器需水平放置在清洁、干燥、无尘、无腐蚀性气体、无阳光直射、无强磁场工作台上。

5. 操作规程

5.1 · 试剂准备：专用稀释液（全血稀释液、浓缩全血稀释液、低值血小板检测专用全血稀释液）、血红蛋白溶血素、溶血剂（WNR 溶血剂、WDF 溶血剂、WPC 溶血剂）、染色液（WNR 染色液、WDF 染色液、WPC 染色液、RET 染色液、PLT 染色体）、清洗液。

5.2 · 开机

5.2.1 开机前准备

5.2.1.1 确定设备电源受 IPU 控制，保持主电源开关处于"ON"状态。设备电源线连接正确。

5.2.1.2 仪器台面是否清洁，无污物。

5.2.1.3 设备检查：确认电线和管道没有弯曲折损，确定电源插头已安全插入插座。

5.2.1.4 确认检测线上没有试管架。

5.2.1.5 将压力泵废液瓶及废液容器内的废液倒净。

5.2.1.6 检查试剂是否充足，如果分析过程中试剂量不足，仪器将自动停止运行并报警，提醒操作人员更换该试剂。更换试剂时，需扫描试剂条码，并执行"试剂更换"操作，完成更换以后仪器将重新进行分析。

5.2.2 打开 XN-1000 主机连接电脑，输入用户名"1"登录，启动系统。

5.2.3 打开 XN－1000 主机电源后，系统自检，下载主机控制程序，启动机械和流体动力学部件，清洗，等待温度稳定，仪器进行本底计数，本底计数需满足表 4－2 的要求，如果本底计数不满足要求，则再次单独执行本底检测，直至通过，完成开机自检。

表 4－2 Sysmex XN－1000 血液分析仪(全血检测)本底计数要求

参 数	本底计数要求	参 数	本底计数要求
WBC－N	$\leqslant 0.10\times 10^3/\mu l$	Hb	$\leqslant$0.1 g/dl
WBC－D	$\leqslant 0.10\times 10^3/\mu l$	PLT－I	$\leqslant 10\times 10^3/\mu l$
WBC－P	$\leqslant 0.10\times 10^3/\mu l$	PLT－O	$\leqslant 10\times 10^3/\mu l$
RBC	$\leqslant 0.02\times 10^6/\mu l$	PLT－F	$\leqslant 3\times 10^3/\mu l$

5.3・室内质控：详见《室内质量控制程序》。

5.4・标本准备

5.4.1 EDTA－K_2 抗凝新鲜全血标本，EDTA－K_2 或肝素抗凝体液标本。

5.4.2 室温下应在 24 h 内完成检测。若储存于 2～8℃应在 48 h 内完成检测，从 2～8℃取出后，应平衡至室温后检测。

5.5・操作步骤

5.5.1 全血标本自动进样模式

5.5.1.1 确保分析仪和进样器的状态指示灯为绿色，确认管座收回。

5.5.1.2 单击控制菜单上的“进样器分析”按钮，在对话框中进行设定，如使用条形码，则忽略此步骤。

5.5.1.3 单击“OK”，对话框关闭。

5.5.1.4 将试管架正确放置于仪器右侧进样槽中，检测自动开始。如需终止进样器测定，单击控制菜单中的“进样器测定”按钮，然后单击对话框中的“是”。

5.5.1.5 测定完成后，取出试管架。

5.5.2 全血标本手动进样模式

5.5.2.1 确保分析仪和进样器的状态指示灯为绿色。

5.5.2.2 按模式切换开关，管座将伸出。

5.5.2.3 单击控制菜单上的更改测定模式按钮，单击“全血”。

5.5.2.4 选择需进行检测的标本，单击“OK”。

5.5.2.5 单击控制菜单上的手动分析按钮，输入相关信息。

5.5.2.6 单击“OK”，对话框关闭。

5.5.2.7 充分混匀标本。

5.5.2.8 将标本管放入常用试管座中，如使用微量血时需将标本管盖子打开后放入微量采血管座中。

5.5.2.9 按下分析仪上的开始开关，测定完成后，管座将滑出。

5.5.2.10 取出标本，进行下一个标本的检测，重复 5.5.2.3～5.5.2.10 操作。

5.5.2.11 所有测定完成后，按下分析仪上的模式切换开关，管座将滑入仪器。

5.5.3 体液标本测定

5.5.3.1 确保分析仪和进样器的状态指示灯为绿色。

5.5.3.2 如果管座未伸出，按模式切换开关，管座将伸出。

5.5.3.3 单击控制菜单上的更改测定模式按钮，单击“体液”。

5.5.3.4 单击“OK”，进入体液分析操作后，仪器将自动执行背景检查。如果背景检查结果在允许范围之内(表 4 - 3)，则状态指示灯为绿色，分析仪器进入体液测定准备完成状态。

5.5.3.5 单击控制菜单上的手动分析按钮，显示对应于所选模式的对话框。

5.5.3.6 选择相应设置后，单击“OK”，对话框关闭。

表 4 - 3 Sysmex XN - 1000 血液分析仪(体液检测)本底计数要求

检查项目	允许范围	说　　明
WBC - BF	$<0.001\times10^3/\mu l$	WDF 通道中测定的体液白细胞数
RBC - BF	$<0.003\times10^6/\mu l$	RBC/PLT 通道中测定的体液红细胞数

5.5.3.7 将充分混匀后的标本管放入管座“1”中。

5.5.3.8 按下分析仪器上的开始开关，测定完成后，管座将滑出。

5.5.4 HPC(造血祖干细胞)的测定：操作步骤同 5.5.2，但在选择模式时，需选择“HPC”，测定结束后，确认数据。

5.6 · 数据备份

5.6.1 在列表窗格中，单击要保存的标本。

5.6.2 单击工具栏上的“文件”→“备份”。

5.6.3 指定或创建用以保存标本数据的文件夹，确认文件名，文件的扩展名为“.smp”。

5.6.4 单击“保存”，显示允许用户检查进度的对话框。保存完成时，对话框关闭。数据将保存为指定的文件。

5.7 · 数据查询与传输：单击菜单画面的“标本浏览器”图标，在测定数据列表中选择需要传输的标本，单机“输出”，确认输出至主机。

5.8 · 报告结果的确认：仪器检测结果传输至 LIS 系统，由初审者对检测结果进行分析确认后，保存结果。当检验结果触动复检规则时，应及时复检。如检验结果与患者临床资料、历史结果不符时，应及时与临床医生或护士进行沟通，必要时要求重新采集标本复检。

5.9 · 报告单的审核：采取初审与复审措施，报告单发放前复审者对结果进行再次核对，检查无误后审核结果，发出报告。

5.10 · 关机

5.10.1 自动关闭检测系统。

5.10.1.1 确保分析仪和采样器处在待机状态，状态指示灯为绿色。

5.10.1.2 确认管座已收回,若管座伸出,按分析仪上模式切换开关将其收回。

5.10.1.3 将 CELLCLEAN AUTO 放入试管架第 9 和第 10 个位置。

5.10.1.4 正确放置试管架,如自动功能已开启,将自动进行清洗程序。

5.10.1.5 所有操作完成时,仪器电源自动关闭。

5.10.2 手动关闭检测系统。

5.10.2.1 确保分析仪和采样器处于待机状态,状态指示灯为绿色。

5.10.2.2 单击控制菜单上的分析仪器菜单按钮,显示菜单,单击"关机"。

5.10.2.3 将 CELLCLEAN AUTO 放入前侧的管座中,按下分析仪器上的"开始"开关。试管座缩回分析仪中,并开始吸液。吸液完成时,管座自动伸出。

5.10.3 手动关闭 IPU(如需要):单击菜单画面中的"退出 IPU",显示对话框;单击"是",IPU 将关闭;关闭 Windows,计算机将关机。

6. 维护保养

6.1·每日保养

6.1.1 执行关机程序,仪器进行自动排空和清洗。

6.1.2 每检测 500 个标本或每日工作结束后应关机。若连续使用仪器,至少每 24 h 关机一次。

6.2·每月保养:清洗左右进样池、分析通道、进样架。

6.3·每半年保养:清洗洗液瓶内部、出水管过滤网。

6.4·每万次保养:清洗标本旋转阀。

6.5·按需保养

6.5.1 检查防逆流室液面,擦去多余液体。

6.5.2 清洗旋转阀托盘。

6.5.3 清洗穿刺取样器托盘。

6.5.4 清除凝块(排除堵孔程序)。

6.5.5 清洗 RBC 检测器孔。

6.5.6 去除光检测器盒中流动池内的气泡。

6.5.7 清洗光检测器盒中的流动池。

6.5.8 清洗手动进样针的下托盘。

6.5.9 调整压力。

7. 校正

详见《血液分析仪校准操作程序》。

8. 应急处理

发生仪器故障短时间内无法修复等情况时,采用备用仪器进行检测。

9. 注意事项

9.1·试剂应在厂商提供的失效期前使用,开封后应在试剂外包装上注明开封日期,并在开启后 2 个月内使用。

9.2 · 仪器发出异常的气味或冒烟时，立即关闭电源，并从插座中拔下电源插头，与工程师联系，查找原因。

9.3 · 小心操作，不要将血液或试剂溅入仪器，这样可能会引起仪器短路。如果存在这种事故，应立即关闭电源，并从插座中拔下电源插头，与工程师联系，由工程师进行检查，排除故障。进行维护或检查时应戴乳胶手套，以免接触血液污染的部件引起感染。

9.4 · 仪器与计算机连接时，应保证先切断电源，否则可能会导致电击或仪器出现故障。

参考文献

尚红，王毓三，申子瑜.全国临床检验操作规程[M].4 版.北京：人民卫生出版社，2015.

（马晓露）

血液分析仪标准操作规程

××医院检验科临检作业指导书		文件编号：××-JYK-LJ-××××
版本：	生效日期：	共　页　第　页

1. 目的

规范 Unicel DxH800 Coulter 血液分析仪的使用、维护和保养过程，确保血液、体液细胞分析结果准确和可靠。

2. 授权操作人

用于临检组经授权操作的检验人员。

3. 原理

采用电阻抗法(库尔特原理)、VCS 技术(V——利用库尔特原理检测细胞大小；C——利用射频传导特性检测细胞核质比；S——利用激光散射检测细胞内部结构特性)进行细胞分类、计数；结合智能微数技术(AccuCount)和非线性柔变轮廓分类及智能动力系统，提高白细胞分类准确性及幼稚细胞检测灵敏度；采用氰合高铁血红蛋白比色法进行血红蛋白测定；通过计算得到红细胞相关参数(MCV、MCH 和 MCHC)。

4. 工作环境

环境温度 15～30℃；相对湿度≤85%。仪器需水平放置在清洁、干燥、无尘、无腐蚀性气体、无阳光直射、无强磁场工作台上。

5. 操作规程

5.1・试剂准备：专用 COULTER DxH 稀释剂、COULTER DxH 细胞溶解剂、COULTER DxH Diff 封装、COULTER DxH Retic 封装、COULTER DxH 清洗液。

5.2・开机

5.2.1　检查电源和管道连接是否正常。

5.2.2　检查各试剂装载是否正常，废液是否倾倒。若开机后某一试剂测试数报警，则更换相应试剂，按“Supply”键，并用扫描枪扫描试剂包侧面的条码，按“ENTER”→“OK”，即完成试剂更换。

5.2.3　打开电脑主机，输入用户名和密码，等待主机进入“Disconnected”状态。

5.2.4　打开仪器电源开关，在主界面选择“Daily Check”，等待仪器完成自检。如果出现本底计数不满足要求(本底计数要求见表 4-4)，则选择“Background/Ramp-Background”，再次单独执行本底检测，直至通过，完成开机自检。

表 4-4　Unicel DxH800 Coulter 血液分析仪本底计数要求

参　数	本底计数要求	参　数	本底计数要求
WBC	$\leqslant 0.05\times10^{9}/L$	Hb	≤1.0 g/L
RBC	$\leqslant 0.005\times10^{12}/L$	PLT	$\leqslant 3\times10^{9}/L$

5.3·室内质控：详见《室内质量控制程序》。

5.4·标本准备

5.4.1 推荐使用EDTA二钾或三钾盐做抗凝剂，抗凝新鲜全血标本及体液标本。

5.4.2 室温下应在24 h内完成检测。若标本采集后储存于2～8℃，血细胞计数和分类应于48 h内完成检测，网织红细胞计数应于72 h内完成检测。注意：从2～8℃冰箱取出后，应平衡至室温后检测。

5.4.3 末梢血请遵从采血管生产商的指导使用微量采样器。

5.5·操作步骤

5.5.1 全血自动模式检测

5.5.1.1 在仪器任意界面点击“运行”键，当仪器显示“Online”时，将放好标本的标本架放置在仪器右侧进样区前方，自动检测开始。

5.5.1.2 检测结束后，点击“结束”键，仪器显示“Offline”时，退出自动检测模式。

5.5.2 全血手动模式检测

5.5.2.1 在仪器任意界面点击“手动”键，显示“Preparing for single tube Presentation. Please Wait ...”，输入标本号或扫描标本条码，按“ENTER”键确认后，手动上样进行检测。

5.5.2.2 检测结束后，按“EXIT”退出手动模式。

5.5.3 体液检测同5.5.2。

5.6·数据备份和数据库清理

5.6.1 数据备份：“菜单”→“设置”→“系统”→“备份和恢复”，选择执行后，备份保存在“系统管理器”的可移动硬盘上，也可以在“备份和恢复”屏幕上配置“自动备份”或进行“手工备份”。

5.6.2 数据库清理：“菜单”→“设置”→“系统”→“数据库清理”，选择“自动清除”可以自动删除数据库中超过制定天数的患者测定结果。

5.7·数据查询与传输：“菜单”→工作列表→“发布结果”屏幕，选择传输可显示“传输”对话框。

5.8·报告结果的确认：仪器检测结果传输至LIS系统，由初审者对检测结果进行分析确认后，保存结果。当检验结果与患者临床资料、历史结果不符时，应及时与临床医生或护士联系、沟通，必要时要求重新采集标本复检。

5.9·报告单的审核：采取初审与复审措施，报告单发放前复审者对结果进行再次核对，检查无误后审核结果，发出报告。

5.10·关机

5.10.1 在主界面点击“Shutdown”→“OK”，仪器将自动执行关机冲洗，进入倒计时状态后关闭仪器电源。

5.10.2 在“Logoff”窗口中点击“Exit Workstation”，选中“Shut Down Computer”，按“OK”关闭电脑。

6. 维护保养

6.1·每日维护

6.1.1 清洁仪器表面。

6.1.2 关机前执行自动清洗。

6.2·按需保养

6.2.1 清洗(漂白)微孔。

6.2.2 清洗吸样探针。

6.2.3 清洗血样阀外部。

6.2.4 清洗气源模块风扇滤片。

6.2.5 清洗 STM。

6.2.6 清洗混合空气温度控制(AMTC)模块。

6.2.7 清洗真空缓冲瓶。

6.2.8 清洗手持式条形码扫描器。

6.2.9 清洗光传感器。

6.2.10 清洗试管匣等。

7. 校正

详见《血液分析仪校准操作程序》。

8. 应急处理

发生仪器故障短时间内无法修复等情况时,使用备用仪器进行检测。

9. 注意事项

9.1·试剂应在厂商提供的失效期前使用,开封后应在试剂外包装上注明开封日期,并在开启后 2 个月内使用。

9.2·仪器发出异常的气味或冒烟时,立即关闭电源,并从插座中拔下电源插头,与工程师联系查找原因。

9.3·小心操作,不要将血液或试剂溅入仪器,这样可能会引起仪器短路。如果存在这种事故,应立即关闭电源,并从插座中拔下电源插头,与工程师联系,由工程师进行检查,排除故障。进行维护或检查时应戴乳胶手套,以免接触血液污染的部件引起感染。

9.4·仪器与计算机连接时,应保证先切断电源,否则可能会导致电击或仪器出现故障。

参考文献

尚红,王毓三,申子瑜.全国临床检验操作规程[M].4 版.北京:人民卫生出版社,2015.

(马晓露)

血沉分析仪标准操作规程

××医院检验科临检作业指导书		文件编号：××-JYK-LJ-××××
版本：	生效日期：	共　页　第　页

1. 目的

规范 ROLLER20 全自动快速血沉分析仪的使用与保养，确保仪器状态正常，保证红细胞沉降率检测结果准确、可靠。

2. 授权操作人

用于临检组经授权操作的检验人员。

3. 原理

采用毛细管光度测定停流动力学分析法，对毛细管中红细胞缗钱状形成过程进行动态分析。当标本进入检测位置 20 s 是红细胞缗钱状形成期，光路检测器将记录 1 000 个光密度(OD 值)数据并进行推算，得到与魏氏法相关红细胞沉降率结果。

4. 工作环境

温度 10～30℃；湿度 20%～80%(无冷凝)；电源：交流电 100～240 V，50/60 Hz；功率 250 VA。

5. 操作规程

5.1 · 标本准备

5.1.1　EDTA 抗凝新鲜全血。

5.1.2　标本量应>1 ml 且不超过标本管体积 2/3，以保证充分混匀。

5.1.3　室温下 4 h 内完成检测。如不能及时检测，可置于 2～8℃冰箱内保存，24 h 内完成检测。

5.2 · 开机

5.2.1　打开仪器电源，仪器进入自检。

5.2.2　仪器自动打印软件版本号、仪器编号、剩余测试数量，自检通过后，仪器需预热约 20 min。

5.2.3　系统准备：使用两管蒸馏水执行清洗操作，倾倒废液桶中废液。

5.3 · 室内质控：详见《室内质量控制程序》。

5.4 · 标本检测操作步骤

5.4.1　外置条形码扫描进样：使用外置条形码阅读器依次扫描标本条码，并插入相应检测位置。标本插入完毕后，按“START”开始检测。

5.4.2　手工方式进样：若无外置条形码阅读器，则在主菜单下输入标本号，按“ENTER”确认，如果输入错误，可按“CLEAR”清除后重新输入。重复操作，全部进样完毕后，按“START”开始检测。

5.4.3 系统按要求完成标本自动混匀、检测，自动打印结果，同时传输到 LIS。

5.5・完成检测后，执行蒸馏水清洗程序后倾倒废液桶，关机并切断电源。

6. 维护保养

6.1・每批维护：每批标本完成检测后执行蒸馏水清洗程序。

6.1.1 在 1 号和 2 号标本位，分别插入装有蒸馏水试管，蒸馏水应为试管总量 3/4。

6.1.2 按主操作面板上的 2 号键(WASHING)，激活此清洗程序。

6.1.3 清洗完成后，仪器自动打印空白数值，范围应为 800～1 000。若超出此范围，仪器报警提示，须执行每周清洗程序。若仍不在允许范围，则联系厂家工程师进行维修。

6.2・每日维护：清洁仪器表面；开机后、关机前执行蒸馏水清洗程序。

6.3・每周维护

6.3.1 每周清洁

6.3.1.1 标本架：用浓度小于 0.5%次氯酸钠溶液擦拭，再用蒸馏水清洁并抹干。

6.3.1.2 清洁标本管感应器、条形码阅读器及标本架上的光学传感器：均用无水乙醇擦拭后，用干的脱脂棉擦干。

6.3.2 每周清洗

6.3.2.1 第一次清洗：执行两管蒸馏水清洗程序，同 6.1。

6.3.2.2 第二次清洗：第一个试管装有 2%～4%的次氯酸钠溶液至试管总容量的 3/4，另一个试管装蒸馏水至试管总容量的 3/4，执行清洗程序。

6.3.2.3 第三次清洗：执行两管蒸馏水清洗程序，同 6.1。

6.4・每月维护或按需维护

6.4.1 在 1 号和 2 号标本位，分别插入装有蒸馏水的试管(蒸馏水至试管总容量的 3/4)，在 3 号标本位，插入装有清洗液的试管(清洗液至试管总容量的 3/4)。

6.4.2 按主操作面板上的 2 号键(WASHING)，激活清洗程序。

6.4.3 清洗程序完成后，关闭电源，标本针插入在清洗液试管中，使毛细管中保留清洗液，浸泡直至下一次开启仪器电源。

6.4.4 下一次开启仪器电源，标本针可从浸泡清洗液的试管中抽出，自动清空毛细管路和标本针中的清洗液，仪器恢复到开始检测状态。

6.4.5 再次分析前，须执行两管蒸馏水清洗程序(见 6.1)。

7. 校正

详见《血沉分析仪校准操作程序》。

8. 应急处理

8.1・如仪器故障不能及时得到修复，可启用魏氏血沉法，或将标本置于 2～8℃冰箱保存，24 h 内完成检测。

8.2・如操作中途停电，立即停止工作，正确保存标本，待电力恢复后，及时检测。

9. 注意事项

9.1・开始检测前，要检查废液桶废液量，应在废液达到“安全”水平线时及时倾倒。

9.2 · 开机后，需经 20 min 温育时间，使仪器达到稳定工作状态。

9.3 · 只能检测 EDTA 抗凝血标本，且标本量不能小于 1 ml。

9.4 · 标本量不能超过标本管体积 2/3，以保证全血标本可得到充分混匀。

9.5 · 需在 4 h 内完成检测，否则将标本置于 2～8℃冰箱保存，于 24 h 内完成检测。

9.6 · 每批标本检测结束后，应执行清洗程序。

参考文献

尚红，王毓三，申子瑜.全国临床检验操作规程[M].4 版.北京：人民卫生出版社，2015.

（马晓露）

凝血分析仪项目定标程序

××医院检验科临检作业指导书		文件编号：××-JYK-LJ-××××
版本：	生效日期：	共　页　第　页

1. 目的

规范凝血分析仪项目定标检测程序，保证检测结果准确、可靠。

2. 范围

用于凝血分析仪需定标的项目。

3. 职责

3.1 · 专业主管：负责制定临检专业操作程序，并监督该操作程序的实施。

3.2 · 检验人员：遵守、执行本操作程序。

4. 程序

4.1 · 以下情况需要定标。

4.1.1　试剂批号更换：纤维蛋白原、D-二聚体(DD)、抗凝血酶Ⅲ、纤维蛋白原降解产物及蛋白C活性、蛋白S活性。

4.1.2　质控失控无法纠正。

4.1.3　仪器校准后。

4.2 · 定标流程

4.2.1　Sysmex 凝血分析仪

4.2.1.1　用1 ml蒸馏水复溶标准血浆，轻轻混匀，室温平衡15 min后将标准血浆放入冷藏试剂仓。

4.2.1.2　主菜单→“Order”→“Switch Order”→“Hold Calib.Curve Order”，进入定标曲线窗口。

4.2.1.3　选择所要定标的项目、试剂及标准血浆批号→输入标准血浆定值→“OK”→“Start”，执行定标曲线分析。

4.2.1.4　定标曲线分析完成后，主菜单→“Calib.Curve”→“Change”→选择定标好的项目及相应试剂批号→“Validate”，使定标曲线生效。

4.2.2　Stago 凝血分析仪

4.2.2.1　用1 ml蒸馏水复溶标准血浆，轻轻混匀，室温平衡15 min后将标准血浆放入冷藏试剂仓。

4.2.2.2　主菜单 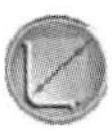 →定标菜单→待定标项目。

4.2.2.3　点击 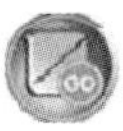 →选择批号→确定→项目名称右侧三角形变黄，定标进行中。

4.2.2.4 点击 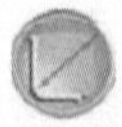 →点击有待确认的检验项目(蓝色三角形)→回归系数对应的"确认"→"确认"→项目名称右侧三角形变绿,定标成功。

4.3 · 定标后质控确认

4.3.1 检测质控品,确认定标是否通过。

4.3.2 定标后需填写《凝血分析仪项目定标确认表》。

5. 相关文件和记录

5.1 · 《凝血分析仪项目定标确认表》。

参考文献

尚红,王毓三,申子瑜.全国临床检验操作规程[M].4版.北京:人民卫生出版社,2015.

(施英娟)

ExC810 全自动凝血分析仪标准操作规程

××医院检验科临检作业指导书		文件编号：××-JYK-LJ-××××
版本：	生效日期：	共 页 第 页

1. 目的

规范 ExC810 全自动凝血分析仪的使用、维护和保养过程，确保仪器设备处于良好状态，保证检验质量。

2. 授权操作人

经过培训考核合格，取得相应资质和授权的检验人员。

3. 原理

采用双磁路磁珠法、免疫比浊法和发色底物法原理检测止凝血相关指标。

4. 工作环境

环境要求：温度 10～30℃；相对湿度 30%～85%；大气压 70～106 kPa；电源电压：主机电压 100～240 V、输入功率 1 500 VA、频率 50/60 Hz。

5. 操作规程

5.1・开机前准备

5.1.1 检查清洗液是否足够；检查洗针液瓶是否已放置于洗针液位，洗针液是否足够；检查废液桶/废杯盒是否清空。

5.1.2 检查液路管路有无弯折，连接是否可靠，主机的电源插头是否安全插入电源插座，PC 接口是否正确连接。

5.1.3 确认综合针/试剂针/穿刺针无污物、无弯折。如有污物，清洗综合针/试剂针/穿刺针；如有弯折，联系厂商用户服务部更换综合针/试剂针/穿刺针。

5.1.4 确保进样器上无任何异物，确保系统准备就绪。

5.2・开机与试剂准备

5.2.1 打开仪器左侧电源开关，开启控制电脑，启动仪器控制软件，进入登录界面，输入正确的用户名、密码，进入软件界面。

5.2.2 开机后，仪器自检，同时对加热部件和制冷部件实行温度控制，完成后仪器状态显示已就绪，即可开始分析。

5.2.3 分析试剂准备：ExC810 全自动凝血分析仪配套试剂为全液体试剂，无需复溶。进入试剂界面，查看各项试剂的可测试数及试剂位置，根据工作内容和当天的标本量准备适量的试剂、缓冲液、稀释液及洗针液。

5.3・确定定标曲线：检验项目 FIB、D-二聚体、FDP 和 AT 在试剂批次发生变化时需确定定标曲线。

5.4・质控检测：详见《室内质量控制程序》。

5.5·标本检测

5.5.1　标本准备：采集 0.109 mol/L 枸橼酸钠抗凝血液标本(血液与抗凝剂的比例为 9∶1)，以离心转速 3 000 r/min 或离心力 1 500 g、离心时间 10～15 min 分离血浆待测。应用常规分析模式检测标本无需去盖，可实现闭盖穿刺，一次穿刺可实现多个项目的检测。如在急诊位检测时则标本在放置前需将其盖帽取下。

5.5.2　清空标本位：当关闭软件或首次打开软件时，弹出的提示框会提示用户是否保留上次试验的工作单；若本次实验的工作单已完成或标本已取出，请点击"否"，删除失效工作单。

5.5.3　常规标本分析：实验标本的实验设置分为两种形式，用户可根据标本是否具有条形码且 LIS 系统连接情况进行选择。

5.5.3.1　有条形码且 LIS 双向连接正常：将放置好待测标本的试管架依次水平放置在自动进样器的装载区，点击"开始"进行实验。

5.5.3.2　无条码标本或未正确连接 LIS 系统：操作如下。

5.5.3.2.1　新增标本：点击"新增标本"按钮，工作单列表中新增一条记录，操作者可在右侧的信息录入区输入待分析标本的工作单信息，包括标本编号、试管位置(管架号、试管号)、实验项目(可通过项目组合快速选择)、试管类型等，将标本放置于正确管架的正确位置，标本架放在右侧自动进样器上，点击"开始"进行实验。

5.5.3.2.2　批量新增标本：点击"批量新增标本"按钮，批量设置标本信息，包括起始标本编号、新增标本数量、起始试管位置(管架号、试管号)、实验项目(可通过项目组合快速选择)、试管类型等，确定后，工作单列表中新增相应数量的记录。将标本放置于正确管架的正确位置，标本架放在右侧自动进样器上，点击"开始"进行实验。

5.5.4　急诊标本分析：和常规标本分析的实验设置一样，分为两种形式，用户可根据标本是否具有条形码且 LIS 系统连接情况进行选择。在急诊位检测时标本在放置前需将其盖帽取下。

5.5.4.1　有条形码且 LIS 双向连接正常：点击"急诊"按钮→根据提示打开急诊通道的盖子→将放置好待测标本的试管架放入急诊通道→条形码面朝扫码器→关上急诊通道的盖子→点击操作界面"确定"按钮→进行实验。

5.5.4.2　无条码标本或未正确连接 LIS 系统：点击"新增急诊标本"→设置标本信息，包括标本编号、试管位置(管架号、试管号，选择急诊位)、实验项目(可通过项目组合快速选择)、试管类型等→将标本放置于正确管架的正确位置→点击"急诊"按钮→根据提示打开急诊通道的盖子→将放置好待测标本试管架放入急诊通道→关上急诊通道盖子→点击操作界面"确定"按钮→进行实验。

5.6·标本检测完毕，可对单个标本或所有标本执行删除或清空操作，已完成的标本测试信息可以在"回顾"界面中查询。如为未进行测试的工作单，执行删除或清空操作后则彻底删除。

5.7·结果查询与传输：在"回顾"界面查看已完成的检测结果，如遇数据传送故障，选择所需发送的标本重新发送。

5.8·试剂/耗材更换：试剂/耗材用完或额度不足时仪器将报警，查看报警信息，按提示信息更换试剂或耗材。

5.9·仪器报警信息及处理：使用过程中，如检测到异常状况，比如标本针吸样时检测到标本量超过规定量±10%时，会自动提示。参照说明书所示方法对仪器报警进行处理。

5.10·关机：实验操作结束后，进行关机操作，按照提示信息关闭仪器电源、倾倒废杯废液、回收试剂，处理剩余标本。具体操作和注意事项如下。

5.10.1　手动关机：实验结束后，点击"关闭"按钮，弹出关机对话框，选择"正常关机"或"冷藏关机"的关机方式，点击"关机"按钮执行操作。

5.10.2　预约开/关机：用户可在"预约设置"界面按照每周、每日的周期设置预约开机、预约关机及关机方式，点击"确定"完成设置。也可以不启用此项功能。

5.10.3　注意事项：若采用冷藏关机或预约冷藏关机的方式，试剂可存放在仪器中，用户在关闭软件后，不要关闭仪器电源开关，否则会导致关机后无法冷藏。

5.10.3.1　若为"正常关机"，则需取出试剂并放入冰箱保存，关闭仪器电源开关。

5.10.3.2　若采用预约开机方式，用户在关闭软件后，不要关闭仪器电源开关，否则会导致仪器无法按时开机。

6. 维护保养

6.1·每日维护

6.1.1　检查和清洗综合针/试剂针/穿刺针/搅拌杆：点击"服务""维护"功能按钮，进入维护菜单→点击"观察水流"按钮→观察综合针/试剂针/穿刺针出水情况，仔细观察针内壁流出的水流是否连续，水流方向是否与针指向一致，水量是否正常。若不正常，清理综合针/试剂针/穿刺针，具体操作请参照不定期维护。

6.1.2　检查/处理清洗液/废液及使用过的反应杯：检查清洗液/废液是否连接好；处理废液，清空废液桶；处理废杯，清洗废杯盒、干燥处理，并回归原位；检查打印机/打印纸。

6.1.3　仪器不能长期处于开启状态，建议操作者每日执行关机操作。

6.2·每周维护

6.2.1　清洗综合针/试剂针/穿刺针外壁：关闭电源，将综合针、穿刺针和试剂针向上抬至最高点，用蘸有洗针液的纱布由上至下轻轻擦拭针外表，尤其注意擦拭针尖，直至针外壁表面光洁、无沾污。清洁完毕后，盖上仪器盖，打开仪器电源，仪器自动执行复位。

6.2.2　清洁仪器：关闭电源，用干净纱布清洁面板、试管架、试杯盘碎屑、外壳。

6.3·每月维护

6.3.1　清洗池维护：检查清洗池中是否有异物，若有，请用工具清理，防止阻塞管路。

6.3.2　检查废液浮子：如果使用废液桶，取出废液桶盖组件，检查废液浮子上是否有脏物粘连。若有，可用消毒液浸泡10 min以上清洁浮子。

6.4·每年维护：检查运动部件/润滑运动部件：检查仪器的综合针、试剂针、穿刺针、夹爪、搅拌杆和试管旋转装置，取少许润滑脂对夹爪的导轨、综合针/试剂针/穿刺针的Z空心轴、注射器传动丝杠等进行润滑维护。

6.5·不定期维护

6.5.1 灌注：若仪器长时间停止使用，再次开启分析前，管路需补充清洗液。灌注前需连接好机外清洗液桶及废液桶，在工具栏中选择“灌注”按钮。

6.5.2 清理综合针/试剂针/穿刺针：若发现针尖水流不正常，用针灸针从针尖穿通，清理针内异物。

6.5.3 如果综合针/试剂针/穿刺针损坏或者针头弯曲，请联系生产厂商授权的专业人员进行更换。

6.6·填写仪器使用、维护相关记录。

7. 校准

7.1·为保证仪器在检验时得到准确的测量结果，在以下几种情况，需对分析仪进行校准。

7.1.1 投入使用前(新安装或仪器较长时间不用重新启用)或搬运后。

7.1.2 进行了大的维修或更换了关键部件，可能对检测结果的准确性有影响时。

7.1.3 比对结果超出允许范围。

7.1.4 室内质量控制数据频繁出现失控，或发生趋势性漂移等情况时(排除仪器故障和试剂的影响因素后)。

7.2·校准内容包括：主机位置校准-坐标测试，调试确认主机各个运动部件的位置；磁珠通道检测；光学通道检测；温度检测；液面检测功能检测；条码稳定性检测；分析仪重复性测试；分析仪准确度测试等。

7.3·仪器的校准频率：每年至少校准1次(由生产厂商授权的专业人员完成)。

7.4·校准完成后由校准人员出具合格的校准报告，岗位人员负责监督校准过程，组长负责校准报告审核。

8. 应急处理

8.1·如操作人员的皮肤或衣物上溅到了血液、废液或试剂，立即用清水冲洗被感染区域，并消毒处理；如果眼睛被溅入血液、废液或试剂，用大量的清水冲洗并考虑采取必要的医疗措施。

8.2·与标本接触的一切器皿、仪器组装/拆卸组合零件都应视为污染源，因此操作人员应采取必要的保护性措施如穿戴保护性外套、手套等。不小心接触了这种污染源时，应立即用清水冲洗被污染区域并消毒处理。

8.3·如标本、试剂溢出在分析仪上，立即擦掉，用消毒剂清洗并依照检验科相关规范处理。

8.4·对突发传染性疾病血液标本的防护应启动特殊的安全防护程序。

8.5·为预防操作中途遇到停电，需配备UPS。

9. 注意事项

9.1·勿使用过期试剂，小心处理试剂，勿让试剂溅出，避免泡沫形成。

9.2・应使用与本凝血分析仪配套的反应杯和标本试管,标本采集量应符合要求。
9.3・在使用过程中,试杯盘应远离磁场,避免试杯中的钢珠磁化。
9.4・为保证测量的正确性,反应杯和钢珠均为一次性使用。
9.5・为正确读取条形码,标签必须按仪器使用说明书的要求正确地粘贴。
9.6・仪器设备的运输必须按仪器使用说明书的规定进行搬运。
9.7・当仪器控制软件更新或升级后,标准操作规程应进行相应的修订。

10. 记录表格

10.1・《全自动凝血分析仪使用与维护记录表》。

(肖秀林)

Sysmex 凝血分析仪标准操作规程

××医院检验科临检作业指导书		文件编号：××-JYK-LJ-××××
版本：	生效日期：	共　页　第　页

1. 目的

规范 Sysmex 凝血分析仪的使用、维护和保养过程，确保仪器设备处于良好状态，保证检测结果准确、可靠。

2. 授权操作人

用于临检组经授权操作的检验技术人员。

3. 原理

采用凝固法、显色法、免疫法原理检测止凝血相关指标。

4. 工作环境

温度 15～30℃；相对湿度 30%～95%；仪器水平放置在清洁、干燥、无尘、无腐蚀性气体、无阳光直射、无强磁场的工作台上。

5. 操作规程

5.1 · 开机

5.1.1　开启控制电脑，仪器控制软件自动启动。在出现登录界面后，点击“System”，使用相应的用户名及密码(Admin)登录。

5.1.2　登录后，点击左上角“Reagent”，右下角出现三个红色“?”。点击“?”后，再点击右上角“Edit reagent info.”，试剂查看完成。

5.1.3　仪器对加热部件和制冷部件实行温度控制，温度达到范围后，控制电脑屏左下方将显示“Ready”，即可进行标本分析。

5.2 · 检测前准备：将待测标本、质控分别按要求准备就绪，进入分析过程。

5.3 · 标本分析

5.3.1　常规分析

5.3.1.1　条码双向：标本扫描进入 LIS→条形码面朝仪器放在试管架上→试管架放在右侧支架槽上→“Start”，检测开始。

5.3.1.2　人工编号：主菜单→“Order”→“Order Entry”→输入标本编号及项目→“Enter”→“OK”→“Start”→试管架放在右侧支架槽，检测开始。

5.3.1.3　批量人工编号：主菜单→“Order”→“Order Entry”→输入标本编号及项目→“Repeat”→输入需批量检测的标本数→“OK”→“Start”→试管架放在右侧支架槽，检测开始。

5.3.2　急诊通道

5.3.2.1　条码双向：旋下试管帽子，将标本放入急诊通道→条形码面朝操作人员→关上通道盖子→“Start”，检测开始。

5.3.2.2 人工编号：旋下试管帽子，将标本放入急诊通道→关上通道盖子→“STAT”→“Order Entry”→输入标本编号及项目→“Enter”→“OK”→“Start”，检测开始。

5.4 · 数据查询

5.4.1 主菜单→“Joblist”→查看标本的检测结果。双击选中的标本可显示反应曲线图及结果异常报警信息。

5.4.2 若传送出现故障，可重新传送：主菜单→“Joblist”→选择所需发送的标本→“More”→“HC Output”→“Cursor Date”→“Output”。

5.5 · 关机前清洗吸液针：主菜单→“Maint.”→“Rinse Probe”→“OK”。

5.6 · 关机：主界面→“Shutdown”→“Turn off the Main Unit power”→“OK”，待自动关机程序完成后关闭控制电脑。

6. 维护保养

6.1 · 每日维护保养

6.1.1 试剂准备：补充试剂→补充清洗用蒸馏水→清空废杯垃圾箱→补充反应杯。

6.1.2 清洗吸液针：执行主菜单→“Maint.”→“Rinse Probe”→“OK”。

6.2 · 每周维护保养

6.2.1 管路清洁：主菜单→“Maint.”→“Primer”→“OK”。

6.2.2 清洁仪器。

6.3 · 每月维护保养：清洁防尘网。

6.4 · 年保养：工程师维护保养。

7. 校正

7.1 · 校准时机

7.1.1 投入使用前(新安装或旧仪器重新启用)。

7.1.2 更换部件进行维修后，可能对检测结果的准确性有影响时。

7.1.3 仪器搬动后，需要确认检测结果的可靠性时。

7.1.4 比对结果超出允许范围。

7.1.5 当室内质量控制数据频繁出现失控，或发生趋势性漂移等情况时(排除仪器故障和试剂的影响因素后)，仪器必须及时进行校准。

7.1.6 对于开展常规检测的实验室，每半年至少进行一次校准。

7.2 · 校准步骤

7.2.1 校准由经培训后有校准资质工程师进行。

7.2.2 按表4-5进行检测保养，记录实测值，在“确认”栏填写核对结果。

表4-5 检测保养事项

确 认 事 项	规 定 值	实测值
设置环境 室温	15～30℃	20℃

（续表）

确 认 事 项	规 定 值	实测值
电源（输入端）	220 V(±10%)	220 V
电源（UPS 输出端）	220 V(±10%)	220 V
不可直接照射阳光		
通风状况良好		
无电波干涉的可能性		
维护保养		
清洗洗液桶内部，清洗管路及管路中的过滤装置		
清洁传动轨道并上润滑油，用酒精擦拭试剂针		
调节压力 Maint. → More → Pressure Adjustment → OK		
特殊光路校准 Maint. → Lamp Calibration → OK		

7.2.3 重复性验证：任选患者标本或质控品 1 支，每支标本按常规方法重复检测 5 次，计算平均值、标准差和变异系数（CV）。CV 应达到表 4-6 要求。

表 4-6 重复性检测要求（CV）

检验项目	PT	APTT	Fbg	D-二聚体	TT	AT	FDP
正常标本	≤3.0%	≤4.0%	≤6.0%	≤10.0%	≤10.0%	≤10.0%	≤10.0%
异常标本	≤8.0%	≤8.0%	≤12.0%	≤12.0%	≤12.0%	≤12.0%	≤12.0%

7.2.4 用标准品（standard）对需定标项目 Fbg（Clauss 法）、D-二聚体、AT、FDP 做标准曲线。

7.3 · 校准后验证：校准后进行检查确认，填写《仪器校准检查确认表》，并做留样比对或性能验证，确保其结果可靠。

8. 应急处理

8.1 · 为预防操作中途遇到停电，需配备 UPS。

8.2 · 如出现报警，参照《凝血分析仪操作手册》处理。

9. 注意事项

9.1 · 勿使用过期试剂，小心处理试剂，勿让试剂溅出，避免泡沫形成。

9.2 · 仪器应安置于不受高温、高湿度、灰尘影响及阳光直射地方，避免强烈震动或撞击。

9.3 · 仪器发生故障时，操作人员须在操作手册规定范围内操作。如故障不能排除，则与工程师联系，请其提供协助或服务。故障排除后，操作人员做好维修后性能评价，同时填写《仪器设备维修保养记录表》《仪器维修性能评价表》。

10. 相关文件和记录

10.1 ·《凝血分析仪维护记录表》。

10.2 ·《仪器设备操作使用本》。

10.3 ·《仪器设备维修保养记录表》。

10.4 ·《仪器维修性能评价表》。

10.5 ·《仪器校准检查确认表》。

（施英娟）

Stago 凝血分析仪标准操作规程

××医院检验科临检作业指导书		文件编号：××-JYK-LJ-××××
版本：	生效日期：	共　页　第　页

1. 目的

规范 Stago 凝血分析仪的使用、维护和保养过程，确保仪器设备处于良好状态，保证检测结果准确、可靠。

2. 授权操作人

用于临检组经授权操作的检验技术人员。

3. 原理

凝固法(摆动磁珠法)和光学法(发色底物法或免疫比浊法)原理检测止凝血相关指标。

4. 工作环境

环境温度 15～32℃；相对湿度 20%～80%；仪器水平放置在清洁、干燥、无尘、无腐蚀性气体、无阳光直射、无强磁场的工作台上。

5. 操作规程

5.1 · 开机

5.1.1　开启主机电源，仪器控制软件自动启动。

5.1.2　出现登录界面后，双击“STA-R”，仪器自动检查后启动主软件应用程序。

5.2 · 检测前准备：将待测标本、质控分别按要求准备就绪，标本扫描进入 LIS，进入分析过程。

5.3 · 标本分析

5.3.1　常规分析

5.3.1.1　条码双向：标本扫描进入 LIS→点击 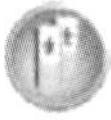 →“患者分析”→ 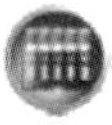 →“装(卸)载试管架”→标本放入试管架→载入试管架托盘→放入仪器进样区→检测开始。

5.3.1.2　人工编号：点击 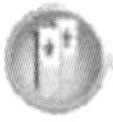 →“患者分析”→ 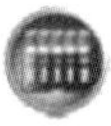 →“装(卸)载试管架”→“手工输入患者标识号”→双击试管位置→手工录入编号和项目→标本放入试管架→载入试管架托盘→放入仪器进样区→检测开始。

5.3.1.3　批量人工编号：点击 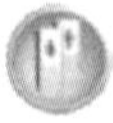 →“患者分析”→ 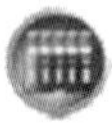 →“装(卸)载试管架”→“手工输入患者标识号”→双击试管→增量→设置参数→增量选项→手工录入编号和项目→标本放入试管架→载入试管架托盘→放入仪器进样区→检测开始。

5.3.2　急诊通道

5.3.2.1　条码双向：点击 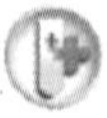 →“确认”→标本放入试管架→试管架载入紧急位置→检

测开始。

5.3.2.2 人工编号：点击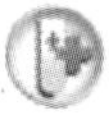→“确认”→“手工输入患者标识号”→双击试管位置→手工录入编号和项目→标本放入试管架→试管架载入紧急位置→检测开始。

5.4・数据查询

5.4.1 主菜单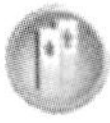→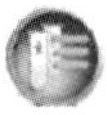→“患者分析”→用滚动条查看标本的检测结果。双击选中的标本可显示反应曲线图及结果异常报警信息。

5.4.2 若传送出现故障，可重新传送：主菜单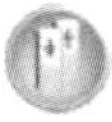→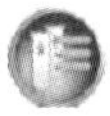→“患者分析”→选择所需发送的标本→双击标识号→“结果”→点击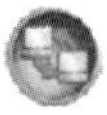→“确认”。

5.5・关机：点击关机图标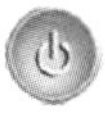→退出主软件程序→关闭电脑。

6. 维护保养

6.1・每日维护保养

6.1.1 试剂准备：补充加载试剂→更换反应杯→更换反应杯废物带→补充清洗液。

6.1.2 清洗显示屏，检查冷凝水疏水器。

6.1.3 清洁穿刺针：“维护”→“针漂洗 10 min”→“每日维护”→“开始”。

6.2・每周维护保养

6.2.1 清洁穿刺针：“维护”→“针漂洗 30 min”→“每周维护”→“开始”。

6.2.2 清洁仪器：清洗主空气滤网、光学模块滤网、洗针池及针；擦净试剂抽屉和检测部；清洁检测杯吸样头、传送带和检测杯小车。

6.3・每月维护保养：替换 Teflon 活塞头、O 形密封圈。

6.4・年保养：工程师维护保养。

7. 校正

7.1・校准时机

7.1.1 投入使用前(新安装或旧仪器重新启用)。

7.1.2 更换部件进行维修后，可能对检测结果的准确性有影响时。

7.1.3 仪器搬动后，需要确认检测结果的可靠性时。

7.1.4 比对结果超出允许范围。

7.1.5 当室内质量控制数据频繁出现失控，或发生趋势性漂移等情况时(排除仪器故障和试剂的影响因素后)，仪器必须及时进行校准。

7.1.6 对于开展常规检测的实验室，每半年至少进行一次校准。

7.2・校准步骤

7.2.1 校准由经培训后有校准资质的工程师进行。

7.2.2 按表 4－7 进行检测保养，记录实测值，在“确认”栏填写核对结果。

表 4-7 检测保养事项

确 认 事 项	规定值	实测值
设置环境		
室温	15～30℃	20℃
湿度	20%～80%	
电源(输入端)	220 V(±10%)	220 V
电源(UPS 输出端)	220 V(±10%)	220 V
不可直接照射阳光		
通风状况良好		
无电波干涉的可能性		
维护保养		
用盐酸清洁 3 号洗针池和 3 号针、使用喷射液柱控制的冲洗针		
清洁小车、传送带		
清洁主空气滤网和光学模块空气滤网		

7.2.3 重复性验证：选择新鲜混合血浆一支，按常规方法重复检测 10 次，计算平均值、标准差和变异系数(CV)。CV 应达到表 4-8 要求。

表 4-8 重复性检测要求

检验项目	PT	APTT	Fbg	D-二聚体	TT	AT	FDP
正常标本	≤3.0%	≤4.0%	≤6.0%	≤10.0%	≤10.0%	≤10.0%	≤10.0%
异常标本	≤8.0%	≤8.0%	≤12.0%	≤12.0%	≤12.0%	≤12.0%	≤12.0%

7.2.4 用标准品(standard)对需要定标的项目 Fbg(Clauss 法)、D-二聚体、AT、FDP 做标准曲线。

7.3 · 校准后验证：校准后进行检查确认，填写《仪器校准检查确认表》，并做留样比对或性能验证，确保其结果可靠。

8. 应急处理

8.1 · 为预防操作中途遇到停电，需配备 UPS。

8.2 · 如出现报警，参照《凝血分析仪操作手册》处理。

9. 注意事项

9.1 · 勿使用过期的试剂，小心处理试剂，勿让试剂溅出，避免泡沫形成。

9.2 · 本仪器应安置于不受高温、高湿度、灰尘影响及阳光直射的地方，避免强烈震动或撞击。

9.3 · 仪器发生故障时，操作人员须在操作手册规定范围内进行操作。如故障不能排除，则与工程师联系，请其提供协助或服务。故障排除后，操作人员做好维修后性能评价，同时填写《仪器设备维修保养记录表》《仪器维修性能评价表》。

10. 相关文件和记录

10.1 ·《凝血分析仪维护记录表》。

10.2·《仪器设备操作使用本》。
10.3·《仪器设备维修保养记录表》。
10.4·《仪器维修性能评价表》。
10.5·《仪器校准检查确认表》。

（施英娟）

迈瑞 UA-5800 全自动干化学尿液分析仪标准操作规程

××医院检验科临检作业指导书		文件编号：××-JYK-LJ-××××
版本：	生效日期：	共　页　第　页

1. 目的

规范干化学尿液分析仪的操作规程，保证检验质量。

2. 授权操作人

经过培训考核合格，取得相应资质授权的检验人员。

3. 原理

以反射光测定为基本原理。比重检测采用折射法。采用 RGB 颜色传感器对标本颜色进行检测。浊度通过散射法测得。

4. 工作环境

环境要求：温度 15～30℃；相对湿度≤80%；电源电压：主机 220 V(±10%)、输入功率 300 VA、频率 50 Hz±1 Hz。

5. 操作规程

5.1 · 开机前准备

5.1.1　仪器检查：检查管路有无弯折，连接是否可靠，主机的电源插头是否安全插入电源插座，确保系统准备就绪。确保进样器上无任何异物。确保清洗液充足。如废液瓶中有废液残留，请做废弃处理。如试纸废弃箱中有已测定试纸残留，请做废弃处理。

5.1.2　试纸检查：确保预备当日处理标本数所需试纸。

5.2 · 开机与用户登录

5.2.1　将分析仪右侧的电源开关置于“I”。此时，电源指示灯亮，仪器进行自检。

5.2.2　启动计算机，双击“UA-5800 全自动干化学尿液分析仪”图标，进入登录界面，输入正确的用户名、密码，运行分析仪软件。仪器自动进入开机保养及初始化程序，结束后系统进入主界面。

5.3 · 质控检测；每个工作日至少做 1 次室内质控(两水平)，在仪器的“质控”界面执行质控操作或按标本测试程序操作。质控测定完成后查看质控数据是否在控。满足室内质控要求，进行标本测定；如失控，按相关室内质控文件对失控项目采取相应措施。

5.4 · 标本检测

5.4.1　将标本混匀后倒入试管中，然后将试管放到试管架上，把放有标本的试管架放置到机器的待测标本区。

5.4.2　在“标本分析”界面点击“开始”或者按面壳上的开始按钮，仪器开始检验整个试管架检验完成后运行到卸载区→取走卸载区的试管架→将剩余废液按当地法规处理。

5.4.3　检测完成的标本结果自动保存到报告界面。操作者可以对检测结果进行回顾分析。

5.5·仪器报警信息及处理：使用过程中，如检测到异常状况，软件界面自动弹出故障对话框，参照说明书进行处理。

5.6·关机：点击“菜单”中的“关闭系统”命令，弹出“确定要关闭系统吗”的对话框→点击“确定”→关闭系统→仪器进行关机保养→保养完成后退出系统。点击“开始/关闭计算机/关机”关闭计算机，再依次关闭显示器、打印机，待干化学尿液分析仪主机完全停止动作即完成关机保养程序后，关闭主机电源。

6. 维护保养

6.1·每日维护

6.1.1　将所有检测完成并审核完毕的标本按要求处理，架子集中按顺序放置。

6.1.2　清空废纸盒中的试纸条。

6.1.3　完成当天检测后，点击“菜单”中的“保养”命令，按提示执行保养操作。在试管中倒入专用保养液约 4 ml，按提示放置在急诊位，点击“确定”开始保养，结束后，移除急诊位的试管并妥善处理剩余的保养液。24 h 使用仪器应当每天执行一次“保养”操作。

6.1.4　在关机状态下，清洁仪器外壳。

6.2·每周维护：清洗托盘，清洗废纸盒。

6.3·定期维护

6.3.1　清理下纸模块（生产厂商授权的专业人员定期维护）。

6.3.2　清理选纸模块（生产厂商授权的专业人员定期维护）。

6.4·填写仪器使用、维护相关记录。

7. 校正与校准

7.1·校正

7.1.1　为保证仪器的检测状态处于正常，在需要时，使用仪器自带的灰度条对分析仪进行校正。

7.1.2　在仪器待机状态下，点击“菜单”下的“校准”命令→进入“校准”界面→选择“校正”选项卡→使用默认校正参数或使用指定参数→点击“执行校正”按钮→进行校正初始化，完成后提示清空试纸盒→将标准灰度条的背面向上放置在试纸盒的凹槽内→点击“确定”按钮→执行校正功能→校正成功后，弹出提示信息，显示“校正完成”。

7.1.3　如果显示“校正未完成”，提示“校正失败”，则检查使用的灰度条是否正确，重复以上步骤后，仍有问题，请联系售后服务部。

7.2·校准

7.2.1　为保证仪器在检验时得到准确的测量结果，在以下几种情况，需对分析仪进行校准：仪器安装第一次使用之前或搬运后；更换了主要部件后；主机较长时间不用，恢复使用时；查看每日的质控数据，结果存在明显偏差（排除仪器故障和试剂的影响因素后）。

7.2.2　校准内容包括：① 主机位置校准，调试确认主机各个运动部件的位置，包含自动进样器单元位置校准、加样器单元位置校准、注射器单元位置校准、选纸单元位置校准；② 颜色校准；③ 比重校准；④ 浊度校准。

7.2.3 仪器的校准频率：至少每半年校准 1 次(由生产厂商授权的专业人员完成)。

7.2.4 校准完成后由校准人员出具合格的校准报告，岗位人员负责监督校准过程，组长负责校准报告审核。

8. 应急处理

8.1 · 如果操作人员的皮肤或衣物上溅到了尿液、废液或试剂，立即用清水冲洗被感染区域，并消毒处理；如果眼睛被溅入尿液、废液或试剂，用大量的清水冲洗并考虑采取必要的医疗措施。

8.2 · 与尿液标本接触的一切器皿、仪器组装/拆卸组合零件都应视为污染源，因此操作人员应采取必要的保护性措施如穿戴保护性外套、手套等。不小心接触了这种污染源时，应立即用清水冲洗被污染区域并消毒处理。

8.3 · 如果标本溢出在分析仪上，立即擦掉并用消毒剂清洗。

8.4 · 对突发传染性疾病尿液标本的防护应启动特殊的安全防护程序。

9. 注意事项

9.1 · 操作人员上岗前必须仔细阅读仪器的操作说明书，了解仪器的测定原理、操作规程、校正方法及仪器保养要求。

9.2 · 标本需求量：液面至 2 ml 或以上。

9.3 · 标本要求：使用新鲜尿液标本，如在 1 h 内没有测试，请将尿液密封后冷藏保存。测试前需将标本恢复到室温。请勿在尿液标本添加防腐剂、消毒剂或洗涤剂，尿液标本远离阳光直射。

9.4 · 为正确读取条形码，标签必须按仪器使用说明书的要求正确地粘贴。

9.5 · 保持仪器洁净，如遇尿液污染，应立即进行清除。

9.6 · 仪器设备的运输必须按说明书的规定进行搬运。在仪器运转过程中，勿触及标本针、移动的传输装置等，避免造成人身伤害。禁止触摸尿液分析仪密封面板内的电路板，以免造成电击，尤其避免用湿手触摸时。

9.7 · 操作者应采用生产厂商指定的试纸条，并严格按照试纸条的使用说明进行存储和使用。

9.8 · 请在进纸器里仅存放必需数目的试纸条，如果试纸条长时间暴露在空气中，会因为吸水或沾上灰尘而导致错误的检测结果。

9.9 · 放置试纸条时，不要触摸试剂格，否则可能导致错误的检测结果。

9.10 · 请勿使用过期的或试剂格有变色、变形或变质迹象的试纸条。

9.11 · 当仪器控制软件更新或升级后，标准操作规程应进行相应的修订。

10. 记录表格

10.1 ·《干化学尿液分析仪使用与维护记录表》。

（肖秀林）

迈瑞 EH－2080 尿液有形成分分析仪标准操作规程

××医院检验科临检作业指导书		文件编号：××-JYK-LJ-××××
版本：	生效日期：	共 页 第 页

1. 目的

规范尿液有形成分分析仪的操作规程，保证检验质量。

2. 授权操作人

经过培训考核合格，取得相应资质授权的检验人员。

3. 原理

尿液有形成分分析仪应用机器视觉成像、自动坐标定位追踪识别技术和实时动态智能调焦(DIF)技术，实现对尿液中有形成分的形态智能分析和定量计数检测。

4. 工作环境

环境要求：温度 5～40℃；相对湿度≤80%；电源电压：主机 220 V(±10%)、输入功率 300 VA、频率 50 Hz±1 Hz。

5. 操作规程

5.1・开机前准备：检查试剂是否够用，废液桶是否已清空，管路有无弯折，连接是否可靠，主机的电源插头是否安全插入电源插座，确保进样器上无任何异物，确保系统准备就绪。

5.2・开机与用户登录

5.2.1 将分析仪左侧的电源开关置于“I”，电源指示灯亮，仪器进行自检。

5.2.2 启动计算机、显示器，启动完毕后进入操作系统，双击“EH－2080 尿液有形成分分析仪”图标，运行已安装的配套软件，进入登录界面。

5.2.3 在登录界面输入正确的用户名、密码，点击“确定”按钮或键盘上的 Enter 键，进入软件界面；仪器自动进入液路初始化等开机保养程序，结束后，进行显微镜初始化自动焦距校准程序，完成后系统进入主界面。

5.3・质控检测：详见《室内质量控制程序》。

5.4・标本检测

5.4.1 将标本混匀后倒入试管中，然后将试管放到试管架上，把放有标本的试管架放置到机器的待测标本区。

5.4.2 在软件界面选择标本类型和检验模式点击“开始”或者按面壳上的开始按钮，仪器开始检验→整个试管架检验完成后运行到卸载区→取走卸载区的试管架→将剩余废液按当地法规处理。

5.4.3 加样后，仪器将实现自动编码/识别、混匀、定量吸样、计数池进样、沉降、冲洗、排样的自动处理等功能，最终对标本进行分析及检验后标本处理。

5.4.4 加样后，仪器自动控制显微镜载物台，自动进行高/低倍影像的切换、自动回位、自动对焦、自动扫描、自动调节显微镜亮度和自动定位等，拍照并自动识别，得出检测结果。

5.4.5 分析完成的标本结果自动保存到回顾、报告界面，操作者可以对分析结果进行回顾分析。

5.5 · 仪器报警信息及处理：使用过程中，如检测到异常状况，软件界面自动弹出故障对话框，参照说明书所示方法进行处理。

5.6 · 关机

5.6.1 点击窗口右上角关机按钮→弹出“确定要关闭系统吗？”的对话框→点击“确定”→仪器进行关机保养→保养完成后退出系统。

5.6.2 点击“开始/关闭计算机/关机”，关闭计算机，再依次关闭显示器、打印机，待尿液有形成分主机完全停止动作即完成关机保养程序后，关闭尿液有形成分主机。仪器运行结束后，关闭主机电源。

6. 维护保养

6.1 · 每日维护

6.1.1 将所有检测完成并审核完毕的标本按要求处理，架子集中按顺序放置。

6.1.2 完成当天检测后，使用仪器自带保养液进行保养。在试管中倒入适量保养液，在仪器静止的状态下，将试管放置在可加样位置，点击“维护”“正常保养”，仪器自动执行正常保养操作。24 h 使用仪器应当每天执行一次“保养”操作。

6.1.3 在关机状态下，清洁仪器外壳。

6.2 · 每周维护：计数池表面需要用户定期维护，建议每周维护至少 1 次。当视野内有污物时，用棉签轻轻擦拭计数池表面。

6.3 · 按需维护

6.3.1 清洗吸样针：点击“维护”→“清洗吸样针”，仪器自动执行清洗吸样针操作。

6.3.2 正向冲洗：点击“维护”→“正向冲洗”，仪器自动执行正向冲洗操作。

6.3.3 反向冲洗：点击“维护”→“反向冲洗”，仪器自动执行反向冲洗操作。

6.3.4 显微镜镜头清理：最好用柔软的刷子或纱布清除灰尘。更多的较顽固的污渍如指纹、油脂，可以用干净的软棉布、镜头纸蘸上无水乙醇与乙醚的混合液轻轻地擦去。

6.4 · 填写仪器使用、维护相关记录。

7. 校准

7.1 · 为保证仪器在检验时得到准确的测量结果，在以下几种情况，需对分析仪进行校准。

7.1.1 仪器安装第一次使用之前或搬运后。

7.1.2 进行了大的维修或更换了关键部件（比如显微镜发生故障或计数池出现漏液、破损后修复）后。

7.1.3 主机较长时间不用，恢复使用时。

7.2 · 校准内容主要包括：主机位置校准，调试确认主机各个运动部件的位置；自动调焦效果确认。

7.3・仪器的校准频率：每年至少校准 1 次(由生产厂商授权的专业人员完成)。

7.4・校准完成后由校准人员出具合格的校准报告,岗位人员负责监督校准过程,组长负责校准报告审核。

8. 应急处理

8.1・如操作人员的皮肤或衣物上沾到了尿液、废液或试剂,立即用清水冲洗被感染区域,并消毒处理;如果眼睛被溅入尿液、废液或试剂,用大量的清水冲洗并考虑采取必要的医疗措施。

8.2・与尿液标本接触的一切器皿、仪器组装/拆卸组合零件都应视为污染源,因此操作人员应采取必要的保护性措施如穿戴保护性外套、手套等。不小心接触了这种污染源时,应立即用清水冲洗被污染区域并消毒处理。

8.3・如果标本溢出在分析仪上,立即擦掉并用消毒剂清洗。

8.4・对突发传染性疾病尿液标本的防护应启动特殊的安全防护程序。

9. 注意事项

9.1・操作人员上岗前必须仔细阅读仪器的操作说明书,了解仪器的测定原理、操作规程、校准方法及仪器保养要求。

9.2・标本需求量：液面至 2 ml 或以上。

9.3・标本要求：使用新鲜尿液标本,如在 1 h 内没有测试,请将尿液密封后冷藏保存。测试前需将标本恢复到室温。请勿在尿液标本中添加防腐剂、消毒剂或洗涤剂,尿液标本远离阳光直射。

9.4・为正确读取条形码,标签必须按仪器使用说明书的要求正确粘贴。

9.5・保持仪器洁净,如遇尿液污染,应立即进行清除。

9.6・仪器设备的运输必须按说明书中的规定进行搬运。在仪器运转过程中,勿触及标本针、移动的传输装置等,避免造成人身伤害。禁止触摸尿液分析仪密封面板内的电路板,避免造成电击,尤其用湿手触摸时。

9.7・当仪器控制软件更新或升级后,标准操作规程应进行相应的修订。

10. 记录表格

10.1・《尿液有形成分分析仪使用与维护记录表》。

(肖秀林)

Sysmex 尿干化学分析仪标准操作规程

××医院检验科临检作业指导书		文件编号：××-JYK-LJ-××××
版本：	生效日期：	共　页　第　页

1. 目的

规范 Sysmex 尿干化学分析仪开关机、日常使用、维护保养和校准操作，保证尿液干化学结果正确、可靠。

2. 授权操作人

经过培训考核合格，取得相应资质授权的检验人员。

3. 原理

采用彩色 CMOS 传感器进行扫描与测光得到试纸整体二维图像数据，通过分析得到测定结果。比重采用 LED 光源(波长 650 nm)所散发出的光穿过棱镜与标本相接，折射率发生变化，换算比重值。色调与浊度采用使用四色 LED(R：660 nm、G：565 nm：B：430 nm、IR：735 nm)通过比色测定求出吸光度数据，得出尿色和浑浊度。

4. 工作环境

温度 15～39℃，相对湿度 30％～80％。室内通风良好，没有电磁干扰，周围没有使用导电气体或易燃气体的装置。

5. 操作规程

5.1・开机前检查

5.1.1　仪器检查：检查管路和电缆的连接。检查是否有任何管路弯折。确保进样器上无任何异物。确保清洗液瓶中的洗液(生理盐水)充足。如果不足，请补充洗液。如果废液瓶中有废液残留，请做废弃处理。如果试纸废弃箱中有已测定试纸残留，请做废弃处理。

5.1.2　试纸检查：确保预备了当日处理标本数所需的试纸。请预计当日所需的试纸数量，准备充足。测定中试纸不足时，仪器将自动停止，因此请添加试纸。在添加试纸前，不可继续测定。

5.2・开机

5.2.1　确保进样器的电源置于打开状态，然后短按进样器右下部的启动开关键(2 s 左右)，此时进样器的状态显示 LED 灯将亮起。

5.2.2　打开 UC-3500 分析仪右侧的电源开关。在启动处理操作后，仪器屏幕将显示“LOGON”对话框。

5.2.3　触摸要登录的用户名称，输入对应的密码并触摸“LOGON”键后，仪器进入菜单操作界面。

注：若需要启动相应数据处理的软件，如 U-WAM 软件、LABOMAN 软件、LIS 软件等，请在打开仪器前(或后)打开电脑里的相关软件。

5.3·标本检测

5.3.1　在“MEASURE”(测定)画面,确定测定系列按钮已变更为“NO.”模式(触摸屏幕上测定系列按钮时,它将以“NO.”→“♯.”→“C.”顺序切换)。

5.3.2　确保标本量足够(UC-3500检测所需标本量至少1 ml)。

5.3.3　将含有标本的试管竖直插入试管架。若采用条码试管架,请把将测的标本号与试管架条码一一对应放置。

5.3.4　将装有试管的试管架放置在进样器右槽中。试管架被放入后自动开始测定。

5.3.5　在完成UC-3500测定分析后请取出试管架。

注意:在分析检测前,请先确认仪器屏幕下方“开始/停止”按钮前的蓝色指示灯亮起,若未亮起,请按下此“开始/停止”按钮,使之亮起。

5.4·关机

5.4.1　测定结束后,请迅速回收试纸容器内的试纸及执行日常关机维护,并确认分析仪器的“开始/停止”按钮灯熄灭。

5.4.2　关闭分析仪器的电源开关。

5.4.3　长按进样器部的启动开关(2 s以上),待进样器部的状态显示LED灯熄灭,进样器的电源关闭。

5.4.4　若已完成对应的数据处理,可选择退出相应的数据处理软件(U-WAM软件、LABOMAN软件、LIS软件等),并关闭电脑。

5.5·质控操作:详见《室内质量控制程序》。

6. 维护保养

6.1·每日维护保养:每天进行的关机维护和检查包括清洗调剂抽取口、清洗废液流道(注:完成此操作需用CELLCLEAN 0.4 ml和蒸馏水,自己制成8 ml的5%稀释液后,放入试管架,置在进样器右槽中,并触摸执行“MAINTENANCE”画面中的“AUTO WASH”)。检查及清洁试纸盒,废弃测定过的试纸,处理废液瓶中的废液。

6.2·每月维护保养:① 洗液瓶的清洗:打开洗液瓶盖,拉起电击棒,丢弃瓶中的洗液,用蒸馏水涮洗洗液瓶内部,补充洗液,将电击棒放入洗液瓶内,盖好瓶盖。② 比重计的校正:使用比重校正液(SG校准器)校正比重计,比重计(折射率比重测定)的校正值在电源关闭后仍然保存在仪器内,因此不需要每天校正。为了维持测定性能,每月校正一次。

6.3·需要时维护保养:补充试纸、洗液,处理废液、试纸废弃箱,更换打印机用纸,更换保险丝。

6.4·长时间不使用时的处理:一个月以上不使用本仪器时,为了防止清洗流道内沾着物或堵塞,将洗液换为蒸馏水,以流道内充满蒸馏水的状态保存。

7. 校正

7.1·工作环境及外部状态的检测,保证仪器在允许的范围内工作。

7.2·SG校准,使用配套的SG校准品,校准完成后保存设置。

7.3·FLOW STABILITY流动比色池稳定性检测:在工程师模式下,点击“MENU”,选择“MAINTENANCE”，选择“FLOW - CELL STABILITY”。

7.4 · 光路校准

7.4.1 工程师模式下，点击“MENU”，选择 TEST MENU 中的“MECHANICS TEST”。

7.4.2 点击“STRIP CONVEYOR&SCAN UNIT”，选择“GRAPH Y”并按“执行”。

7.4.3 确认图形是否为平滑曲线(如不为平滑曲线则清洁检测部白块)。

7.4.4 确认 R、G、B 三色光的增益是否都在 3 000～3 500 范围内(不在的话，则执行 AUTO，仪器自动调整增益，并保存)。

7.5 · 重复性测试：使用临床新鲜尿液标本按照说明书要求混匀后连续进行 11 次测定，检测结果相差同方向不超过一个量级为符合，≥90%符合为合格。

7.6 · 携带污染测试：连续检测高值尿液标本 3 次，再连续检测低值标本 3 次，未出现阴阳性变化即合格。

7.7 · 准确性验证：使用定值质控品重复测定 5 次，测得的结果必须符合试剂厂家提供的定值范围为可接受。

7.8 · 校准的审核确认：仪器校准须由有资质的厂家工程师进行操作，并出具信息完整的校准报告，经专业组长确认后签字认可。

8. 应急处理

8.1 · 切勿赤手接触废弃物或与废弃物有接触的部件。如果不小心接触到受污染的部件材料或表面，立即用大量清水冲洗皮肤，然后遵循实验室规定的清洗与消毒规则。

8.2 · 操作标本时采取适当的防护措施。如果感染性物质进入眼睛或伤口，请用大量清水冲洗，并立即就医。

8.3 · 处理废液时小心谨慎。如果废液接触到身体或衣服，请彻底清洗。

8.4 · 请小心避免溅出试剂。如果试剂溅出，立即用湿布擦除干净。

8.5 · CELLCLEAN 为强碱性，操作时务必戴上手套、防护眼镜及外袍，以确保安全。如果与皮肤接触，立即用大量水冲洗，如果进入眼睛，用大量清水冲洗并立即就医，如果吞服，立即请医生诊治。

9. 注意事项

9.1 · 不要将尿液或试剂溅入仪器，或使钉子或夹子之类的任何金属物掉入仪器之内，否则会有短路和冒烟的危险。

9.2 · 操作人员不能接触仪器内部的电路，特别是手湿时，非常容易引起触电。

9.3 · 使用延长线时，请将其置于电源线不会溅到水的位置。如果连接处沾到水，则存在短路、触电和火灾的危险。

9.4 · 在保养检查时，如需接触有可能被具有腐蚀性的试剂和具有感染性的标本污染的地方，请使用保护性手套和眼镜等防护用品或白大褂等防护服，否则可能会引起皮肤或眼睛的损伤和感染。

9.5 · 更换保险丝时，请关闭电源开关，并将电源插头从插座拔出。

9.6 · 仪器运行中如果发现异常声音及震动时，请立即停止使用仪器，进行检查。

9.7 · 仪器运行发生异常或有异物从外部混入仪器内部时，请立即停止使用仪器，并进行检查或修复措施。

9.8 · 紧急停止仪器时，请关闭电源开关。

9.9 · 仪器使用结束后，确认仪器上无标本残留，并关闭电源开关。

9.10 · 长时间不适用仪器时，请关闭电源，并将电源插头从插座拔出进行保管。

9.11 · 试剂保存请避免潮湿、阳光直射、高温，按照指定的贮存方法进行保存。请尽量避免在冷库内进行保存。

9.12 · 请勿使用已过期的试剂。请勿直接用手触摸试纸部分。

9.13 · 除将试纸安装在装置中以外，请勿从试纸瓶中取出干燥剂。

9.14 · 由于试纸吸湿容易劣化，因此请充分注意开封后的操作。在测量结束后切断装置的电源时，请从装置上取下试纸，按照以下的方法保管：① 使用试纸瓶时，请将干燥剂放回试纸瓶中，并用盖子密封。② 使用试纸容器（装置架设用）时，请将试纸和干燥剂放回试纸瓶中，并用盖子密封。

9.15 · 一旦安装到装置保存的试纸请在 1 周内使用。

9.16 · CELLCLEAN 需避光保存，不能直接暴露在阳光下，避免氯成分的破坏及试剂清洗能力丢失。开瓶有效期为 60 天。

9.17 · 万一仪器发生故障，操作人员须在操作手册中明示的范围内进行处置。进一步的解决措施应联系当地 Sysmex 服务代理商。

参考文献

尚红，王毓三，申子瑜.全国临床检验操作规程[M].4 版.北京：人民卫生出版社，2015.

（马学斌）

Sysmex 尿有形成分分析仪标准操作规程

××医院检验科临检作业指导书		文件编号：××-JYK-LJ-××××
版本：	生效日期：	共　页　第　页

1. 目的

规范 Sysmex 尿液有形成分分析仪开关机、日常使用、维护保养和校准操作，保证尿液有形成分分析结果正确、可靠。

2. 授权操作人

经过培训考核合格，取得相应资质授权的检验人员。

3. 原理

应用激光技术 + 核酸荧光染色技术 + 流式技术识别并定量检测尿中 RBC（红细胞）、WBC（白细胞）、EC（上皮细胞）、CAST（管型）和 BACT（细菌）。

4. 工作环境

温度范围 16～25℃，相对湿度<80%。避免阳光直射仪器。保证仪器室温度和湿度相对恒定。仪器必须配有稳压电源，避免附近安装大功率电器。

5. 操作规程

5.1 · 开机

5.1.1　打开设备电脑→打开设备 IPU 电源→打开设备电源，仪器进入启动状态。

5.1.2　仪器自检：每天开机仪器会自动进行自检。

5.1.3　温度自检：仪器开机后，将自动执行自检。当开启主机后，控制程序将载入到主机，依次执行液体机械部件初始化、温度稳定化、自动清洗、本底检查等操作。仪器会对反应室、鞘流加热器及光电倍增管的温度进行监测，并显示在温度稳定性对话框内，当稳定后，温度监测对话框自动关闭。

5.1.4　本底检查：当仪器内部的温度稳定之后，系统将显示自动清洗本底检查对话框。主机将执行 3 次自动清洗/本底分析。本底值到达容许值为止。主机进入就绪状态。

5.2 · 标本分析

5.2.1　标本分析分为手动模式和进样器模式。当仪器处于就绪状态或者手动抽吸就绪状态时，两种模式均可执行。在抽吸就绪状态下可执行手动模式分析。在手动模式下，操作人员手动混匀标本再进样分析。

5.2.2　在自动进样器模式下，标本被放置在标本架上自动搅拌与抽吸，然后进行分析。使用标本架型进样器（选配件），一次可自动分析 50 个标本。操作人员可以装载更多的标本架。在该模式下，系统自动搅拌、抽吸并按照下列步骤处理标本：① 准备标本；② 输入分析所需的信息（标本架位置、试管位置）；③ 标本分析。

5.2.3　手动模式下，当仪器处于就绪状态时就可以执行手动模式分析。在该模式下，均由操作人员手工搅拌标本，并将尿样试管放置于分析位置。按照下列步骤处理标本。① 准备标本；② 输入标本号；③ 标本分析。

5.3 · 关机程序：运行主机关机程序→关闭主机电源→关闭 IPU→关闭操作系统（关闭 IPU 电源）。

5.4 · 室内质控程序：详见《室内质量控制程序》。

6. 维护保养

6.1 · 每日维护：检查气动组件真空闸室内的水量，并进行排水；当执行关机操作时，检测器和稀释管线将被予以清洗。

6.2 · 每月维护：清洗标本旋转阀（SRV）。

6.3 · 如果仪器长时间不用，蒸发作用可能会导致仪器内的试剂成分黏附在仪器上，使其无法使用。须定期开启 IPU 和主机的电源，检查其是否可以正常启动并进入就绪状态。即使没有进行分析作业，也要确保在关闭电源前执行关机程序。如果预期仪器将长时间闲置不用，请联系 Sysmex 服务代表。

7. 校正

7.1 · 每年校准 2 次，上半年一次，下半年一次。

7.2 · 仪器其他校准条件：排除各种原因后质控未能通过，主要部件更换后或仪器远距离搬动，或严重故障须重新校准。

7.3 · 校准前仪器状态的确认：压力、温度、光路系统、液路系统和机械系统运行状态正常。

7.4 · 用 UF 专用的维修检测激光光源 UF Ⅱ CALIBRATOR，在仪器 CONTROL 模式下测量，看 S－FSCW、FSC、S－SSC、S－FLH、S－FLL、B－FSC 和 B－FLH 的数值是否在规定范围内，否则调整电位器使其在规定的范围内。

7.5 · 再测试 UF Ⅱ CALIBRATOR 仪器自动调整电导率和沉渣通道和细菌通道的计数使其在规定的范围内。

7.6 · 校准验证：校准后做性能验证和质控，结果在控，说明校准合格，验证通过。

7.7 · 其他时间仪器进行维修后需做质控，进行验证，合格后方可继续使用。

7.8 · 性能验证包括：空白测试、精密度测试、重复性、携带污染、线性测试、仪器稳定性。

7.9 · 校准的审核确认：仪器校准须由有资质的厂家工程师进行操作，并出具信息完整的校准报告，经专业组长确认后签字认可。

8. 应急处理

8.1 · 如操作人员的皮肤或衣物上沾到了尿液、废液或试剂，应立即用 0.2％过氧乙酸溶液或 75％酒精溶液消毒处理，再用肥皂水、清水进行冲洗。如果眼睛被溅入尿液、废液或试剂，用大量的清水冲洗，并采取必要的医疗措施。

8.2 · 与尿液标本接触的一切器皿、仪器组装/拆卸组合零件都应视为污染源，因此操作人员应采取必要的保护性措施如穿戴保护性外套、手套等。不小心接触了这种污染源时，应立即用清水冲洗被污染区域并用 0.2％过氧乙酸溶液或 75％酒精溶液消毒处理。

8.3 · 对突发传染性疾病的尿液标本的防护应启动特殊的安全防护程序。

9. 注意事项

9.1 · 最佳检测尿液是晨尿，不用防腐剂，及时送检，以保持尿液细胞成分维持原来的形态特征。

9.2 · 应准备干净、干燥的采尿杯，在一般情况下，由患者自己采集中段尿。女性患者应清洗外阴部后留取。

9.3 · 质控操作：质控品应混匀后立即测定，避免时间过久沉淀将产生分布不均现象，导致测定误差。

9.4 · 检测结果要严格遵循复检规则进行显微镜检查，明确镜下结果，出具报告。

9.5 · 如遇危急值，应手工镜检后立即报告临床科室，并做记录。

参考文献

[1] 尚红，王毓三，申子瑜.全国临床检验操作规程[M].4 版.北京：人民卫生出版社，2015.

[2] 丛玉隆，王成彬，毛远丽，等.现代医学实验室管理与认可实践[M].北京：人民军医出版社，2011.

(马学斌)

迪瑞尿干化学分析仪标准操作规程

××医院检验科临检作业指导书		文件编号：××-JYK-LJ-××××
版本：	生效日期：	共　页　第　页

1. 目的

规范尿干化学分析仪开关机、日常使用、维护保养和校准操作，保证尿液干化学结果正确、可靠。

2. 授权操作人

经培训考核合格，取得相应资质授权的检验人员。

3. 原理

试纸条采用光电比色原理，仪器根据反射率确定尿液中生化成分的含量。比重采用折射式比重计进行测试。浊度采用浊度计散射光测量方法进行检测。颜色采用 RGB 颜色传感器对标本进行检测。

4. 工作环境

海拔高度 2 000 m 以下。温度 15～35℃，相对湿度≤80%。大气压力 76～106 kPa。

5. 操作规程

5.1 · 工作前检查：开机前要确保有足够消耗品能够满足当前的工作。加够打印纸。

5.2 · 开机程序

5.2.1　打开信息处理电脑和仪器电源开关。

5.2.2　进入 LIS 系统，在信息处理电脑屏幕上双击“LOGON”图标，进入技师工作站的日常操作界面。

5.2.3　仪器的显示屏显示主菜单画面。

5.3 · 室内质控：详见《室内质量控制程序》。

5.4 · 常规标本测定

5.4.1　常规标本测试：将试管架放在试管架传送器上，按“开始”键，仪器自动进给试管架，依次对标本进行测试，测试之后输出检验报告单。

5.4.2　输入 ID 号码测试：将试管架放在试管架传送器上，按“ID”键，可直接手动输入被测标本的 ID 号码，然后再按“开始”键，仪器自动进给试管架，依次对标本进行测试，测试之后输出检验报告单。

5.5 · 急诊测试

5.5.1　单个急诊测试：将尿标本倒入试管中，将试管插入试管架传送盘的急诊端口，将急诊端口向前推至锁定位置，按“开始”键，仪器进行单个急诊标本的测试，测试结束后，输出检验报告单。

5.5.2　成组急诊测试：将装有标本试管的急诊架，带有标记的一侧朝向试管架传送盘的右侧，插入到常规试管架前端进行测试。测试结束后输出结果。急诊测试结束后，继续测试常规标本。

6. 维护保养

6.1 · 每日清洗

6.1.1　用柔软的干布或蘸有消毒液的软布擦拭仪器表面，保持仪器清洁；用柔软无磨损的布擦拭液晶屏。

6.1.2　试纸密封仓应每天清洁一次，所需物品：毛刷、脱脂棉、防护手套、蒸馏水。废料盒应每天清洁一次。

6.1.3　清洁工作台板和步进齿板：在主界面下按“菜单”键，按“仪器维护”键，按“清洁台板”键，仪器进入清洁状态，这时将仪器左侧前门打开，步进齿板自动上升到最高点，测试头运行到远离操作者一侧，这时用脱脂棉蘸清水清洁工作台板和步进齿板，使工作台板和步进齿板上无沉积物质，清洁干净后擦干。

6.1.4　清洗比重计和浊度计，按“清洗比重计及浊度计”键，仪器对比重计及浊度计进行清洗，将比重计、浊度计清洗液倒入试管中，清洗液不得少于 8 ml，再将试管插入急诊端口，清洗液放好后按“清洗比重计及浊度计”键。

6.2 · 定期清洁

6.2.1　废液桶每周清洁一次。

6.2.2　为避免光纤传感器表面沾有灰尘而使仪器产生误判现象，光纤传感器每周清洁一次。方法：用脱脂棉擦拭光纤传感器反射镜。

6.2.3　为避免条码阅读器扫描窗表面沾有污渍、灰尘而使条码阅读器产生误读或不读条码现象，条码阅读器扫描窗每周清洁一次。清洁方法：用脱脂棉擦拭条码阅读器扫描窗。

6.2.4　为保证仪器滴样准确，建议清洗泵每年更换一次。

6.3 · 消毒

6.3.1　消毒液：2%戊二醛溶液或 5%次氯酸钠溶液。

6.3.2　在适当容器中注入消毒液，将废料盒浸入消毒液中，浸泡 10 min。

6.3.3　取出后用清水冲洗残留的消毒液，并用柔软的干布擦干。

7. 校正

7.1 · 工作环境及外部状态的检测，保证仪器在允许的范围内工作。

7.2 · 比重计的校准

7.2.1　校准前准备：低比重校准液：在第一支试管中倒入蒸馏水为低比重校准液；高比重校准液：在第二支试管中倒入 1.040 的高比重校准液；将低比重校准液放置到试管架第一个位置，高比重校准液放置到第二个位置，将试管架放到负载侧。

7.2.2　校准的实施：按“校准比重计”键，屏幕显示低比重值，低比重校准液的比重值应输 1.000，按相应的数字键输入完毕后按确认键后，输入高比重值，完毕后按“确认”键，仪器将对比重计进行校准。校准通过屏幕显示“校准通过”，校准未通过仪器提示“校准失败”。

7.3 · 浊度计的校准

7.3.1　校准前准备：低浊度校准液：在第一支试管中倒入蒸馏水为低浊度校准液；高浊度校准液：在第二支试管中倒入 400 NTU 的高浊度校准液；将低浊度校准液放置到试管架第一个位置，高浊度校准液放置到第二个位置，再将试管架放到进样器负载一侧。

7.3.2　校准的实施：按"校准浊度计"键，屏幕显示低浊度值，低浊度校准值应输入 000，输入完毕后按"确认"键，进入高浊度校准值输入界面。输入高浊度值，输入完毕后，按"确认"键，仪器将对浊度计进行校准。校准通过屏幕显示"校准通过"，校准未通过仪器提示"校准失败"。

7.4・校准的审核确认：仪器校准须由有资质的厂家工程师进行操作，并出具信息完整的校准报告，经专业组长确认后签字认可。

8. 应急处理

8.1・切勿赤手接触废弃物或与废弃物有接触的部件。如果不小心接触到受污染的部件材料或表面，立即用大量清水冲洗皮肤，然后遵循实验室规定的清洗与消毒规则。

8.2・操作标本时采取适当的防护措施。如果感染性物质进入眼睛或伤口，请用大量清水冲洗并立即就医。

8.3・处理废液时小心谨慎。如果废液接触到身体或衣服，请彻底清洗。

8.4・请小心避免溅出试剂。如果试剂溅出，立即用湿布擦除干净。

8.5・CELLCLEAN 为强碱性，操作时务必戴上手套、防护眼镜及外袍，以确保安全。如果与皮肤接触，立即用大量水冲洗，如果进入眼睛，用大量清水冲洗并立即就医，如果吞服，立即请医生诊治。

9. 注意事项

9.1・请每天工作结束后将剩余的试纸放回试纸筒内，再将试纸筒的上盖盖好。

9.2・试纸密封仓内的试纸最多可存放 24 h。

9.3・在仪器测试过程中不要碰触摸屏上的任何位置，否则将导致错误出现。

9.4・切勿直接向外拉动急诊端口，以免损坏急诊端口。

9.5・测试过程中不要移动试管架，以免导致测试顺序混乱。

9.6・测试过程中手不要靠近吸样探针处，以免受伤。

9.7・测试过程中如果清洗液用完，分析仪会提示"请加清洗液"并停止测试，此时将清洗液加入清洗液桶中，按"确认"键仪器回到主屏后，再按"开始"键仪器继续测试。

9.8・测试过程中如果按"停止"键，仪器将测试完滴过样的试纸后再终止测试，测试停止后，试管架复位。

9.9・试纸条应按试纸密封仓上试纸条标记方向放置，否则试纸条放反会导致试纸密封仓卡条，仪器不能正常运行。

9.10・试纸条应平整地放在试纸密封仓内，否则会造成卡条现象，如果在测试过程中出现卡条现象，请打开试纸密封仓的上盖，将试纸条重新放入试纸密封仓内继续测试。

9.11・仪器出现卡条的概率不大于 1%，属正常现象，请将试纸条取出后再重新平整地放在试纸密封仓内即可。

9.12・试纸条存放环境条件：温度 18～25℃、湿度≤80%，避免强光直射。

9.13・不要在仪器通电状态下清洁仪器，用柔软干布或蘸有温和去污剂的软布擦拭仪器，不要用汽油、油漆稀释剂、苯化合物等可能腐蚀仪器的有机溶剂擦拭仪器。

9.14・不要用水清洗液晶屏，要用柔软、无磨损的布擦拭。

9.15・不要用任何会擦伤工作台和白基准的物质擦拭工作台。

9.16・不要用任何溶剂清洁白基准。

9.17・为使仪器正常运行并提供准确的测试结果，必须保持工作台清洁。

参考文献

尚红，王毓三，申子瑜.全国临床检验操作规程[M].4 版.北京：人民卫生出版社，2015.

（马学斌）

迪瑞尿有形成分分析仪标准操作规程

××医院检验科临检作业指导书		文件编号：××-JYK-LJ-××××
版本：	生效日期：	共　页　第　页

1. 目的

规范迪瑞尿液有形成分分析仪的开关机、日常使用、维护保养和校准操作，保证尿液有形成分分析结果正确、可靠。

2. 授权操作人

经过培训考核合格，取得相应资质授权的检验人员。

3. 原理

基于流动式显微成像原理。采用鞘流技术、高速摄像技术和人工智能识别技术，识别尿中颗粒，将这些粒子分成十二大类：红细胞、白细胞、白细胞团、鳞状上皮细胞、非鳞状上皮细胞、透明管型、病理管型、结晶(未分类结晶)、细菌、酵母菌、精子、黏液(黏液丝)。

4. 工作环境

环境温度 15～35℃，相对湿度≤80%，大气压力 75～106 kPa。电源电压：220 V±22 V，50 Hz±1 Hz。避免阳光直射，避免受化学物品、腐蚀性气体影响或强电磁干扰。

5. 操作规程

5.1 · 测试前准备

5.1.1　标本的准备：清洁容器收集尿液，使用新鲜尿液标本，勿添加防腐剂、消毒剂或洗涤剂，尿液标本远离阳光直射，测试前充分混匀，环境温湿度需在适宜范围内。

5.1.2　标本量至少为 3.00 ml。

5.1.3　试管及条形码要求见具体说明书要求。

5.1.4　检查鞘液、废液及打印机。

5.2 · 标本测试准备

5.2.1　接通电源，登录软件：分别打开电脑主机、显示器电源开关；打开打印机的电源开关，并安装好打印纸，打开仪器的电源开关，登录仪器的应用软件，仪器进入待机状态。

5.2.2　仪器状态的确认：仪器应按“聚焦”“校准”“质控”的顺序进行，当不需要做校准时，按照“聚焦”“质控”的顺序进行。

5.3 · 标本测试

5.3.1　将粘贴好条形码信息并装有尿液标本的试管放置到试管架上，试管要与橡胶底座保持垂直。

5.3.2　将试管架放在仪器标本输送器的右侧，点击软件“标本登记”按钮，点击“启动”或按仪器的“START”键，试管架自动传送至仪器吸样位置，开始标本的检测。

5.3.3　急诊登记：在标本等级界面，点击“急诊”，打开起始标本号设置对话框，在急诊位置放好急诊标本后，输入急诊标本的条形码，点击“确定”，即可启动急诊测试，测试完成后，标本等级界面列表中以 E 开头的标本号即为急诊标本。

5.3.4 测试过程中可以对患者的信息进行编辑。点击主键区的“标本登记”，通过“上一标本”“下一标本”进行标本号的选择，在对应标本号的界面，可以编辑标本的患者信息。点击“增加”按钮完成信息编辑，患者信息自动显示在浏览区。

5.3.5 报警信息的确认：如果测试过程中发生故障，软件发出报警提示，在屏幕右上角提示栏会有报警图标转动，单击报警图标，显示出报警代码、报警等级、报警内容等的简要描述。

5.4 · 标本的复查

5.4.1 初次测试结束，如有标本需要进行复查，在“检测结果”列表选中要复查的标本号，点击“复查”。实际测试模式默认与测试模式相同，可以修改测试模式，选择实际需要的测试模式。

5.4.2 启动复查：将需要复查的标本放在另一个试管架上，点击启动复查。复查后结果显示在“复查结果”列。

5.4.3 复查完成后，双击该记录，进入图片回顾界面，复查结果取代了原来结果。标本复查结束后，复查结果自动显示在结果栏内。

5.4.4 只有当日的测试结果才可以进行复查，复查标本的测试，必须通过单击“启动复查”，进行复查指令的发送。测试失败的标本会自动被添加到复查列表中。

5.5 · 测试结果

5.5.1 在检测信息列表中，双击选定测试完毕的标本信息，可进行测试结果的查看。双击仪器结果带有细胞标识的按钮，微粒的影像以放大的形式显示在显示屏上。

5.5.2 报告单中图片添加：单击鼠标右键，从弹出对话框下拉菜单中选择“发送至打印报告”的选项，并单击鼠标左键，可将图片发送至报告单的备注信息栏内。如发现操作有误，也可以删除图片重新添加。

5.5.3 图形手工分类：如有误识的情况，可将图像重新分类，操作如下：选中图片，单击屏幕右侧对应的类别按钮完成重新分类，点击“返回”，再点击“接受”，可对上述修改进行保存确认。

5.5.4 有形成分大小预览：进入有形成分图片预览界面，将测试项目有形成分的图片选中后，移动鼠标，即可显示有形成分的直径大小，更直观地为临床医生做出判断。

5.5.5 测试结果报警说明：当测试结果列表“红细胞”所在列中显示有“混合或非均一性红细胞”报警时，对应标本测试结果所在的行显示为黄色，同时在界面左下方“有形成分检验结果”栏内字体变红，表示应进行人工镜检。

5.5.6 测试结果修改：当测试结果与镜检结果不符时，可以通过双击“结果”列所在的行，进行修改。

5.6 · 标本审核

5.6.1 单个标本的审核：选中标本单击“审核”，即可完成。

5.6.2 标本的批量审核：单击“批审核”，在“标本号”输入框输入起始和结束的批量审核的标本号，在下拉列表中选择审核者，单击“确定”，完成批量审核。

5.7・报告预览和打印

5.7.1 单个标本的预览和打印：单击“打印”，即可预览报告，点击打印机图标，打印该报告单。

5.7.2 批量标本的预览与打印：单击“批打印”，在“标本号”输入框输入批量打印的起始和结束的标本编号，再单击“打印”。

6. 维护保养

6.1・复位：在主菜单区单击“系统维护”按钮，进入系统维护界面。点击“复位”，仪器各机构自动回到复位点。复位过程中，不允许紧急停止，当报警信息提示执行复位时，或仪器紧急停止后，都应当执行复位动作。

6.2・空白测试：当仪器开机空白测试不通过或仪器进行维护后，在系统维护界面点击“空白测试”，进行空白测试。如果空白测试通过，屏幕上显示“空白测试通过”；如果空白测试不通过，屏幕上显示“空白测试不通过”，请按如下方法进行处理：执行“灌充液路”4～5 次，若还不通过，执行鞘液瓶清洗，仪器复位，清洗流动池的操作 2 次，执行“灌充液路”4～5 次，重新空白测试，如果仍然不通过，联系客户服务人员。

6.3・排空液路：仪器搬运前应先执行“排空液路”操作。运行“排空液路”前应将鞘液瓶中液体排放干净。

6.4・灌充液路：当管路内有气泡，或更换鞘液时，执行“灌充液路”，避免因气泡影响测试结果。当仪器停用一段时间，再次使用时，应执行“灌充液路”操作。

6.5・清洗流动池：为避免流动池内残留杂质影响仪器测试结果的准确度，流动池应每天清洗一次。

6.6・鞘液瓶的清洗：鞘液瓶内的鞘液长期存储后，会在瓶壁形成一层污垢而影响瓶内鞘液的质量，鞘液瓶应每月清洗一次。

6.7・清洁吸样探针及废液清洗池：为了避免吸样探针表面和废液清洗池的表面及内部沾有灰尘影响仪器测量值准确度，吸样探针和废液清洗池都应每周清洁一次。先关闭仪器的电源开关，用蘸有酒精的棉签擦拭针的外壁、废液清洗池的内壁及废液清洗池的上表面。清洗后，探针上不得留有盐类结晶。

6.8・清洁废液桶：废液桶应每月清洁一次或直接更换，废液满时及时倒掉废液，尿液具有潜在的传染性，在清洁时采取防护措施，按临床实验室规定处理废液。

6.9・物镜的清洁

6.10・标本过滤网每周清洗一次。

6.11・易损件每 12 个月更换一次。

6.12・流动池半年清洁一次。

6.13・为保证仪器的外观整洁，应定期对仪器的外表面进行必要的清洁。可以用潮湿的软布或纱布擦拭外表面，必要时可以使用少量 75％酒精。但不能使用任何有机溶剂擦拭，以免损坏外壳。

7. 校正

7.1 · 校准周期为 12 个月，校准验证必须由公司工程师和应用技术人员执行，院方至少一名工作人员在场见证。

7.2 · 检测工作环境、仪器工作电源、环境尘埃指数是否满足要求，仪器各组成机构工作是否正常。

7.3 · 性能检测：聚焦位置、空白测试、定标值测试、质控测试均要求合格。

7.4 · 准确性测试：定标成功后，对阳性质控液重复测试 10 次，计算平均值，均值减去靶值再除以靶值，偏差要求<5%。

7.5 · 检出限：分析仪对浓度水平为 5 个/μl 的红细胞、白细胞标本重复测定 20 次，记录测试结果，如果 18 次检测结果>0 个/μl，则检出限验证通过。

7.6 · 重复性：按标本测试模式，对一定浓度标本各重复测定 20 次，分别计算 20 次检测结果的变异系数，应符合表 4-9 要求。

表 4-9 变异系数的要求

有形成分名称	浓度(个/μl)	变异系数(CV)
细胞	50	≤25%
	200	≤15%

7.7 · 携带污染率检测：高值浓度标本(5 000/μl)连续测 3 次，生理盐水连续测 3 次，计算携带污染率，不应>0.05%。

7.8 · 线性范围：用浓度约为 16 000/μl 的高值标本稀释后检测，稀释计算值为理论值，与实测值做线性回归，要求相关系数>0.99。

7.9 · 稳定性：开机检测中值质控品 10 次，开机 4 h、8 h 分别重复上述操作，计算所有测试数据的 CV 值，应<15%。

7.10 · 识别率：单项结果与镜检结果的符合率，红细胞≥70%，白细胞≥80%，管型≥50%。

7.11 · 假阴性率：取 200 份随即尿液对红细胞、白细胞和管型检测，同时以显微镜镜检结果为金标准，假阴性率不超过 3%。

7.12 · 生物参考区间：收集并检测至少 20 例健康体检人员的标本，如参考区间分组，则每组至少 20 例，至少有 95%的测定结果在参考区间内为验证合格。

7.13 · 校准审核确认：仪器校准须由有资质的厂家工程师进行操作，并出具信息完整的校准报告，经专业组长确认后签字认可。

8. 应急处理

8.1 · 如果操作人员的皮肤或衣物上沾到了尿液、废液或试剂，应立即用 0.2%过氧乙酸溶液或 75%酒精溶液消毒处理，再用肥皂水、清水进行冲洗。如果眼睛被溅入尿液、废液或试剂,用大量的清水冲洗并采取必要的医疗措施。

8.2・与尿液标本接触的一切器皿、仪器组装/拆卸组合零件都应视为污染源,因此操作人员应采取必要的保护性措施如穿戴保护性外套、手套等。不小心接触了这种污染源时,应立即用清水冲洗被污染区域并用0.2%过氧乙酸溶液或75%酒精溶液消毒处理。

8.3・对突发传染性疾病尿液标本的防护应启动特殊的安全防护程序。

9. 注意事项

9.1・仪器需要专用软件来控制,必须安装其公司指定的操作软件,在计算机上安装其他的软硬件均可能妨碍系统的正常运行。在仪器工作期间,请勿运行其他软件。

9.2・仪器长期放置,表面可能会积有灰尘。清洁时应使用干净软布或纱布轻轻擦拭其表面,必要时可用少量清洗液。在清洁仪器之前,应先切断电源。

9.3・不能使用任何有机溶剂擦拭仪器表面。

9.4・应严格按照用户手册对仪器进行定期维护和保养,否则可能会导致仪器故障或影响仪器测试的准确度与精密度。

9.5・运输或储存温度较低或相对湿度>80%时,仪器应在正常工作环境中放置24 h后再开机进行测试。

参考文献

尚红,王毓三,申子瑜.全国临床检验操作规程[M].4版.北京:人民卫生出版社,2015.

(马学斌)

贝克曼库尔特尿干化学分析仪标准操作规程

××医院检验科临检作业指导书		文件编号：××-JYK-LJ-××××
版本：	生效日期：	共　页　第　页

1. 目的

规范 iChem VELOCITY 型尿液分析仪开关机、日常使用、维护保养和校准操作，保证尿液干化学分析结果正确、可靠。

2. 授权操作人

经过培训考核合格，取得相应资质授权的检验人员。

3. 原理

通过读取试纸的波长反射比测定尿液的物理和化学组成，阿贝折射仪和线性光电二极管阵列定位检测尿液的比重；颜色和透明度模块通过颜色传感器和光电二极管阵列检测获得。

4. 工作环境

温度 18～28℃，湿度 20%～80%（无冷凝）。试纸条存放条件为 2～30℃，试剂有效期 12 个月。

5. 操作规程

5.1・开机

5.1.1　开机前检查：清洗液是否足够，试纸条进样器中确保有足够的试纸条量能满足当天的工作。

5.1.2　打开电源：打开尿液分析仪电源开关。等待预温及初始化。待状态显示栏显示 Stand By 时，可进行下一步操作（注意：一般 24 h 开机，不需此步骤）。

5.2・标本检测

5.2.1　标本量要求：3～8 ml（<3 ml 将不能完成定性和定量分析，>8 ml 将在混匀时溢出，影响感应器感应及进样轨道的滑行）。

5.2.2　标本编号：按顺序编号，如有血尿、乳糜尿标本，请最后编号。

5.2.3　按标本号放入相应架位，如 1 号架 1 号至 10 号位标本号码分别为 1～10，2 号架依次为 11～20，依次类推 18 号架为 171～180。

5.2.4　架子按顺序放入轨道，屏幕状态显示“STANDBY”（待机），第一个架子开始运行时需按仪器前门上的“START”键，标本架自动开始运行。

5.2.5　屏幕显示分析仪状态为“MEASURE”（检测）时，后面放入的架子直接放在感应区即可自动开始，无须按“START”键。

5.3・信息传输并报告：检测完毕后，标本分析结果根据标本号自动传输到 LIS 系统。复核 LIS 中标本结果，审核打印。

5.4・质控程序：详见《室内质量控制程序》。

6. 维护保养

6.1 · 每日维护：清理废物。

6.1.1 将所有检测完毕并审核完毕的标本处理掉，架子集中按顺序放置。

6.1.2 将废条垃圾桶拖出，清理废试纸条，擦净后放回。

6.1.3 清洗：完成当天检测后，使用仪器专用清洗液进行自动清洗。

6.2 · 每周维护：吸尘：确保处于关机状态，打开试纸箱吸尘。

6.3 · 定期维护

6.3.1 更换洗涤液过滤膜（每用完一箱清洗液换一个）。

6.3.2 清洗试纸条托盘（工程师每月定期清洗）。

7. 校正

7.1 · 仪器校准的原则

7.1.1 仪器安装时或搬运后，对仪器进行一次校准定标。

7.1.2 分析仪每次大修或更换了主要的零部件后需要进行校准。

7.1.3 通过质控发现系统偏差时，应对仪器进行校准，确保分析结果的准确性。

7.2 · 仪器校准步骤：仪器的校准由经过培训的工程师操作，用附带五条 CalChek 试纸进行校准检测，确定仪器配套化学分析试纸块上的 LED 照度反射比是否正常，以检查分析仪是否正常工作。

7.2.1 清洁部件：进行校准前清洗试纸条进样器、试纸条托盘盒废弃盒。

7.2.2 选择校准检测：待机画面时，进入“维护”界面，按下“反射比检查”键，系统显示一系列的 6 个屏幕。按照屏幕上的说明操作。

7.2.3 进行第一批校准检测：确保进样器是空的，可看到凹槽，将五条 CalChek 试纸放置在试纸条凹槽中，让其表面朝下（确保标准条正确放置在引导器下，否则无法进行校准检测）。

7.2.4 根据系统显示一系列的 6 个屏幕上的操作去完成校准，检测完成后，返回到“质量复查”界面，将校准结果截屏，并保存到桌面。

7.2.5 进行颜色、比重、透明度校准检测（表 4 - 10）。

表 4 - 10 校准检测

位置编号	内 容 物	值	条形码
1	比重 CalChek 溶液	1.002 +/-0.003	有
2	比重 CalChek 溶液	1.030 +/-0.005	无
3	比重 CalChek 溶液	1.060 +/-0.005	无
4	颜色 CalChek 溶液	无色	有
5	颜色 CalChek 溶液	淡黄色	无
6	颜色 CalChek 溶液	正常黄色	无
7	颜色 CalChek 溶液	正常琥珀色	无
8	透明度 CalChek 溶液	略微混沌	有
9	透明度 CalChek 溶液	混沌	无
10	透明度 CalChek 溶液	混浊	无

7.2.5.1 根据表4-10的要求,取得CalChek溶液管。轻柔地上下颠倒1~2次混匀。去掉管帽放在校准支架上,确保条形码标签处于正确的位置。装载校准支架到仪器取样器的右侧。支架被处理,所有计算自动完成。新的SG/CC CalChek的日期/时间将显示在功能切换主屏幕上。

7.2.5.2 在QC检查屏幕上,可以检查SG/CC CalChek状态(通过/失败)。

7.2.5.3 测定的数值将与系统内存储的可接受范围进行比较。如果所有的数值都在适当的范围内,则CalChek验证完毕并且为可接受。检测完成后,返回到"质量复查"界面,将校准结果截屏,并保存到桌面。

7.2.6 仪器自动比较CalChek检测结果。当CalChek检测结果在此范围内时,说明分析仪运行正确,结束校准检测。当CalChek检测的结果在此范围之外时,应以未使用过的标准条重复校准检测直至通过。从废弃盒中取出CalChek试纸条,将其放回原包装中。

7.2.7 当重复CalChek检测结果仍不在范围之内,该分析仪可能需要维修,仪器工程师维修检查后需再次校准。

7.3·校准的审核确认:仪器校准须由有资质的厂家工程师进行操作,并出具信息完整的校准报告,经专业组长确认后签字认可。

8. 应急处理

8.1·如果操作人员的皮肤或衣物上沾到了尿液、废液或试剂,应立即用0.2%过氧乙酸溶液或75%酒精溶液消毒处理,再用肥皂水、清水进行冲洗。如果眼睛被溅入尿液、废液或试剂,用大量的清水冲洗并采取必要的医疗措施。

8.2·与尿液标本接触的一切器皿、仪器组装/拆卸组合零件都应视为污染源,因此操作人员应采取必要的保护性措施如穿戴保护性外套、手套等。不小心接触了这种污染源时,应立即用清水冲洗被污染区域并用0.2%过氧乙酸溶液或75%酒精溶液消毒处理。

8.3·对突发传染性疾病的尿液标本的防护应启动特殊的安全防护程序。

9. 注意事项

9.1·操作人员上岗前必须仔细阅读仪器的操作说明书,了解仪器的测定原理、操作规程、校正方法及仪器保养要求。

9.2·仪器开机后会自动进行系统自检,如果不通过需做定标。

9.3·保持仪器洁净,如尿液污染,应立即进行清除。

9.4·按厂商规定,定期对仪器进行维修,包括光学部分和机械部分。

9.5·尿液标本必须新鲜,并按要求留取。采集晨尿的患者应采集未进早餐和运动之前排泄的尿液。女性生理期时可能会影响部分项目的值。从排出到检测应在2 h内完成,否则会影响尿化学成分及有形物质的结果。如不能及时送检或分析,应置4℃下冷藏保存,但冷藏最长时间不得超过6 h。有时冷藏后一些结晶会影响结果。从冰箱中取出的尿标本应在室温中放置一定时间,使尿标本温度平衡到室温后再行混匀,然后取样检测。

9.6·标本容器必须一次性使用,且是唯一。尿液标本的运送必须都加盖,防止溢出。不要把任何液体溅在仪器外。

9.7·在仪器运转过程中，勿触及标本针、移动的传输装置等，避免尿液造成人身伤害。禁止触摸尿液分析仪密封面板内的电路板。触摸电路是危险的，可能造成电击，尤其用湿手触摸时。

参考文献

尚红，王毓三，申子瑜.全国临床检验操作规程[M].4版.北京：人民卫生出版社，2015.

（马学斌）

贝克曼库尔特尿有形成分分析仪标准操作规程

××医院检验科临检作业指导书		文件编号：××-JYK-LJ-××××
版本：	生效日期：	共　页　第　页

1. 目的

规范贝克曼库尔特尿有形成分分析仪开关机、日常使用、维护保养和校准操作，保证尿液有形成分分析结果正确、可靠。

2. 授权操作人

经过培训考核合格，取得相应资质授权的检验人员。

3. 原理

流式细胞技术+显微成像技术+图像识别技术，通过尺寸、外形、对比度及材质等特性将尿中微粒分成以下12类：白细胞、白细胞团、红细胞、鳞状上皮细胞、非鳞状上皮细胞、透明管型、未分类管型、结晶、细菌、酵母菌、精子、黏液。

4. 工作环境

温度18～28℃。湿度20%～80%。

5. 操作规程

5.1 · 开机

5.1.1　开机前检查：检查鞘液是否足够，确保有足够的标本量和足够的消耗品能够满足当天的工作。

5.1.2　打开电源：打开位于iQ200显微镜主机背部的开关。打开两台电脑，再开iQ200主机。待状态显示栏显示Stand By时，可进行下一步操作。

5.1.3　登录：点击右上角仪器Instrument，进入仪器状态；点击登录Logon，输入用户名和密码，确保系统状态为联机，方可进行检测。

5.2 · 调焦和质控：使用IRIS专用的质控架，按照指定位置及用量放置调焦液和质控液（须贴该批质控盒内的条形码）：1号位为不少于2 ml的Cleanser；2号、3号位各为3 ml的Diluent；5号位为5 ml iQ的Focus(REF475－0060)；6号(橙色)、7号位(蓝色)分别为3 ml的iQ阳性和阴性质控液，将质控架放在右侧进样器上，按左上角"START"按钮运行检测。

5.2.1　如果结果在条形码标签的可接受范围之内，可进行常规的患者标本的检测。

5.2.2　如果调焦失败或结果超出范围，重新倒入Focus、iQ阳性和iQ阴性重新检测；如结果仍超出范围，重新开一瓶新的Focus、iQ阳性和iQ阴性质控检测，如仍超出范围，应联系厂家的技术维修人员维修后再次调焦和质控。

5.3 · 常规检测

5.3.1　准备标本(请勿离心)，标本量>3 ml(若与iChem VELOCITY联合检测，应>4 ml)，试管外须有条形码，将标本架放于进样器的右侧。

5.3.2　按左上角“START”按钮运行检测。

5.3.3　对结果编辑，编辑结束传输至工作电脑(编辑方法及原则详见指导卡片)。

5.3.4　对报告进行审核后向临床发送报告，检验报告中的形态学检验项目，应只报告筛查后的最终唯一结果，必要时可另附相关说明。

5.4・关机：关闭仪器前面待机开关→点击仪器 Instrument，进入仪器状态→点击 Go off line(脱机)→点击 Maintenance(维护)→点击 Shutdown(关机)，关闭系统→出现对话框，点击 Yes，完成关机。

注意：如室内温度不能保证，温度比较低，请不要关机。

6. 维护保养

6.1・每日维护保养：调焦和做质控：使用 IRIS 专用的质控架，按照指定位置及用量放置调焦液和质控液(须贴该批质控盒内的条形码)：1 号位为不少于 2 ml 的 Cleanser；2 号、3 号位各为 3 ml 的 Diluent；5 号位为 5 ml iQ 的 Focus(REF 475－0060)；6 号(橙色)、7 号位(蓝色)分别为 3 ml 的 iQ 阳性和阴性质控液，将质控架放在右侧进样器上，按左上角“START”按钮运行检测。如果结果在条形码标签的可接受范围之内，可进行常规的患者标本的检测。如调焦失败或结果超出范围，重新倒入 Focus、iQ 阳性和 iQ 阴性重新检测；如结果仍超出范围，重新开一瓶新的 Focus、iQ 阳性和 iQ 阴性质控检测，如仍超出范围，应联系 IRIS 诊断的技术维修人员。

6.2・每月维护保养：定标和清洁。

6.2.1　定标：定标品储存于 2～8℃，使用前摇匀，先小心颠倒 5 次，再用力摇动 3 次。放置 1 min，使气泡散开。使用 IRIS 专用定标架，定标品不少于 3 ml，共 10 管，定标品的条形码须贴好，放于进样器右侧，按左上角“START”按钮运行检测。如定标不通过分析原因继续定标，连续几次不通过，联系 IRIS 诊断的技术维修人员。

6.2.2　定期擦拭吸样针，防止因时间过长产生尿液结晶堵塞针孔影响检测。

6.2.3　每月清洗洗涤槽(双蒸水、棉签、手套)：待机状态下，点击“Instrument(仪器)”“off line(脱机)”，关闭右下角绿色开关按钮，打开仪器前盖。用蘸有双蒸水的棉签擦拭洗涤管表面和洗涤槽内壁去除结晶，清洗结束，关闭仪器前盖，打开右下角绿色开关按钮“Go on line(联机)”。

7. 校正

7.1・仪器校准原则

7.1.1　全自动尿液显微镜分析仪安装时或搬运后，对仪器进行一次校准。

7.1.2　分析仪每次大修或更换了主要的零部件后需要进行校准。

7.1.3　通过质控发现系统偏差时，应对仪器进行校准，确保分析结果的准确性。

7.2・仪器校准步骤

7.2.1　全自动尿液显微镜分析仪的校准只能由经过制造商严格培训的工程师来操作，通过分析仪器专用校正品并适当调整来校准全自动尿液显微镜分析仪。

7.2.2　仪器专用校正品能够校准全自动尿液显微镜分析仪的特定功能：光学系统调整，水路及信号放大；电阻抗通道(用于管型检测)和电导率检测；前向散射光检测系统；细菌。

7.2.3　仪器专用校正品可以有效地校准全自动尿液显微镜分析仪的整机性能及其测试

的所有参数,维修人员将会调整仪器,使得分析结果都在校准品允许的范围之内。质控物可以检测该系统,以便每天都能确认仪器经过校正后的情况。

7.3・校准审核确认:仪器校准须由有资质的厂家工程师进行操作,并出具信息完整的校准报告,经专业组长确认后签字认可。

8. 应急处理

8.1・如操作人员皮肤或衣物上沾到尿液、废液或试剂,应立即用0.2%过氧乙酸溶液或75%酒精溶液消毒处理,再用肥皂水、清水进行冲洗。如眼睛溅入尿液、废液或试剂,用大量清水冲洗,并采取必要医疗措施。

8.2・与尿液标本接触的一切器皿、仪器组装/拆卸组合零件都应视为污染源,因此操作人员应采取必要的保护性措施如穿戴保护性外套、手套等。不小心接触了这种污染源时,应立即用清水冲洗被污染区域并用0.2%过氧乙酸溶液或75%酒精溶液消毒处理。

8.3・对突发传染性疾病尿液标本的防护应启动特殊的安全防护程序。

9. 注意事项

9.1・操作人员上岗前必须仔细阅读仪器的操作说明书,了解仪器的测定原理、操作规程、校正方法及仪器保养要求。

9.2・仪器开机后会自动进行系统自检,如果不通过需做定标。

9.3・保持仪器洁净,如尿液污染,应立即进行清除。

9.4・按厂商规定,定期对仪器进行维修,包括光学部分和机械部分。

9.5・尿液标本必须新鲜,并按要求留取。从排出到检测应在2 h内完成,否则会影响尿化学成分及有形物质的改变。如不能及时送检或分析,应置4℃下冷藏保存,但冷藏最长时间不得超过6 h。有时冷藏后一些结晶会影响结果。从冰箱中取出的尿标本应在室温中放置一定时间,使尿标本温度平衡到室温后再行混匀,然后取样检测。

9.6・在仪器运转过程中,勿触及标本针、移动的传输装置等,避免尿液造成人身伤害。禁止触摸尿液分析仪密封面板内的电路板。触摸电路是危险的,可能造成电击,尤其用湿手触摸时。

9.7・尿液酸碱度和尿液的渗透压都直接影响尿红细胞的形态。1996年Georgopoulos研究证实尿红细胞在渗透量<700 mOsm/L或尿pH≥7时,形态会发生变化,从均一性向非均一性改变。

9.8・尿液中一些物质如精子、结晶如草酸钙结晶、细菌等,可影响分析结果的准确性;标本若含有颜色的防腐剂或荧光剂,可降低分析结果的可信性。

9.9・血尿可能导致以后的标本检测不准确,请勿检测肉眼可见的血尿标本。若有血尿标本请离心后镜检。

参考文献

尚红,王毓三,申子瑜.全国临床检验操作规程[M].4版.北京:人民卫生出版社,2015.

(马学斌)

爱威尿有形成分分析仪标准操作规程

××医院检验科临检作业指导书		文件编号：××-JYK-LJ-××××
版本：	生效日期：	共　页　第　页

1. 目的

规范爱威尿有形成分分析仪开关机、日常使用、维护保养和校准操作，保证尿液有形成分分析结果正确、可靠。

2. 授权操作人

经过培训考核合格，取得相应资质授权的检验人员。

3. 原理

显微成像技术＋图像智能识别技术对尿液中各种成分（如细胞、管型、结晶等）的特征参数（如周长、面积、轴比、园率、纹理、梯度、颜色、灰度等）进行分析，将各种特征数据进行统计、聚类、拟合，自动识别出该图像所代表的实物。

4. 工作环境

温度 5～40℃（最佳温度为 25℃），相对湿度为 30%～70%。电源电压：AC 220 V（±10%），50 Hz。大气压力范围：500～1 060 Pa。

5. 操作规程

5.1・开机：开仪器绿色电源开关→按电脑启动按钮→开显示器→进入电脑操作系统。

5.2・检查消耗品：清洗液、维护液。储存于干燥、2～35℃条件下，防紫外线，防潮，避免阳光直射。

5.3・操作者登录：输入用户名和密码，进入操作主界面，点击“启动镜检”，仪器将自检并进入检测状态。

5.4・仪器准备：对 AVE752 和 AVE76 系列分别进行质控操作，每日用两个水平的质控品进行检测，质控在控后，进行标本的检测。

5.5・标本准备：使用新鲜尿液标本（按 NCCLS GP16-A3 要求），将标本编号/条码标签预先贴于试管[指定规格的圆底试管]上；将 10 ml 尿液倒入试管中，按顺序放置在试管架上。注意：条码标签朝向内，露出于试管架空白处。

5.6・标本上机：将排放好标本的试管架放置于干化仪器的进样器上（右侧），最多同时可放 5 架（50 个标本）；仪器将自动完成干化学和有形成分的自动分析过程（在此过程可随时进行患者资料的录入）。

5.7・结果确认和报告打印：所有检测完的标本结果自动排列于结果预览窗口中；选中相应标本进行双击；进入结果浏览、确认界面，确认所有结果 OK 后按（保存），结果自动储存；可通过（打印预览）或（打印）直接完成报告打印。

5.8・关机：点击关机（正常退出），仪器自动清洗管路系统；勾选“保养仪器/退出纸盒/自动关机”;仪器自动完成保养并关闭计算机系统;仪器电源开关关闭,切断系统总供电电源。

6. 维护保养

计数池表面需每日清洁(用干净脱脂棉签蘸95%无水乙醇朝一个方向轻轻擦拭计数池表面,勿来回擦拭)。

7. 校正

7.1 · 每年校准2次,上半年一次,下半年一次(工程师负责校准)。

7.2 · 仪器的其他校准条件:排除各种原因后质控未能通过,主要部件更换后或仪器远距离搬动,或严重故障须重新校准。

7.3 · 校准验证:校准后即做性能验证和质控,结果在控,说明校准合格,验证通过。

7.4 · 其他时间仪器进行维修后需做质控,进行验证,合格后方可继续进行标本检测。

7.5 · 性能验证包括:空白测试、精密度测试、重复性、携带污染、线性测试、仪器稳定性。具体操作方法见仪器性能验证作业指导书。

7.6 · 校准的审核确认:仪器校准须由有资质的厂家工程师进行操作,并出具信息完整的校准报告,经专业组长确认后签字认可。

8. 应急处理

8.1 · 出现异常报警,仪器不能进行正常工作,常规排除故障方法:执行关机程序,关闭所有电源,等待几分钟后再执行开启程序,观察初始化过程是否有异常,如仍不能排除故障,请联系客服工程师。

8.2 · 如操作人员的皮肤或衣物上沾到了尿液、废液或试剂,应立即用0.2%过氧乙酸溶液或75%酒精溶液消毒处理,再用肥皂水、清水进行冲洗。如果眼睛被溅入尿液、废液或试剂,用大量的清水冲洗并采取必要的医疗措施。

8.3 · 与尿液标本接触的一切器皿、仪器组装/拆卸组合零件都应视为污染源,因此操作人员应采取必要的保护性措施如穿戴保护性外套、手套等。不小心接触了这种污染源时,应立即用清水冲洗被污染区域并用0.2%过氧乙酸溶液或75%酒精溶液消毒处理。

8.4 · 对突发传染性疾病尿液标本的防护应启动特殊的安全防护程序。

9. 注意事项

9.1 · 当干化结果与沉渣结果不符合时,请务必进行人工审核,以镜检结果为准。

9.2 · 对于有疑问的标本可通过“标本种类/复检”或“起始号”实现复检功能。

9.3 · AVE76系列专用的质控品要彻底混匀后方可倒入试管内进行质控测定。

参考文献

尚红,王毓三,申子瑜.全国临床检验操作规程[M].4版.北京:人民卫生出版社,2015.

(马学斌)

粪便分析仪标准操作规程

××医院检验科临检作业指导书		文件编号：××-JYK-LJ-××××
版本：	生效日期：	共　页　第　页

1. 目的

规范粪便分析仪开关机、日常使用、维护保养和校准操作，保证粪便分析结果正确、可靠。

2. 授权操作人

经过培训考核合格，取得相应资质授权的检验人员。

3. 原理

显微摄像技术+图像智能识别技术对粪便颜色、性状、有形成分等指标进行识别。

4. 工作环境

温度5～40℃（最佳温度为25℃），相对湿度为30%～80%。电源电压：AC 220 V（±10%），50 Hz。大气压力范围：500～1 060 hPa。避免阳光直射。远离震动干扰。

5. 操作规程

5.1·开机程序

5.1.1　打开仪器电源开关→按下电脑启动按钮→开显示器→进入电脑操作系统。

5.1.2　打开分析系统，输入用户名和密码登录。点击“启动镜检”仪器将自检并进入检测状态。

5.2·标本准备

5.2.1　用专用标本采集处理杯，采集一平勺标本放入粪便标本采集处理杯中，并将其拧紧。

5.2.1.1　勺子放入标本采集处理杯体中要垂直放入，以免勺子被杯体中间柱子卡住无法搅拌。

5.2.1.2　需用干燥洁净容器，禁止用卫生纸包裹及其他吸水容器。

5.2.1.3　标本不应混消毒剂、水等，停药3天采样。

5.2.1.4　多部位、多层次采集，首选黏液、脓血部位。

5.2.2　将条码贴在粪便标本采集处理杯上，使条码起始端距粪便标本采集处理杯顶部约12 mm处，确保条码标签在标本架上正确朝向。

5.2.3　计数板及检测卡准备：检测前，需准备配套用计数板、病毒学或细菌学化学检测卡。

5.3·标本检测：将试管架放置于送样装置上，仪器将自动完成检测。在此过程可随时进行患者资料录入。

5.4·结果审核确认：颜色、性状、金标卡、显微镜镜检结果审核、确认。

5.5·关机程序

5.5.1 在镜检和审核程序界面点击“正常停止”按钮。

5.5.2 待镜检停止后，点击“退出系统”按钮，勾选“退出后自动关机”，点击“退出”按钮。

5.5.3 当系统关闭后，关闭仪器左侧电源主开关。

6. 维护保养

6.1 · 日保养(包括开关机保养)

6.1.1 仪器清洁：仪器表面应定期用软布擦拭，清洗后要将仪器擦干，缝隙中灰尘可用湿棉签清除。

6.1.2 开机前检查：检查有无清洗液、稀释液、金标卡、一次性计数池等耗材，检查送样装置区是否有标本及标本架，若有，必须取出。

6.1.3 做完实验，将用过的标本、检测卡、计数板按潜在生物污染物及时处理。

6.1.4 关机前保养：手动清洗管路后，执行关机程序。

6.2 · 半年保养

6.2.1 管道保养：管道材料是硅胶管，仪器运行 6 个月后，应对蠕动泵管路进行检查，发现严重老化、龟裂、变形要及时更换；运行 12 个月后，应对仪器内部所有连接管路进行检查，发现严重老化、龟裂、变形及时更换，避免破溃引起漏液。

6.2.2 仪器润滑：仪器运行 6 个月后，应进行机械运动部件润滑。

6.2.3 计数池保养：定期进行计数池清洁保养。

6.3 · 按需保养

6.3.1 当泵管出现意外破损时，及时更换，为保证吸样及清洗准确，更换后需进行泵校准。

6.3.2 灯泡故障时，应及时更换，须在仪器关闭状态下进行更换。

7. 校正

7.1 · 厂家每半年或一年对自动粪便分析仪进行校准，并提供校准报告。

7.2 · 仪器校准步骤

7.2.1 工作环境确认：温湿度、电源电压、电磁干扰、场地放置情况。

7.2.2 仪器运行部件及调试参数校准。

7.3 · 仪器性能验证

7.3.1 本底验证：通过仪器自带稀释液进行验证，结果要求镜检图片无任何杂质，底色干净，试剂卡反应结果为阴性，形态外观为空白，无任何标本痕迹。

7.3.2 携带污染：取 6 个标本盒，编号为 1～6，其中 1、3、5 号滴加一滴全血标本，2、4、6 号不加任何标本。分别将 3 个加全血标本放仪器转盘位 1、2、3，不加标本的另外 3 个标本放 4、5、6；添加标本进行检测，依次观测 1、2、3 所拍照片中有形成分，再观察 4、5、6 中有形成分。4、5、6 图片中没有或有个别成分，测试成功，若有很多，测试失败。要求：有形成分携带污染率应＜2 个/HP。

7.3.3 重复性：采用阳性和阴性质控品，每天检测 3 次，连续 5 天，统计符合率。要求：阴性质控不能出现阳性结果，阳性质控不能出现阴性结果。

7.3.4　准确性：仪器法与手工法比较。

7.4・校准审核确认：仪器校准须由有资质厂家工程师进行，并出具信息完整校准报告，经专业组长确认后签字认可。

8. 应急处理

8.1・实验中如遇水、电故障或中断，应立即关闭影响设备安全的有关开关，并实施安全保护措施。

8.2・如操作人员不小心接触废弃物或皮肤、衣物上粘到粪便和废物时，立即用清水冲洗，并消毒处理；如眼睛粘到粪便、废液，用大量清水冲洗，并考虑必要医疗措施。

8.3・若在操作中不小心将尿液标本溢出或倾倒至送样装置内，应立即关闭电源，用干抹布将送样装置内液体清洁干净(让送样装置内阴干，若有条件，可用电吹风吹干)，待恢复后重新开机检测。

9. 注意事项

9.1・为保证仪器正常工作，每日开机前需先检查试剂耗材的余量，不足时及时补充，检查送样装置区是否空闲，不空时及时清空。

9.2・已检测过的标本杯不能再次直接上机检测，避免稀释液溢出。

9.3・不可使用非本机标配的耗材，否则将可能导致仪器故障。

9.4・在标本架进入自动送样检测区后，不能用手触碰或移动试管架，否则，有可能导致标本漏检或发生送样故障。

9.5・仪器管道污染或堵塞，试剂过期失效可能导致故障或结果不准。

9.6・环境电压不稳定、环境灰尘颗粒过多，散热条件不好可能导致设备故障。

9.7・需严格遵守粪便标本采集要求，否则可能导致结果不准。

9.8・部分有形成分可能会出现不识别或识别错误，需结合人工审核后发放报告。

9.9・一次性计数池如未完全冲池，需重新上机复检。

9.10・对部分硬便，仪器有可能搅拌不散，出现提示“自动聚焦失败”，需重新复检。

9.11・使用专用标本采集杯进行标本采集时，将勺子放入标本采集处理杯中时，要垂直放入，以免勺子被杯体中间柱子卡住无法搅拌。

参考文献

尚红，王毓三，申子瑜.全国临床检验操作规程[M].4版.北京：人民卫生出版社，2015.

（马学斌）

离心机标准操作规程

××医院检验科临检作业指导书		文件编号：××-JYK-LJ-××××
版本：	生效日期：	共　页　第　页

1. 目的

规范实验室离心机使用的操作和维护，保证检验质量。

2. 授权操作人

用于临检细胞组经授权的检验人员。

3. 原理

主要利用离心机转头高速旋转时产生的高离心力场的作用，可将不同大小或不同密度的颗粒分开。适用范围主要是血清(血浆)、红细胞、体液(尿液、脑脊液、胸腹水)、微生物、生物细胞、细胞器或病毒、线粒体、蛋白质、生物大分子或小分子、核酸等的离心处理。

4. 工作环境

4.1・外部条件：放置台面应为水平面，并防尘、防潮；温度15～35℃，湿度45%～85%；电源电压220 V(±10%)。

4.2・内部参数：在仪器标定范围内设定相应的转数(由生产商方设置)。

5. 操作规程

5.1・打开机器电源开机。

5.2・检查离心机转头及对称离心部件是否配对无误，及时清洁污物。

5.3・标本放入离心机，放置平衡离心管进行平衡，盖好离心机盖，锁上安全锁。

5.4・选择适用的离心转速和时间。常规检验项目的血液标本离心3 500 r/min，离心10 min；凝血项目的血液标本3 000 r/min，离心10 min，分离乏血小板血浆；尿液有形成分分析的有盖水平离心机，应能提供400 g相对离心力(RCF)，1 500 r/min，离心5 min；脑脊液和浆膜腔积液标本1 500 r/min，离心5 min。

5.5・启动离心机按钮"STAR"进行离心。

5.6・自动停机，待转速停止后，静置1～2 min，避免气溶胶形成，开盖然后轻轻取出离心标本。

5.7・全部工作完成后关闭电源。做好使用登记，确保仪器良好的工作状态。

6. 维护保养

6.1・每日保养：每日用软布和中性洗涤剂清洁仪器内外表面，应经常清洁离心机外壳和离心腔，并注意观察离心轴有无异样。仔细清洗保养离心机转头，可用40～50℃温水清洗，然后用软布擦净；保持转头和离心腔干燥和防腐蚀，当有腐蚀性液体，应立即用中性(不含氯的去污剂，如70%的异丙醇/水混合物或酒精)洗涤剂去污，然后用蒸馏水洗净、干燥；经常检查离心腔和离心管，发现异物及破损离心管及时去除；检查离心机内的橡胶密封圈有无变形和老化，密封圈经去污剂处理后，用水冲洗，再用甘油润滑。对于冷冻离心机，离心完毕应及时用干的软布拭去离心腔内的冷凝水。

6.2・每年保养：定期检查、维护和保养，请专业人员或厂家进行。主要对主机校正、处理真空泵油、轴承清洗加油、磨损过度的垫圈更换等。

7. 校正

7.1・由第三方有资质机构负责（如相关的计量局）进行转数校准并出具校准报告，包括制冷温度、转速、时间等。校准技术规范：JJG326－2006《转速标准装置检定规程》。至少每12个月校准1次。转数与显示值误差不超过10%；如为冷冻离心机，还需温度校准，温度误差亦不超过10%。

7.2・乏血小板血浆验证：每12个月验证一次，按3 000 r/min，离心10 min进行离心机时间和速度验证，血小板计数结果$<10\times10^9/L$为合格。

7.3・校准证书的确认与签收、存档，由专业组负责人或技术负责人负责签字和验收。

8. 应急处理

8.1・离心机停机后盖子和安全锁打不开，仪器侧面有紧急处理装置，拉开后即可开盖。

8.2・发现离心机有标本破碎的声音时，立即停机。不可立即打开离心机盖子，30 min后方可打开。工作人员应戴手套、口罩，先用镊子将碎玻璃移除后，用2 000 mg/L有效氯消毒液进行消毒，再以清水清洁、晾干。

8.3・出现无法处理的故障由使用者及时通知仪器工程师修复。

8.4・实验室内应有两台离心机互为备用。

9. 注意事项

在工作过程中如出现任何异常现象，应立即停机检查，不能强行运转；当转头超过使用期限或转头受到局部损伤和腐蚀时，须按规定处理和降速使用；仔细检查，严禁使用变形或有裂纹的离心管；离心管无盖时液体不得装过多，防止离心时甩出导致转头腐蚀和不平衡；离心管尽量平衡后离心，延长离心机使用年限；离心过程中不可人为手动或用异物去碰撞旋转的转头和离心管以强迫停机。

10. 记录表格

10.1・《离心机使用维护记录表》。

10.2・《仪器设备使用、保养及维修记录表》。

10.3・《仪器设备检定、校准年度计划表》。

10.4・《仪器设备检定与校准报告》。

参考文献

尚红，王毓三，申子瑜.全国临床检验操作规程[M].4版.北京：人民卫生出版社，2015.

（樊笑霞）

显微镜标准操作规程

××医院检验科临检作业指导书		文件编号：××-JYK-LJ-××××
版本：	生效日期：	共　页　第　页

1. 目的

掌握光学显微镜的正确使用方法，了解其维护和保养方法，保证检验质量。

2. 授权操作人

用于临检细胞组经授权的检验人员。

3. 原理

显微镜是肉眼看到能放大微小物体的一种光学仪器，常用于观察组织细胞和微生物，也称为生物显微镜。显微镜结构上分为光学系统和机械装置两部分，被观察物体在物镜焦点外的地方，物体的光线通过物镜后在目镜焦点内侧形成一个倒立的放大的实像，人眼通过目镜将实像进一步放大为一个倒立虚像，能清楚地观察标本。

4. 工作环境

4.1 · 外部条件：放置台面应为水平面；防潮，不要受阳光直晒。防尘，室内保持清洁；防震，移动时应一手提镜臂，一手托镜座，避免目镜从镜筒中脱落。防腐蚀、防热。温度 18～32℃，湿度 45%～85%；电源电压：220 V(±10%)。

4.2 · 内部参数：显微镜的放大倍数为目镜倍数乘以物镜倍数，根据放大倍率，目镜规格 10×/20，物镜规格分别为 4×/0.10、10×/0.25、40×/0.65、100×/1.25 oil。油浸物镜是指使用 100 倍物镜以油液隔绝空气，增加像的亮度和分辨率。不同的显微镜有不同的使用寿命，单位为小时(h)。

5. 操作规程

5.1 · 显微镜放置于水平台面上，一般无需经常搬动。打开镜座边缘的电源开关。

5.2 · 标本放置：把标本玻片放在载物台上，用推进器卡住玻片，并使需观察位置正对准通光孔的中央。

5.3 · 调焦：旋转物镜转动器，使低倍物镜和镜筒成一直线，旋转粗调节轮，使物镜和载物台距离约 5 mm。再旋转镜座上的光强调节钮来调节光的强弱，将灯光调至最佳状态。

5.4 · 低倍对焦：先用低倍物镜找到需观察位置，此时可用粗调节旋钮，直至能看清标本为止。

5.5 · 观察标本：转动物镜头转换器，选所需倍数的观察镜头。若用油镜观察时，需先在标本玻片上滴一滴香柏油，再换油镜镜头。镜头接触到油，如果浸油中含有气泡，应除去。此时只能用微调来调节焦距，直至看清为止，并根据情况调节光线强度。

5.6 · 使用结束，先使镜台下降，取出玻片。若用油镜，须用擦镜纸蘸少量二甲苯或专用擦镜液擦去油镜上的镜油。关掉镜座上的开关。

6. 维护保养

6.1・每日保养：经常清洁，用擦镜纸擦拭镜头，用软布或卷筒纸擦拭镜座及载物台，用软刷或柔软干净的棉布除去灰尘，微细处用洗耳球吹去灰尘。擦指纹或油脂时，用蘸有石油醚或混合液(无水乙醇与无水乙醚按约2∶8之体积比混合)的柔软棉布、镜头纸或纱布，由镜片中央画圈渐渐至边缘擦拭。

6.2・喷漆部件的清洁，喷漆件、塑料件或印制件不能使用有机溶剂如酒精、乙醚等。顽固性污垢，可用纱布蘸上中性洗涤剂轻轻擦去。

6.3・每年保养：请专业机构进行，每年由专业人员做维护保养一次。

7. 校正

7.1・校准期限：每12个月至少校准一次。仪器故障维修后，要及时校准。

7.2・校准方：显微镜专业维修公司。

7.3・校准步骤：按仪器设备保养要求，主要检查和确认显微镜目镜、显微镜物镜、显微镜聚光镜、显微镜光路、粗细调节轮和其他部件说明(软件、配件)、使用安全情况等进行全面检查和校准。保养和校准后检验人员对各项指标进行核实，并签收校准报告。

8. 应急处理

8.1・出现不能自行解决的故障(如粗调、微调、物镜转换器、光源、聚光器升降的机械故障等)应及时联系工程师维修处理，并告知实验室负责人。

8.2・出现影响检验质量的故障，应立即停止使用该显微镜，转由其他显微镜代替。

9. 注意事项

9.1・标本须在低倍镜下放置和取下。微调调焦时拧到限位以后决不能强拧，避免精细机械装置的损坏。

9.2・若使用油镜，注意镜头要及时擦拭干净。避免镜片留置有油渍，影响清晰度。

9.3・显微镜应存放于干燥、不易发霉的场所，可用硅胶作为干燥剂。同时防腐蚀、防热。物镜严禁拆开擦拭。使用后将塑料罩套在显微镜上，以防落上灰尘，注意在套上塑料罩之前应切断电源，直到灯室充分冷却。

9.4・使用的无水乙醇、无水乙醚及石油醚为易燃物，在使用、保管、搬运过程中，需极为小心，远离各种火源及电源开关。

10. 记录表格

10.1・《仪器设备使用、保养及维修记录表》。

10.2・《显微镜使用时间表》。

10.3・《仪器设备检定、校准年度计划表》。

10.4・《仪器设备检定与校准报告》。

参考文献

[1] 尚红，王毓三，申子瑜.全国临床检验操作规程[M].4版.北京：人民卫生出版社，2015.

[2] 丛玉隆.临床实验室仪器管理[M].北京：人民卫生出版社，2012.

(樊笑霞)

移液器标准操作规程

××医院检验科临检作业指导书		文件编号：××-JYK-LJ-××××
版本：	生效日期：	共　页　第　页

1. 目的

规范可调式移液器的正常使用,保证检验质量。

2. 授权操作人

用于临检组经授权的检验人员。

3. 原理

主要是通过弹簧的伸缩力量使活塞上下活动,排出或吸取液体。为满足不同液体精确移液的要求,主要有两种移液器模式：① 内置活塞式移液模式,活塞位于移液器套筒内,液体与活塞之间有一段空气隔离,活塞与液体不接触;② 外置活塞式移液模式,活塞位于移液器套筒外,在吸嘴内部,活塞与液体之间没有空气段,活塞为一次性的,用于易挥发、易腐蚀、黏稠度较大液体的精确移液,由于无空气间隔,避免标本与空气接触可能发生的气雾交叉污染。

4. 工作环境

4.1 · 外部条件：温度 15～35℃,湿度 10%～85%。

4.2 · 内部参数：在仪器标定范围内设定相应的量程(由生产商方设置)。

5. 操作规程

5.1 · 选择合适移液器,设定容量值,选择合适吸头。可调式移液器只能在允许容量范围内调节。

5.2 · 吸液：选择量程合适的吸头安装在移液器枪头上。稍加扭转压紧吸头使之与枪头间无空气间隙。把吸液按钮压至第一停点,吸头浸入液样中,插入液面下 2～3 mm,缓慢、平稳地松开按钮,吸取液样,等待 1 s,然后将吸头提离液面,用吸水纸抹去吸头外面可能附着的液滴,勿触及吸头口。

5.3 · 释放液体：吸头贴到容器内壁并保持 10°～40°倾斜。平稳地把按钮压到第一停点,等待 1 s 后把按钮压到第二停点以排出剩余液体。压住按钮,同时提起加样器,松开按钮。按吸头弹射器除去吸头(吸取不同液体时需更换吸头)。

5.4 · 使用完毕后应置于移液器架上,远离潮湿及腐蚀性物质。

6. 维护保养

6.1 · 每日保养：每天工作结束后,用湿布清洁移液器外部,使用 75%酒精擦拭移液器套筒尖部。为延长移液器使用寿命,工作结束后,将移液器调整到最大量程。

6.2 · 每月保养：移液器使用人使用专用工具拆卸套筒和活塞组件(注意保管好 O 形环和密封圈),使用 75%酒精擦拭活塞组件并晾干。检查并清除套筒尖端阻塞,并用 75%酒精擦拭。必要时,对套筒进行高压消毒(注意各品牌移液器不同部件的高压要求)。

6.3 · 每年保养：请专业机构进行或联系生产厂家保养维护。

7. 校正

7.1 · 仪器校准期限：校准时间为每年一次，有效期为一年。按相关的仪器设备检定及校准程序进行校准，对符合标准的移液器做好校准标识。移液器由第三方有资质的机构负责校准，不合格的，由厂家维修后继续送校准，仍不合格者丢弃不用，更换新的移液器或经过检定合格的移液器。

7.2 · 校准方：相关计量机构进行校准并出具校准报告。

7.3 · 校准步骤：按仪器保养要求，对移液器进行全面校准。校准标准：符合《JJG-646-2006 移液器检定规程》。

7.4 · 校准验收：校准后，检验人员对各项指标核实，达标后签收报告。

7.5 · 检准证书/报告内容：校准证书编号、计量机构信息（名称、授权证书号、地址、电话、网址、批准人、核验员、校准员等）；受检计量器具信息（送检单位、器具名称、型号/规格、器具编号、制造单位等）、校准依据的技术规范、校准使用的主要计量标准器具、校准地点和环境条件、校准具体结果/说明、校准日期、有效期等。校准结果内容包括：校准点、相对误差、重复性、扩展不确定度等。

7.6 · 校准证书确认与签收、存档：由专业组负责人或技术负责人负责验收。

8. 应急处理

8.1 · 发现漏气或计量不准，其可能原因为吸头松动，可用手拧紧。

8.2 · 吸头破裂时，检查吸头，更换新的吸头，发现吸液时有气泡，先将液体排回原容器，再检查原因。

8.3 · 使用时出现漏液现象。检查吸取液体后悬空垂直放置几秒，看看液面是否下降。如果漏液，原因大致如下：枪头是否匹配、弹簧活塞是否正常。

8.4 · 出现不能解决的故障时，应及时联系维修人员，选用备用移液器。

9. 注意事项

9.1 · 根据所需取液量选择相应移液器及吸液嘴，吸头浸入液体深度要合适，吸液过程中应尽量保持吸头浸入液体的深度不变，吸头内有液体时不可将移液器平放或倒转，以防液体污染移液器。使用带滤芯的吸液嘴，防止交叉污染。

9.2 · 在取液体前，所取液体应在室温（20～25℃）下平衡。

9.3 · 吸取液体时应缓慢均匀吸取，避免液体溅到移液器头上；吸出液体后拇指不应松开按钮，将吸液嘴打掉后再将拇指松开，避免液体回吸。

9.4 · 在调整取液量的旋钮时，不要用力过猛，并注意计数器显示的数字不要超过其可调范围。

9.5 · 连续可调式移液器在取样、加样过程中应注意移液嘴不能触及其他物品，以方便操作和避免被污染。移液嘴盒、废物桶、所取试剂及加样的标本管应摆放合理。

9.6 · 对于密度低于水的液体，可将读数调到低于所需值来进行补偿。

9.7 · 为了保证吸液精密度和准确性，装上一个新吸嘴时应预洗吸嘴。

9.8 · 应定期请专业人员进行校准、调试，不要自行拆开。

10. 记录表格

10.1 ·《移液器使用维护记录表》。

10.2 ·《仪器设备使用、保养及维修记录表》。

10.3 ·《仪器设备检定、校准年度计划表》。

10.4 ·《仪器设备检定与校准报告》。

参考文献

[1] 尚红，王毓三，申子瑜.全国临床检验操作规程[M].4版.北京：人民卫生出版社，2015.
[2] 丛玉隆.临床实验室仪器管理[M].北京：人民卫生出版社，2012.

（樊笑霞）

分析天平标准操作规程

××医院检验科临检作业指导书		文件编号：××-JYK-LJ-××××
版本：	生效日期：	共　页　第　页

1. 目的

规范分析天平的使用操作规程，确保分析天平正确使用，保证检验质量。

2. 授权操作人

用于临检细胞组经授权的检验人员。

3. 原理

分析天平可分为机械类和电子类，现在实验室通常用单盘式电子控制称重和计量的分析天平。采用电磁力平衡原理实现称重，在被称量物体重力作用下，使光敏二极管产生光信号，经光电检测电路转换为电压信号，经调节驱动成电流，可动线圈电流在磁力作用下产生的电磁力与被称物的重力相等。

4. 工作环境

4.1 · 外部条件：放置台面应为水平面；温度 15～35℃，湿度 45%～85%；电源电压：220 V(±10%)。应避免和远离空气气流、强热、强光照射区域、磁力、振动等外力影响。

4.2 · 内部参数：在仪器标定范围内设定相应的参数(由生产商方设置)，如最大称量、最小分度值、光学读数范围等。

5. 操作规程

5.1 · 接通电源，按键开机。

5.2 · 调节水平：为保证称量结果的准确性，必须对天平进行调节水平。调节水平的原理是根据位置的高低，将水平泡(气泡)调节到中间圆圈内。

5.2.1　通常手动调节水平的天平只有前端有两个调节底座，后端固定不动。水泡偏向哪个方向，就是哪个方向的位置高。

5.2.2　利用前端两个可调底座来调整天平的平衡。竖直向下看时，顺时针旋转会降低该点位置，逆时针旋转会提升该点位置。

5.3 · 预热：天平在初次通电或长时间断电之后，必须对天平进行预热，预热时间至少 1 h。

5.4 · 校准：每次调节完水平后或环境(如温度、湿度、空气压力)发生变化都必须重新对天平进行校准。校准时天平必须处于空盘稳定状态，且需要稳定在零位。

5.4.1　具有内部校准的天平，只需按“CAL”键，屏幕会显示“C”或“CAL.INT”提示。

5.4.2　等待一段时间，会显示出“CC”或“CAL.END”提示，然后显示出数字，代表内部校准结束。

5.5 · 称量：按清零键，对天平进行清零或进行去皮回零，然后放置标本进行称量，待出现单位符号时尽快读数(出现单位符号表示称重结果稳定)。

5.6 · 关机：天平应一直保持通电状态,不使用时按开关键使其进入待机状态。如果长时间不使用应断电,再次通电时需要对天平重新进行预热。

6. 维护保养

6.1 · 每日保养：保持称量盘的洁净和干燥,用毛刷、软布等及时清理,不可用强溶剂擦洗。在清洗时,不能使用强力清洁剂,应使用中性清洁剂(肥皂)浸湿的清洁布擦拭(擦拭时不要让液体渗到天平内部),然后使用干净的清洁布拭干。放置变色硅胶作为干燥剂。

6.2 · 对散落在天平上的粉末状物品,将秤盘及底板移出称量室进行清洁,避免粉末状物品进入传感器内部影响天平精度。

6.3 · 使用者请不要擅自维修、替换天平的任何部件。

6.4 · 每年保养：请专业机构进行或联系生产厂家保养维护。

7. 校正

7.1 · 称量前必须保证天平水平及校准。内部自动校准天平会随温度及时间变化自动实时校准。改变放置位置后应进行校准。

7.2 · 检定期限：按照法定计量要求,定期通过相关计量机构的检定。检定时间为每年一次,有效期为一年。

7.3 · 检定项目：主要包括外观检查、天平示值误差、天平偏载误差、天平重复性误差等。

7.4 · 检定证书/报告包括内容：证书编号、计量检定机构信息(名称、授权证书号、地址、电话、网址、批准人、核验员、检定员等);受检计量器具信息(送检单位、器具名称、型号/规格、出厂编号、制造单位等)、检定依据、检定使用的计量标准、检定使用的主要计量器具、检定地点和环境条件、检定结论、检定具体结果/说明、检定日期、有效期等。

7.5 · 检定证书/报告的确认与签收、存档：由专业组负责人或技术负责人负责验收。

8. 应急处理

8.1 · 当天平的称量室被污染时需要及时清洗、干燥,清洗之前将天平的工作电源断开。

8.2 · 如发生异常情况,通知相关维修人员处理。

9. 注意事项

9.1 · 避免阳光直射;如果天平放置于朝阳房内,请在窗户上加装避光窗帘。

9.2 · 使用时,注意天平称量范围,不可超量程使用(此重量包含器皿总重量)。

9.3 · 称量时,将标本/器皿置于秤盘中心,轻拿轻放,禁忌冲击力,较大冲击力会损坏传感器。

9.4 · 操作要在尽可能短的时间内完成称量任务。

9.5 · 读数时,应待天平显示出单位(g/mg)后,在一个数字稳定 3～5 s 后,即可取此称重数值。

10. 记录表格

10.1 ·《仪器设备使用、保养及维修记录表》。

10.2 ·《仪器设备检定、校准年度计划表》。

10.3 ·《仪器设备检定与校准报告》。

参考文献

冯仁丰.实用医学检验学[M].上海：上海科学技术出版社，2000.

（樊笑霞）

第五章
常规检验项目标准操作规程

第一节 · 血液一般检验项目标准操作规程／ 193

第二节 · 血栓与止血检验项目标准操作规程／ 212

第三节 · 尿液检验项目标准操作规程／ 224

第四节 · 粪便检验标准操作规程／ 244

第五节 · 穿刺液检验标准操作规程／ 250

第六节 · 分泌物检验标准操作规程／ 260

全血细胞计数标准操作规程

××医院检验科临检作业指导书		文件编号：××-JYK-LJ-××××
版本：	生效日期：	共 页 第 页

1. 目的

建立白细胞计数、红细胞计数及血小板计数标准操作规程，确保全血细胞计数的正确性和规范性。

2. 原理

2.1·方法：血液分析仪检测法。

2.2·原理

2.2.1 白细胞计数(white blood cell count，WBC)原理：电阻抗法和光散射法。血液通过溶血素处理后红细胞裂解破碎，白细胞在鞘液带动下逐个通过细胞计数小孔或激光照射区，使小孔周围电阻发生变化或产生特征性的光散射，对应发出的脉冲信号或光散射信号的频率即代表白细胞的数量。

2.2.2 红细胞计数/血小板计数(red blood cell count，RBC；platelet count，PLT)原理：流式细胞术-光散射法和电阻抗法。红细胞/血小板在鞘液带动下逐个通过细胞计数小孔或激光照射区，根据库尔特原理产生相应脉冲，依据脉冲电压幅度划分每一个通道范围内细胞数决定了细胞体积分布。细胞分布直方图用横坐标表示细胞体积，纵坐标表示细胞数量。

2.2.3 血红蛋白检测原理：分光光度法。在稀释的血样中加入溶血剂(如十二烷基磺酸钠，SLS)使红细胞膜破裂释放出血红蛋白，后者与溶血剂中有关成分结合形成SLS-Hb衍生物，进入Hb测试系统，在特定波长(一般为530～550 nm)下比色，吸光度的变化与液体中Hb含量成正比，仪器便可显示其浓度。

3. 试剂与仪器

3.1·试剂：稀释液、溶血剂、染色液。

3.1.1 储存和稳定性：未开封试剂于2～30℃保存至有效期，保持竖直向上。开封启用后可稳定60天。

3.1.2 试剂准备：试剂配套包装，打开包装后直接使用。试剂信息可通过扫描条形码读取数据。试剂应避免形成气泡。

3.2·仪器：血液分析仪。

4. 校准

4.1·校准时机：血液分析仪校准周期为半年一次。血液分析仪投入使用前(新安装或旧仪器重新启用)、更换部件维修后可能对检测结果准确性有影响时、仪器搬动后需确认检测结果可靠性时、室内质控显示系统检测结果有漂移时(排除仪器故障和试剂影响因素后)、比对结果超出允许范围、实验室认为需进行校准的其他情况等。

4.2 · 校准操作：具体操作见《血液分析仪标准操作规程》。

5. 质量控制

详见《室内质量控制程序》。

6. 操作步骤

仪器操作参阅《血液分析仪标准操作规程》。

7. 结果判断

7.1 · 结果符合复检规则须按复检方法进行复检，如重新检测、推片镜检、手工分类和计数。门诊、急诊标本接收后 30 min 报告(复检者除外)，病房标本接收后 2 h 报告(复检者除外)。

7.2 · 报告方式如下(表 5－1)。

表 5－1 全血细胞计数报告方式

参 数	缩 写	报告方式	单 位
白细胞计数	WBC	×.××	$\times 10^9$/L
血小板	PLT	×××	$\times 10^9$/L
红细胞计数	RBC	××.×	$\times 10^{12}$/L
血红蛋白	Hb	×××	g/L

8. 生物参考区间

8.1 · 生物参考区间：按《WS/T 405－2012 血细胞分析参考区间》标准文件要求(表 5－2)。

表 5－2 全血细胞计数生物参考区间

参 数	缩 写	单 位	性 别	参考区间
白细胞计数	WBC	$\times 10^9$/L	男/女	3.5～9.5
血小板	PLT	$\times 10^9$/L	男/女	125～350
红细胞计数	RBC	$\times 10^{12}$/L	男	4.3～5.8
			女	3.8～5.1
血红蛋白	Hb	g/L	男	130～175
			女	115～150

8.2 · 危急值结果报告参照《危急值报告管理程序》执行。

9. 注意事项

9.1 · 白细胞凝集会使白细胞假性减低；血小板聚集、红细胞溶血不良、有核红细胞、冷凝集、冷球蛋白、纤维蛋白等会使白细胞假性增高。

9.2 · 红细胞凝集(冷凝集素)、小细胞、红细胞碎片会使红细胞假性减低；白细胞增加、巨大血小板会使红细胞假性增高。

9.3 · 有血小板凝集者可使血小板假性减低；小红细胞、红细胞碎片、白细胞碎片、冷球蛋白会使血小板假性增高。

9.4・当血液中出现较多有核红细胞，必须进行校正计算。计算公式：校正后每升白细胞数 $= X \times 100/(100+Y)$。X 为校正前白细胞计数，Y 为在白细胞分类计数时，计数 100 个白细胞的同时计数到的有核红细胞数。

10. 临床意义

10.1・白细胞总数增多或减少：主要受中性粒细胞数量影响，临床意义见白细胞分类计数。

10.2・血小板增多：见于慢性粒细胞白血病、原发性血小板增多症、真性红细胞增多症、急性化脓性感染、大出血、急性溶血、肿瘤、心脏疾病、肝硬化等。

10.3・血小板减少：见于急性白血病、再生障碍性贫血、巨幼细胞性贫血、原发性免疫性血小板减少症、脾功能亢进、DIC、血栓性血小板减少性紫癜、脾大、血液稀释、巨大血小板综合征等。

10.4・红细胞增多：绝对性增多见于真性红细胞增多症、组织缺氧、严重慢性心肺疾病、异常血红蛋白病、肾癌、肝癌、卵巢癌等；相对性增多见于呕吐、高热、腹泻、大面积烧伤等。

10.5・红细胞减少：见于各种贫血，常见有再生障碍性贫血、白血病、骨髓瘤、骨髓纤维化缺铁性贫血、铁粒幼细胞贫血、巨幼细胞贫血、手术或创伤后急性失血、消化道溃疡、寄生虫病、溶血性贫血、其他疾病造成或伴发的贫血。

10.6・血红蛋白：血红蛋白测定的临床意义与红细胞相似，但判断贫血的程度优于红细胞计数。根据血红蛋白浓度可将贫血分为轻度贫血：Hb＜120 g/L（女性 Hb＜110 g/L）；中度贫血：Hb＜90 g/L；重度贫血：Hb＜60 g/L；极重度分血：Hb＜30 g/L。当 RBC＜1.5×10^9/L，Hb＜45 g/L 时，应考虑输血。

参考文献

[1] 尚红，王毓三，申子瑜.全国临床检验操作规程[M].4 版.北京：人民卫生出版社，2015.
[2] 许文荣，林东红.临床基础检验学技术[M].6 版.北京：人民卫生出版社，2015.

（庄文芳）

白细胞分类计数标准操作规程

××医院检验科临检作业指导书		文件编号：××-JYK-LJ-××××
版本：	生效日期：	共　页　第　页

1. 目的

建立白细胞分类计数标准操作规程，确保分类计数的正确性和规范性。

2. 原理

2.1 · 方法：血液分析仪法。

2.2 · 原理：采用溶血剂和染色液与标本混合后，通过荧光染色技术，使白细胞内核酸类物质被荧光物质标记。因不同种类、不同成熟阶段或异常发育状态的细胞核酸含量有所不同，其荧光染料标记量也不同；细胞体积大小差异用低角度散射光信号检测，细胞内部颗粒复杂程度差异用高角度散射光信号检测，荧光信号强度反映了细胞染色程度。从而实现主要白细胞亚群（淋巴细胞、单核细胞、中性粒细胞、嗜酸性粒细胞）区分，并就幼稚粒细胞、异常淋巴细胞、原始细胞等异常细胞进行识别和报警。

3. 试剂与仪器

3.1 · 试剂：稀释液、溶血剂、染色液。

3.1.1　储存和稳定性：未开封试剂于2～30℃保存至有效期，保持竖直向上。开封启用后可稳定60天。

3.1.2　试剂准备：试剂配套包装，打开包装后直接使用。试剂信息可通过扫描条形码读取。试剂应避免形成气泡。

3.2 · 仪器：血液分析仪。

4. 校准

详见《血液分析仪校准操作规程》。

5. 质量控制

详见《室内质量控制程序》。

6. 操作步骤

仪器操作参阅《血液分析仪标准操作规程》。

7. 结果判断

7.1 · 结果符合复检规则须推片复检。门诊、急诊标本接收后30 min报告（复检者除外），病房标本接收后2 h报告（复检者除外）。

7.2 · 报告格式如下（表5-3）。

表5-3　白细胞分类计数报告格式

参　　数	缩　写	报告方式	单　位
中性粒细胞绝对值	Neu#	×.××	$\times 10^9$/L
淋巴细胞绝对值	Lym#	×××	$\times 10^9$/L

（续表）

参　　数	缩　写	报告方式	单　位
嗜酸性粒细胞绝对值	Eos#	××.×	$\times 10^9/L$
嗜碱性粒细胞绝对值	Baso#	××.×	$\times 10^9/L$
单核细胞绝对值	Mon#	××.×	$\times 10^9/L$
中性粒细胞百分数	Neu%	×××	%
淋巴细胞百百分数	Lym%	×××	%
嗜酸性粒细胞百分数	Eos%	××.×	%
嗜碱性粒细胞百分数	Baso%	××.×	%
单核细胞百分数	Mon%	××.×	%

8. 生物参考区间

8.1・生物参考区间：按《WS/T 405－2012 血细胞分析参考区间》标准文件要求（表 5－4）。

表 5－4　白细胞分类计数生物参考区间

参　　数	缩　写	单　位	性　别	参考区间
白细胞计数	WBC	$\times 10^9/L$	男/女	3.5～9.5
中性粒细胞绝对值	Neu#	$\times 10^9/L$	男/女	1.8～6.3
淋巴细胞绝对值	Lym#	$\times 10^9/L$	男/女	1.1～3.2
嗜酸性粒细胞绝对值	Eos#	$\times 10^9/L$	男/女	0.02～0.52
嗜碱性粒细胞绝对值	Baso#	$\times 10^9/L$	男/女	0～0.06
单核细胞绝对值	Mon#	$\times 10^9/L$	男/女	0.1～0.6
中性粒细胞百分数	Neu%	%	男/女	40～75
淋巴细胞百百分数	Lym%	%	男/女	20～50
嗜酸性粒细胞百分数	Eos%	%	男/女	0.4～8.0
嗜碱性粒细胞百分数	Baso%	%	男/女	0～1
单核细胞百分数	Mon%	%	男/女	3～10

9. 注意事项

9.1・血液分析仪只能用于筛查，异常标本必须采用显微镜分类法进行复查。

9.2・检测方法的局限性（干扰物质）：白细胞凝集时，会导致白细胞假性减低；红细胞冷凝集可使白细胞假性增高（电阻抗法）或假性减低（激光法）；冷凝球蛋白增高使白细胞结果假性增高。

9.3・当发现异常的初步结果或检验结果与患者临床资料、历史结果不符时，应及时与临床医生或护士联系，报告复查情况，允许情况下要求重新采集标本，并了解患者最新状况和询问治疗情况。

10. 临床意义

10.1・中性粒细胞增多：急性感染或化脓性炎症是中性粒细胞增多最常见的原因。严重感染、恶性肿瘤、重金属或药物中毒、大面积烧伤等引起白细胞增高的疾病，均可出现中性粒细胞的中毒性变化：中毒颗粒、空泡、杜勒小体、核变性、大小不等。

10.2 · 中性粒细胞减少：伤寒、副伤寒、流行性感冒、化学药物中毒、放射线损伤、再生障碍性贫血、脾功能亢进、自身免疫性疾病及粒细胞缺乏症等。

10.3 · 淋巴细胞增多：某些病毒或细菌所致的传染病如风疹、传染性单核细胞增多症、传染性淋巴细胞增多症、百日咳，以及肿瘤性疾病如急慢性淋巴细胞白血病、再生障碍性贫血、粒细胞缺乏症等会使淋巴细胞相对增高。

10.4 · 淋巴细胞减少：流行性感冒恢复期、HIV 感染、自身免疫性疾病如 SLE、药物治疗等。

10.5 · 嗜酸性粒细胞增多：主要见于寄生虫感染、超敏反应性疾病、淋巴瘤、肺癌、宫颈癌、猩红热、少见的嗜酸性粒细胞白血病及原发性肾上腺皮质功能不全等。

10.6 · 嗜碱性粒细胞减少：见于伤寒、副伤寒、大手术后及长期使用肾上腺皮质激素。

10.7 · 嗜碱性粒细胞增多：过敏性疾病如溃疡性结肠炎、慢性粒细胞性白血病、嗜碱性粒细胞白血病、骨髓纤维化及某些转移癌。

10.8 · 单核细胞增多：见于活动性结核病、亚急性感染性心内膜炎、急性感染恢复期、黑热病、粒细胞缺乏病恢复期、恶性组织细胞病、骨髓增生异常综合征、单核细胞白血病等。

参考文献

[1] 尚红，王毓三，申子瑜.全国临床检验操作规程[M].4 版.北京：人民卫生出版社，2015.
[2] 许文荣，林东红.临床基础检验学技术[M].6 版.北京：人民卫生出版社，2015.

（庄文芳）

外周血细胞形态学检查标准操作规程

××医院检验科临检作业指导书		文件编号：××-JYK-LJ-××××
版本：	生效日期：	共　页　第　页

1. 目的

建立外周血细胞形态学检查的标准操作规程，确保外周血细胞形态学检查的正确性和规范性。

2. 原理

2.1 · 方法：显微镜检查法。

2.2 · 原理：血细胞形态学检查是对血液有形成分质量的检查和数量的评估，主要包括对红细胞、白细胞及血小板的大小、形态、染色及结构等方面的检查。血涂片制备：选用清洁、干燥、无油脂的载玻片，制备舌状涂片，其应头、体、尾分明，分布均匀，边缘整齐，两侧留有空隙。瑞氏-吉姆萨染色：血涂片染色过程既有物理吸附作用，又有化学亲和作用。由于血细胞内不同结构所含有的化学成分不同，对各种染料的亲和力也不同。染色后各种细胞呈现出各自的染色特点。

3. 试剂与仪器

3.1 · 清洁、干燥、无尘、无油脂的载玻片（25 mm×75 mm，厚度为 0.8～1.2 mm），光滑的推玻片一张。

3.2 · 试剂：瑞氏-吉姆萨染色液。瑞氏-吉姆萨 A 液（250 ml）：瑞氏染料、吉姆萨染料、甲醇。瑞氏-吉姆萨 B 液（250 ml）：磷酸盐。

3.3 · 仪器：OLYMPUS 显微镜。

4. 校准

不适用。

5. 质量控制

详见《室内质量控制程序》。

6. 操作步骤

6.1 · 外周血涂片制备

6.1.1　采血：取混匀的新鲜血一小滴（约 5 μl），置于载玻片的近端 1/3 处。

6.1.2　制片：左手持载玻片，右手持推玻片接近血滴，然后轻轻接触血滴并压在血滴上，以 30°～45°角使血滴呈“一”字形沿推片迅速散开（延展开的宽度约 2 cm），快速、平稳地推动推片至载玻片的另一端，制成标准的头、体、尾分布均匀的一张完整的血膜。

6.1.3　干燥：将推好的血涂片在空中晃动，使其迅速干燥。天气寒冷或潮湿时可置于 37℃温箱中保温促干，以免细胞变形、皱缩。

6.1.4　标记：在制备好的血涂片的毛玻璃上标记本涂片的唯一标识，如患者的姓名、ID

号和日期等。

6.2 · 外周血涂片染色(瑞氏-吉姆萨染色)

6.2.1　标记：在制备好的血涂片一端用蜡笔编号，并在血涂片两端各划一条直线，以防染色时染液外溢。

6.2.2　将血片平放于染色架上，滴加瑞氏-吉姆萨 A 溶液 3～5 滴(0.5～0.8 ml)于涂片上，并让染液覆盖至整个标本，染色 1 min。

6.2.3　将瑞氏-吉姆萨 B 溶液滴加于 A 液上面(滴加量为 A 液的 1.5～2 倍)，用洗耳球吹出微风使液面产生涟漪状，使两液充分混合，染色 5～10 min。

6.2.4　用流水从血涂片一端冲去染液，待涂片干燥后进行显微镜检查。

6.3 · 显微镜检查

6.3.1　对于提示血小板聚集的标本，可镜下先用 10 倍镜观察尾部及边缘是否有血小板聚集，如有聚集，报告临床更换抗凝管重新检测。

6.3.2　对于其他原因(如仪器报警、结果异常等)需要复片的标本，主要按以下步骤进行显微镜检查：首先 10 倍镜下观察血片里细胞分布情况，再转至 40 倍镜查看是否有异常细胞，寻找到有意义的细胞时转至油镜观察细胞结构和形态变化；同时观察红细胞形态和大小，以及血小板形态和大小的变化；查看是否有红细胞冷凝集、有核红细胞或者寄生虫等改变。

6.3.3　对有异常细胞血片进行分类计数，计数每 100 个白细胞中各种细胞的分类情况。对于白细胞明显增多血片的分类计数可计数 200 个。并对异常细胞进行相应描述。

6.3.4　做好复片结果的记录。

7. 结果判断

7.1 · 红细胞：正常红细胞、小红细胞、大红细胞、巨红细胞、红细胞大小不等、球形红细胞、靶形红细胞、缗钱状红细胞、泪滴形红细胞、椭圆形红细胞、棘形红细胞、口形红细胞、镰形红细胞、锯齿状红细胞、红细胞形态不整、红细胞聚集、低色素性红细胞、高色素性红细胞、嗜多色性红细胞、嗜碱性点彩红细胞、卡波环、豪焦小体、有核红细胞、红细胞内其他包涵体。

7.2 · 白细胞：中性分叶核粒细胞、中性杆状核粒细胞、核左移、核右移、中毒颗粒、空泡、杜勒体、核变性、棒状小体、May - Hegglin 畸形、Pelger - Hüet 畸形、Chediak - Higashi 畸形、Alder - Reilly 畸形；淋巴细胞：大淋巴细胞、小淋巴细胞、异型淋巴细胞、卫星现象；嗜酸性粒细胞；嗜碱性粒细胞；单核细胞。

7.3 · 血小板：正常血小板、小血小板、大血小板、血小板颗粒减少、血小板卫星现象、血小板分布异常。

8. 生物参考区间

不适用。

9. 注意事项

9.1 · 新购置的载玻片常带有游离碱质，宜用约 1 mol/L HCl 浸泡 24 h 后，再用清水彻底冲洗，擦干后备用。用过的载玻片可放入含适量肥皂或其他洗涤剂的清水中煮沸 20 min，洗净，再用清水反复冲洗，蒸馏水最后浸洗后擦干备用。使用时，切勿用手触及玻片表面。

9.2 · 涂片应厚薄适宜。血膜厚度和长度与血滴的大小、推片与玻片之间的角度、推片时的速度及血细胞比容有关。一般血滴大、角度大、推片速度快则血膜厚；反之，则血膜薄。血细胞比容高于正常时，血液黏度较高，保持较小的角度，可获得满意的涂片；相反，血细胞比容低于正常时，血液较稀，推片角度较大、推片速度较快才能获得较满意的血涂片。

9.3 · 血涂片应在 1 h 内完成染色，或在 1 h 内用无水甲醇固定后染色。

9.4 · 使用 EDTA 抗凝血标本时，应充分混匀后再涂片。抗凝血标本应在采集后 4 h 内制备血涂片，时间过长可引起中性粒细胞和单核细胞的形态学改变。注意制片前，标本不能冷藏。EDTA 抗凝血有时能引起红细胞皱缩和白细胞聚集，因此最好使用非抗凝血制备血涂片。

9.5 · pH 对细胞染色有影响：由于细胞各种成分均由蛋白质构成，蛋白质均为两性电解质，所带电荷随溶液 pH 而定。对某一蛋白质而言，如环境 pH＜pI(pI 为该蛋白质的等电点)，则该蛋白质带正电荷，即在酸性环境中正电荷增多，易与酸性伊红结合，染色偏红；相反，则易与亚甲蓝结合，染色偏蓝。因细胞着色对氢离子浓度十分敏感，为此，应使用清洁中性的载玻片，稀释染液必须用 pH 6.8 的缓冲液，冲洗片子必须用中性水。

9.6 · 染色时间的长短与染液浓度、染色时温度及血细胞多少有关。染色时间与染液浓度、染色时温度成反比；染色时间与细胞数量成正比。

9.7 · 冲洗时不能先倒掉染液，应用流水冲洗，以防染料沉渣附着在血膜上。

9.8 · 冲洗染片时水流不宜太快，水压不宜过高；避免水流垂直冲到血膜上，而导致血膜脱落；冲洗时间不能过长，以免脱色。

9.9 · 染色偏酸或偏碱时均应更换缓冲液再重染。

10. 临床意义

10.1 · 红细胞异常

10.1.1 大小异常

10.1.1.1 小红细胞：见于球形细胞增多症、缺铁性贫血、海洋性贫血、慢性失血导致的贫血等。

10.1.1.2 大红细胞：见于巨幼细胞贫血、恶性贫血、溶血性贫血等。

10.1.1.3 巨红细胞：见于营养性巨幼细胞贫血、化疗相关性贫血、骨髓增生异常综合征、红白血病等。

10.1.1.4 红细胞大小不等：见于各种原因的慢性贫血如巨幼细胞贫血或骨髓增生异常综合征。

10.1.2 形态异常

10.1.2.1 球形红细胞：见于其他原因的溶血性贫血、脾功能亢进等。

10.1.2.2 靶形红细胞：见于缺铁性贫血、珠蛋白生成障碍性贫血等。

10.1.2.3 缗钱状红细胞：见于多发性骨髓瘤、巨球蛋白血症等。

10.1.2.4 泪滴形红细胞：见于 DIC、骨髓纤维化等。

10.1.2.5 椭圆形红细胞：明显增多时常见于遗传性椭圆形红细胞增多症，还可见于巨幼细胞贫血、骨髓增生异常综合征等。

10.1.2.6 棘形红细胞：棘细胞>25%时对巨细胞增多症有诊断意义，还可见于严重肝病、脾切除术后、梗阻性黄疸等。

10.1.2.7 口形红细胞：见于遗传性口形红细胞增多症、酒精性肝病。

10.1.2.8 镰形红细胞：见于镰形红细胞贫血、血红蛋白病等。

10.1.2.9 锯齿状红细胞：见于尿毒症、丙酮酸激酶缺乏症、红细胞内低钾症、胃癌、出血性溃疡。

10.1.2.10 红细胞形态不整：见于DIC、溶血性贫血、感染性贫血、巨幼细胞贫血、骨髓增生异常综合征等。

10.1.2.11 红细胞聚集：见于支原体肺炎、传染性单核细胞增多症、恶性淋巴瘤、肝硬化等。

10.1.3 染色异常

10.1.3.1 低色素性红细胞：见于缺铁性贫血、海洋性贫血、铁粒幼细胞增多的难治性贫血。

10.1.3.2 高色素性红细胞：见于球形细胞增多症、溶血性贫血、MDS、红白血病等。

10.1.3.3 嗜多色性红细胞：见于各种原因的增生性贫血。

10.1.4 结构异常

10.1.4.1 嗜碱性点彩红细胞：见于重金属中毒、各种原因的增生性贫血、再生障碍性贫血等。

10.1.4.2 卡波环：见于溶血性贫血、脾切除及各种原因的增生性贫血。

10.1.4.3 豪焦小体：见于溶血性贫血、脾切除及各种原因的增生性贫血。

10.1.4.4 有核红细胞：见于各种原因的贫血、急慢性白血病、骨髓纤维化、原发性血小板增多症、恶性组织细胞病、MDS、多发性骨髓瘤及骨髓转移癌等。

10.1.4.5 红细胞内其他包涵体：HbH小体(活体组织染色)见于α珠蛋白生成障碍性贫血，Heinz小体(活体组织染色)见于α珠蛋白生成障碍性贫血重型，Fessu小体(活体组织染色)见于β珠蛋白生成障碍性贫血重型，Pappenheimer小体见于铁粒幼细胞贫血、MDS或脾切除后。

10.2 · 白细胞异常

10.2.1 核象变化：① 核左移：见于急性感染、急性中毒、急性失血、急性溶血、急性组织细胞破坏、长期应用肾上腺皮质激素及急性粒细胞白血病；② 核右移：见于巨幼细胞贫血、恶性贫血、再生障碍性贫血、应用抗代谢药物、炎症恢复期等情况。在疾病进行期突然出现核象右移，提示预后不良。

10.2.2 胞质变化：严重感染、恶性肿瘤、重金属或药物中毒、大面积烧伤等引起白细胞增高的疾病均可出现中性粒细胞胞质的中毒性变化，如中毒颗粒、空泡、杜勒体、核变性。棒状小体见于急性粒细胞性白血病或急性单核细胞白血病。

10.2.3 胞质和胞核畸形：① May-Hegglin畸形：是一种以家族性血小板减少为特点的

常染色体显性遗传疾病；② Pelger-Hüet 畸形：为常染色体显性遗传病，又称为家族性粒细胞异常。获得性异常见于急性髓系白血病(AML)、骨髓异常综合征，偶见于慢性粒细胞性白血病(CML)；③ Chediak-Higashi 畸形：为常染色体隐性遗传，患者常伴有白化病；④ Alder-Reilly 畸形：多为常染色体隐性遗传，患者常伴有脂肪软骨营养不良或遗传性黏多糖代谢障碍。

10.2.4　淋巴细胞异常

10.2.4.1　异型淋巴细胞：见于病毒感染，以传染性单核细胞增多症(EB 病毒感染)时最为常见。此外，可见于流行性出血热、肺炎支原体性肺炎、疟疾、过敏性疾病、急慢性淋巴结炎、淋巴细胞增殖性疾病等。

10.2.4.2　卫星现象：见于接受大剂量电离辐射、核辐射之后或其他理化因素、抗癌药物等造成的细胞染色体损伤，是致畸、致突变的指标之一。

10.2.5　嗜酸性粒细胞：见于寄生虫感染、变态反应性疾病、过敏性疾病、剥脱性皮炎、淋巴瘤、肺嗜酸性细胞增多症、嗜酸性粒细胞综合征及少见的嗜酸性粒细胞白血病。

10.2.6　嗜碱性粒细胞：见于慢性粒细胞性白血病、嗜碱性粒细胞性白血病、骨髓纤维化、恶性肿瘤如转移癌及过敏性疾病如结肠炎、结缔组织病如类风湿关节炎。

10.2.7　单核细胞：见于活动性结核病、亚急性感染性心内膜炎、急性感染恢复期、黑热病、粒细胞缺乏病恢复期、恶性组织细胞病、骨髓增生异常综合征、单核细胞白血病等。

10.3·血小板异常

10.3.1　大小异常

10.3.1.1　小血小板：见于缺铁性贫血、再生障碍性贫血。

10.3.1.2　大血小板：见于特发性血小板减少性紫癜、粒细胞白血病、血小板无力症、巨大血小板综合征、MDS 和脾切除后。

10.3.2　形态异常

10.3.2.1　血小板颗粒减少：见于骨髓增生异常综合征。

10.3.2.2　血小板卫星现象：偶见于 EDTA 抗凝血涂片中，可导致血液分析仪计数血小板假性减少。

10.3.2.3　血小板分布情况：原发性血小板增多症时血小板明显增多并聚集至油镜满视野，血小板无力症时血小板数量正常但无聚集，呈单个散在分布。数量正常、聚集功能正常的血小板血涂片中常 7～10 个以上聚集，成小簇或成小堆存在。

参考文献

[1] 尚红，王毓三，申子瑜.全国临床检验操作规程[M].4 版.北京：人民卫生出版社，2015.
[2] 许文荣，林东红.临床基础检验学技术[M].5 版.北京：人民卫生出版社，2015.

（庄文芳）

网织红细胞计数标准操作规程

××医院检验科临检作业指导书		文件编号：××-JYK-LJ-××××
版本：	生效日期：	共　页　第　页

1. 目的

建立网织红细胞计数标准操作规程，确保网织红细胞计数的正确性和规范性。

2. 原理

网织红细胞是尚未完全成熟的红细胞，其胞质内尚存有嗜碱性的 RNA 物质，通过 DR 稀释液将细胞球形化，再通过 FR 染色液荧光染色，可分为高荧光强度网织红细胞、中荧光强度网织红细胞和低荧光强度网织红细胞三类。通过计数获得网织红细胞百分比；网织红细胞计数：RET# = RBC×RET%。

3. 试剂与仪器

3.1 · 试剂：稀释液、溶血剂、染色液。

3.2 · 仪器：全自动血液分析仪。(仪器法)。

4. 校准

详见《血液分析仪校准操作规程》。

5. 质量控制

详见《室内质量控制程序》。

6. 操作步骤

仪器操作参阅《血液分析仪标准操作规程》。

7. 结果判断

7.1 · 门诊、急诊标本接收后 60 min 出报告，病房标本接收后 2 h 出报告。

7.2 · 报告格式：见表 5-5。

表 5-5　网织红细胞计数报告格式

参　　数	缩　写	报告方式	单　位
网织红细胞百分比	RET%	×.×	%
网织红细胞绝对值	RET#	×××	10^9/L

8. 生物参考区间

见表 5-6。

表 5-6　网织红细胞计数生物参考区间

参　　数	缩　写	单　位	参考区间
网织红细胞百分比	RET%	%	0.5～1.5
网织红细胞绝对值	RET#	10^9/L	24～84

9. 注意事项

假性增高原因常见于：红细胞凝集（冷凝集素）、巨型血小板、可能出现血小板凝聚、白细胞碎片、疟疾、Howell-Jolly 小体。

10. 临床意义

10.1・网织红细胞显著增加：表示骨髓红细胞生成旺盛，常见于溶血性贫血（可高达70%）。其次为急性失血性贫血，急性失血后 5～10 天达到高峰，2 周后恢复正常。营养性巨幼红细胞性贫血和缺铁性贫血可因缺乏造血物质，仅轻度增加（也可正常或减少）。网织红细胞数量持续上升，常提出慢性失血，如消化道溃疡等。

10.2・贫血治疗效果观察，如缺铁性贫血和营养性巨幼红细胞性贫血，经相应治疗后 1～2 日开始增多，1 周左右达到最高峰，因此观察网织红细胞数量的反应，是贫血疗效的评价指标。骨髓受白血病、肿瘤等浸润时，血中网织红细胞也可呈不规则的病理性轻度增多，此系病理刺激所致，它不反映造血旺盛。

10.3・网织红细胞减少：表示骨髓红细胞生成减弱。主要见于再生障碍性贫血，临床上将贫血患者血液中网织红细胞浓度低于 $15\times10^9/L$ 作为急性再生障碍性贫血的诊断标准。

参考文献

尚红，王毓三，申子瑜. 全国临床检验操作规程[M]. 4 版. 北京：人民卫生出版社，2015.

（庄文芳）

红细胞沉降率标准操作规程

××医院检验科临检作业指导书		文件编号：××-JYK-LJ-××××
版本：	生效日期：	共　页　第　页

1. 目的

建立红细胞沉降率测定的标准操作规程，确保红细胞沉降率测定的正确性和规范性。

2. 原理

血沉分析仪法：采用毛细管动态光学检测法，在 32 r/min 的速度自动混匀 3 min、温度为 37℃、红外线测微光度计在一定的波长条件下，仪器自动吸入毛细管内抗凝血 200 μl，在单位时间内将被检标本每 20 s 扫描 1 000 次检测，通过光电二极管将光信号转变为与毛细管内红细胞浓度相关的电信号，得到的若干个电信号描绘成一个沉降曲线。红外线定时扫描检测可记录红细胞缗钱状结构的形成及沉降的变化过程，通过光密度的变化得到魏氏法相关的值，该方法学与魏氏法的相关系数＝0.97。

3. 仪器

全自动快速血沉分析仪。

4. 校准

4.1 · 校准时机：血沉分析仪校准周期为每年一次；需要校准的情况：血沉分析仪投入使用前(新安装或旧仪器重新启用)；更换部件进行维修后，可能对检测结果的准确性有影响时；仪器搬动后，需要确认检测结果的可靠性时；室内质量控制显示系统的检测结果有漂移时(排除仪器故障和试剂的影响因素后)；比对结果超出允许范围；实验室认为需进行校准的其他情况。

4.2 · 校准操作：具体操作见《血沉分析仪校准操作规程》。

5. 质量控制

详见《室内质量控制程序》。

6. 操作步骤

仪器操作参阅《血沉分析仪标准操作规程》。

7. 结果判断

7.1 · 门诊、急诊标本接收后 30 min 出报告，病房标本接收后 2 h 出报告。

7.2 · 报告格式：见表 5-7。

表 5-7　红细胞沉降率报告方式

参　数	缩　写	报告方式	单　位
红细胞沉降率	ESR	×××	mm/h

8. 生物参考区间

见表 5-8。

表 5-8　红细胞沉降率生物参考区间

参　数	缩　写	单　位	性　别	年　龄	参考区间
红细胞沉降率	ESR	mm/h	男	<60 岁	0～21
			男	>60 岁	0～43
			女	<50 岁	0～26
			女	>50 岁	0～38

9. 注意事项

9.1・采集足够量的血液标本。

9.2・抗凝血标本应在室温条件下(18～25℃)2 h 内测定。在测定期内温度不可上下波动,稳定在±1℃之内。室温过高时红细胞沉降率加快,可以按温度系数校正。室温过低时红细胞沉降率减慢,无法校正。

9.3・存放时间超过 3 h 的标本,结果会有假性增加。

9.4・严格按照厂家说明书进行室内质控、定标及仪器操作。

10. 临床意义

10.1・红细胞沉降率增快

10.1.1　生理性增快:12 岁以下儿童或 60 岁以上的高龄者、妇女月经期、妊娠 3 个月以上 ESR 可加快,增快原因与生理性贫血及纤维蛋白原含量增加有关。

10.1.2　病理性增快

10.1.2.1　炎症性疾病:急性炎症由于血中急性期反应物质迅速增多使红细胞沉降率增快,慢性炎症如结核或风湿病时,红细胞沉降率可用于观察病情变化和疗效。红细胞沉降率加速,表示病情复发和活跃;当病情好转或静止时,红细胞沉降率也逐渐恢复正常。

10.1.2.2　组织损伤和坏死:较大的组织损伤、手术创伤可导致红细胞沉降率增快,如无合并症多于 2～3 周恢复正常。红细胞沉降率可用于鉴别功能性病变与器质性疾病,如急性心肌梗死时 ESR 增快,而心绞痛则 ESR 正常。

10.1.2.3　肿瘤:用于鉴别良、恶性肿瘤,如胃良性溃疡 ESR 多正常,恶性溃疡 ESR 增快。恶性肿瘤治疗明显有效时,ESR 渐趋正常,复发或转移时可增快。

10.1.2.4　高球蛋白血症:如多发性骨髓瘤、肝硬化、巨球蛋白血症、系统性红斑狼疮、慢性肾炎时,血浆中出现大量异常球蛋白,红细胞沉降率显著加快。

10.1.2.5　贫血:血红蛋白低于 90 g/L 时,红细胞沉降率加快。

10.2・红细胞沉降率减慢:临床意义不大,见于红细胞增多症、球形细胞增多症、纤维蛋白原缺乏等。

参考文献

[1] 尚红,王毓三,申子瑜.全国临床检验操作规程[M].4 版.北京:人民卫生出版社,2015.
[2] 刘成玉,罗春丽.临床检验基础[M].5 版.北京:人民卫生出版社,2012.

(庄文芳)

疟原虫检查标准操作规程

××医院检验科临检作业指导书		文件编号：××-JYK-LJ-××××
版本：	生效日期：	共　页　第　页

1. 目的

建立疟原虫检查的标准操作规程，确保疟原虫检查的正确性和规范性。

2. 原理

疟原虫子孢子经蚊子叮咬进入患者体内，在人体内主要在两个部位进行发育，一个是肝细胞，一个是红细胞。在红细胞内的发育分为红细胞内裂体增殖期（简称红内期）和配子体形成期，红内期又包括滋养体和裂殖体两个阶段。疟疾典型发作表现为寒战、高热、出汗退热3个连续阶段，是红内期虫体裂体增殖所致。当外周血红细胞内有疟原虫存在时，此时采血涂片染色，疟原虫基本结构可被染液染色，因此利用显微镜在染色厚薄血片中可查找有无疟原虫，观察疟原虫形态，鉴别疟原虫类型，辅助临床诊断疟原虫感染。

3. 试剂与仪器

采血用品、玻片、推片、吉氏染液、显微镜等。

4. 校准

不适用。

5. 质量控制

详见《室内质量控制程序》。

6. 操作步骤

6.1 · 取新鲜血液制成厚薄血涂片3～4张。

6.2 · 将制好的厚薄血片进行染色，染色步骤参照《外周血细胞形态学检查标准操作规程》。

6.3 · 将玻片放于显微镜上，用低倍镜观察全片，选择厚薄适宜的区域，再加香柏油后以油镜进行检查。

6.4 · 看片次序一般从左到右，从上至下，最少要观察200个视野。先于厚血膜中查找是否有疟原虫，如有再转至薄血膜中鉴别虫种和时期。

6.5 · 结果判断：根据疟原虫形态确定恶性疟、间日疟、三日疟、卵形疟或混合感染。

6.5.1　疟原虫找见：在厚血膜中查见疟原虫，并在薄血膜上进行虫种鉴别；两种或两种以上为混合感染。

6.5.2　疟原虫未找见：查完整个厚血膜，镜下未见疟原虫者。

7. 结果判断

7.1 · 疟原虫检测阴性：厚血膜在油镜下，最少检查100个视野或整个厚血膜未查见疟原虫方可判为阴性。可报告为“未找见或阴性”。

7.2・疟原虫检测阳性：血膜中查到疟原虫判定为阳性，并根据疟原虫形态确定恶性疟原虫、间日疟原虫、三日疟原虫、卵形疟原虫或混合感染。可报告为“找见或阳性(虫种类型)”。

7.3・疟原虫计数

7.3.1 厚血膜疟原虫计数法：镜检厚血膜，计数每个视野中的疟原虫数和白细胞数，计数200个白细胞以上，疟原虫密度很低时计数1 000个，用下式计算疟原虫密度。疟原虫数÷白细胞数×每微升血中白细胞数=每微升血中疟原虫数。如果无法进行白细胞计数，则以每微升血8 000个白细胞计算。

7.3.2 薄血膜的疟原虫计数法：镜检薄血膜，计数每个视野中的疟原虫数和红细胞数，计数1 000个红细胞以上，用下式计算疟原虫密度。疟原虫数÷红细胞数×每微升血中红细胞数=每微升血中疟原虫数。如果无法进行红细胞计数，则以每微升血男性500万个、女性450万个计算。薄血膜的疟原虫计数法适用于疟原虫密度很高时(每微升血中疟原虫数>16 000个)的疟原虫计数。

8. 生物参考区间

阴性。

9. 注意事项

9.1・厚血膜制备时标本用量大，检出率高，但鉴定疟原虫虫种要求较高技术水平，薄血膜更容易观察疟原虫的形态特征，适用于虫种鉴定。

9.2・寻找疟原虫宜在薄血片的尾部用油镜观察，该部位为红细胞单细胞层，能清楚观察到受染红细胞的形态和大小。

9.3・厚血片通常需要检查大约100个油镜视野，薄血片通常需要检查≥300个油镜视野，若在厚血片上发现了疑似物，则需增加在薄血片上检查的视野数。

10. 临床意义

10.1・疟疾：由疟原虫寄生于人体引起的传染性寄生虫病，主要有间日疟、恶性疟、三日疟、卵形疟等。

10.2・重症疟疾：疟疾确诊病例，出现昏迷、重度贫血、急性肾功能衰竭、肺水肿或急性呼吸窘迫综合征、低血糖症、循环衰竭或休克、代谢性酸中毒等一项或多项临床表现。

10.3・无症状感染者：血液中有疟原虫而无临床症状者。

参考文献

[1] 尚红，王毓三，申子瑜.全国临床检验操作规程[M].4版.北京：人民卫生出版社，2015.
[2] 刘成玉，罗春丽.临床检验基础[M].5版.北京：人民卫生出版社，2012.

(庄文芳)

微丝蚴检查标准操作规程

××医院检验科临检作业指导书		文件编号：××-JYK-LJ-××××
版本：	生效日期：	共 页 第 页

1. 目的

规范微丝蚴检查操作规程，确保检测结果准确度。

2. 原理

丝虫感染患者后，血、尿或各种积液中均可查见微丝蚴。其中，班氏丝虫及马来丝虫感染后寄生在人体淋巴系统内，雌雄虫交配后，产出微丝蚴，周期性地出现于周围末梢血液中，在中间宿主(蚊)体内发育为感染期幼虫后，通过蚊的叮刺经皮肤而使人感染。

3. 试剂与仪器

OLYMPUS 显微镜、瑞氏染液等。

4. 校准

不适用。

5. 质量控制

详见《室内质量控制程序》。

6. 操作步骤

6.1 · 鲜血片法：手指采集鲜血 1 滴置于玻片中央，用一张盖玻片覆盖于鲜血上，立即用低倍镜寻找活动于红细胞间的微丝蚴。

6.2 · 厚血片法：取耳垂或静脉血 2～3 滴于玻片中央，用推片角将血滴由内向外回转，涂成 2～3 cm 圆形厚薄均匀的血膜，自然干燥后，血膜上滴加蒸馏水数滴，完全覆盖血膜，溶血数分钟，待血膜呈乳白色倾去水，在血膜未干时镜检寻找丝虫。如需要鉴定虫种可干燥、固定、染色检查。

6.3 · 试管浓集法：取静脉血 1～2 ml 立即注入含 109 mmol/L 枸橼酸钠 0.4 ml 试管中，混合抗凝。加入 6～8 ml 水，颠倒混合，使红细胞全部溶解，然后以 1 500 r/min，离心 3～5 min。倒去上清液，取沉淀物检查，寻找微丝蚴。如需要鉴定虫种须干燥、固定、瑞氏染色。

7. 结果判断

报告方式："找见或阳性(虫种类型)"或"未找见或阴性"。

8. 生物参考区间

阴性。

9. 注意事项

9.1 · 未染色标本要与棉花纤维相鉴别，棉花纤维长短、大小不一，无体细胞，当然也不活动(鲜血片法)。

9.2 · 采血时间以晚上 21:00～24:00 时前后为宜，采血前让患者静卧片刻。

9.3·对于夜间采血困难的患者可采用诱出法，即在白天服用海群生 2～6 mg/kg，15 min 后检查。

10. 临床意义

查出微丝蚴即可确诊丝虫病。

参考文献

[1] 尚红，王毓三，申子瑜.全国临床检验操作规程[M].4 版.北京：人民卫生出版社，2015.

[2] 刘成玉，罗春丽.临床检验基础[M].5 版.北京：人民卫生出版社，2012.

（庄文芳）

凝血酶原时间测定标准操作规程

××医院检验科临检作业指导书		文件编号：××-JYK-LJ-××××
版本：	生效日期：	共 页 第 页

1. 目的

规范凝血酶原时间测定的操作过程，保证检测结果的准确性。

2. 原理

在乏血小板血浆中，加入足够量的组织凝血活酶（组织因子，TF）和适量的钙离子，使凝血酶原转变成凝血酶，凝血酶使纤维蛋白原转变成纤维蛋白，从而促使血浆凝固。从加入钙离子到血浆凝固所需要的时间即为血浆凝血酶原时间（PT）。

3. 试剂与仪器

3.1 · 试剂：凝血活酶试剂、氯化钙。

3.2 · 仪器：凝血分析仪。

4. 校准

4.1 · 仪器的验证和光路系统校正每年执行一次或在需要时加做。详见仪器设备检定/校准程序。

4.2 · 仪器检验项目的定标：首次启动机器做此项目需定标，每次更换试剂批号及大型维修后，各项目需重新定标。详见《凝血分析仪项目定标操作规程》。

5. 质量控制

详见《室内质量控制程序》。

6. 操作步骤

详见《凝血分析仪标准操作规程》。

7. 结果判断

7.1 · 凝血酶原时间（PT）：超过正常对照 3 s 以上为延长。

7.2 · 凝血酶原时间比值（PTR）= 受检 PT/参比血浆 PT。

7.3 · 国际标准化比值（INR）= $(受检\ PT/参比血浆\ PT)^{ISI}$。

7.4 · 凝血酶原活动度（%）=［对照 PT －（对照 PT × 0.6）］÷［患者 PT －（对照 PT × 0.6）］× 100%。

8. 生物参考区间

8.1 · 不同品牌及试剂结果差异较大，各实验室应根据自己的特定人群、仪器及试剂，确立自己的参考区间。

8.2 · 可报告区间、复检条件和危急值范围由各实验室根据仪器设备、试剂、人群特征和科室情况自行确立，合理应用。

8.3 · 危急值结果报告参照《危急值报告管理程序》执行。

9. 注意事项

9.1 · 采用对凝血因子无激活作用的塑料制品或硅化玻璃管或其他不沾湿的容器。不可使组织液混入血液中，止血带束缚不可过紧，时间不超过 1 min。

9.2 · 分离血浆宜在采血后 1 h 内完成，采血到测定不得超过 4 h，4℃冰箱内保存不应超过 4 h。

9.3 · 溶血、黄疸、脂血和凝固标本影响结果，应重新采血。重采仍不能改变的溶血和较明显的黄疸及脂血标本可改用手工法或电子机械式（非比浊法）凝血仪测定。

9.4 · 血细胞比容（HCT）>0.55 时，抗凝剂的用量应做适当的调整。当 HCT≥0.55 L/L（55%）时，需对患者血液中枸橼酸钠的终浓度进行调整。公式为：$X=(100-HCT\times100)/(595-HCT\times100)$，其中 X 为单位体积血液所需的抗凝剂体积数。

9.5 · 血液中含有某些高浓度的抗生素如青霉素 β-内酰胺类药物，也能导致 PT 时间延长。

9.6 · 注意试剂批号，2～8℃保存有效期内稳定。试剂复溶后需于室温下静置 30 min 后使用，装载前混匀，防止气泡，具体操作参照试剂说明书。

10. 临床意义

10.1 · PT 延长：可见于Ⅱ、Ⅴ、Ⅶ、Ⅹ因子先天性或者获得性缺乏或低（无）纤维蛋白血症。白血病、肝、肾疾病、DIC、原发性纤溶、口服抗凝剂、维生素 K 缺乏、循环抗凝物（如肝素、FDP 等）可使 PT 延长。

10.2 · PT 缩短：高凝状态、血栓疾病、静脉炎、维生素 K、口服避孕药、凝血因子Ⅴ增多症均可使 PT 缩短。

10.3 · 口服抗凝剂监控：华法林治疗窗窄，其使用依赖于 INR 常规监测。当 INR>4 时，出血危险性增加。一般维持 PT 值在参考值的 2 倍左右（1.3～2.5 倍），即 25～30 s，INR 为 2.0～3.0 为宜，老年患者应与成年人采取相同 INR 值。法华林应用时 INR 值允许范围一般如下，手术前处理：（非髋部手术 1.5～2.5，髋部外科手术 2.0～3.0）。预防深静脉血栓（DVT）：1.5～2.5；治疗 DVT、肺梗死（PE）、一过性脑缺血发作：2.0～2.8；心肌梗死、动脉血栓、人工心瓣膜置换术、反复发作 DVT 和 PE 患者：2.5～3.0。

参考文献

[1] 尚红，王毓三，申子瑜.全国临床检验操作规程[M].4 版.北京：人民卫生出版社，2015.

[2] Adcock D, Hoefner D, Kottke-Marchant K, et al. CLSI H21 - A5. Collection, Transport, and Processing of Blood Specimens for Testing Plasma-Based Coagulation Assays [S].

（李　丽）

活化部分凝血活酶时间测定标准操作规程

××医院检验科临检作业指导书		文件编号：××-JYK-LJ-××××
版本：	生效日期：	共　页　第　页

1. 目的

规范活化部分凝血活酶时间测定的操作过程，保证检测结果的准确性。

2. 原理

在乏血小板血浆中，加入足够量的特定激活物（硅土、白陶土或鞣花酸等）和部分凝血活酶（代替血小板的磷脂），经过37℃孵育后Ⅻ被激活，再加入适量的钙离子即可满足内源抗凝血的全部条件，从加入钙离子到纤维蛋白凝块形成的时间，即为活化部分凝血活酶时间（APTT）。

3. 试剂与仪器

3.1 · 试剂：白陶土-脑磷脂混悬液、氯化钙。

3.2 · 仪器：凝血分析仪。

4. 校准

4.1 · 仪器验证和光路系统校正每年执行一次或在需要时加做。详见仪器设备检定/校准程序。

4.2 · 仪器检验项目的定标：首次启动机器做此项目需定标，每次更换试剂批号及大型维修后，各项目需重新定标。详见《凝血分析仪项目定标操作规程》。

5. 质量控制

详见《室内质量控制程序》。

6. 操作步骤

详见《凝血分析仪标准操作规程》。

7. 结果判断

7.1 · 活化部分凝血活酶原时间（APTT）：超过正常对照10 s为延长。

7.2 · 即时纠正试验：APTT延长时，患者血浆与正常混合血浆1∶1混合后立即测定APTT，同步检测正常混合血浆APTT和患者血浆APTT。Rosner指数＝（1∶1混合血浆APTT－正常混合血浆APTT）×100/患者血浆APTT。Rosner指数<11为纠正，>11为未纠正。

7.3 · 孵育试验：患者血浆与正常混合血浆1∶1混合后孵育1 h，测定APTT；患者血浆与正常混合血浆分别孵育1 h，再立刻1∶1混合后测定APTT；如果前者APTT－后者APTT>3 s：提示为时间/温度依赖型。

8. 生物参考区间

8.1 · 不同品牌及试剂结果差异较大，各实验室应根据自己的特定人群、仪器及试剂，确立自己的参考区间。

8.2 · 可报告区间，复检条件和危急值范围由各实验室根据仪器设备、试剂、人群特征和科室情况自行确立，合理应用。

8.3 · 危急值结果报告参照《危急值报告管理程序》执行。

9. 注意事项

9.1 · 采用对凝血因子无激活作用的塑料制品或硅化玻璃管或其他不沾湿的容器。不可使组织液混入血液中，止血带束缚不可过紧，时间不超过 1 min。

9.2 · 分离血浆宜在采血后 1 h 内完成，一般采血到测定不得超过 2 h。

9.3 · 溶血、黄疸、脂血和凝固标本影响结果，应重新采血。重采仍不能改变的溶血和较明显的黄疸及脂血标本可改用手工法或电子机械式(非比浊法)凝血仪测定。

9.4 · 血细胞比容(HCT)>0.55 时，抗凝剂的用量应做适当的调整。当 HCT≥0.55 L/L (55%)时，需对患者血液中枸橼酸钠的终浓度进行调整。公式为：$X = (100 - HCT \times 100)/(595 - HCT \times 100)$，其中 X 为单位体积血液所需的抗凝剂体积数。

9.5 · 血液中含有某些高浓度的抗生素如青霉素或某些抗凝药物等，也能导致 APTT 时间延长。

9.6 · 注意试剂批号，2～8℃保存有效期内稳定。试剂复溶后需于室温下静置 30 min 后使用，装载前混匀，防止气泡，具体操作参照试剂说明书。

10. 临床意义

10.1 · APTT 延长：可见于Ⅷ、Ⅸ、Ⅺ、Ⅻ因子先天性或者获得性缺乏，如血友病 A 和 B 及部分血管性血友病患者；严重的凝血酶原缺乏，因子Ⅴ和Ⅹ缺乏及低(无)纤维蛋白血症；血液纤溶活性增强，如继发性 DIC；血液循环中存在因子抗体或狼疮性抗凝物质。

10.2 · 纠正试验：APTT 延长，即时纠正试验能够纠正到正常对照值附近，提示因子缺乏。即时纠正试验不能纠正，提示可能存在抗凝物，狼疮抗凝物常见；孵育试验不能纠正，提示可能存在时间/温度依赖性抗凝物，如Ⅷ因子抗体。

10.3 · APTT 缩短：高凝状态或血栓疾病。

10.4 · 监测普通肝素抗凝治疗：使用中等以上剂量的肝素时，以 APTT 为正常对照 1.5～2.3 倍为佳，超过 2.5 倍出血概率增加。

参考文献

[1] 尚红，王毓三，申子瑜.全国临床检验操作规程[M].4 版.北京：人民卫生出版社，2015.

[2] Kershaw G, Orellana D. Mixing tests: diagnostic aides in the investigation of prolonged prothrombin times and activated partial thromboplastin times [J]. Semin Thromb Hemost, 2013, 39(3): 283 - 290.

（李　丽）

纤维蛋白原测定标准操作规程

××医院检验科临检作业指导书		文件编号：××-JYK-LJ-××××
版本：	生效日期：	共　页　第　页

1. 目的

规范纤维蛋白原测定的操作过程，保证检测结果的准确性。

2. 原理

在乏血小板血浆中，加入足够量的标准化凝血酶，血浆凝固时间与纤维蛋白原含量呈负相关，以纤维蛋白原标准品作标准曲线，查阅标准曲线得出标本纤维蛋白原的含量。

3. 试剂与仪器

3.1・试剂：抗凝剂、凝血酶试剂、纤维蛋白原标准品。

3.2・仪器．凝血分析仪。

4. 校准

4.1・仪器的验证和光路系统校正每年执行一次或在需要时加做。详见仪器设备检定/校准程序。

4.2・仪器检验项目的定标：首次启动机器做此项目需定标，每次更换试剂批号及大型维修后，各项目需重新定标。详见《凝血分析仪项目定标操作规程》。

5. 质量控制

详见《室内质量控制程序》。

6. 操作步骤

详见《凝血分析仪标准操作规程》。

7. 结果判断

标本的纤维蛋白原(FIB)含量(g/L)。

8. 生物参考区间

2～4 g/L。

9. 注意事项

9.1・采用对凝血因子无激活作用的塑料制品或硅化玻璃管或其他不沾湿的容器。不可使组织液混入血液中，止血带束缚不可过紧，时间不超过 1 min。

9.2・分离血浆宜在采血后 1 h 内完成，采血到测定不得超过 8 h。

9.3・溶血、黄疸、脂血和凝固标本影响结果，应重新采血。

9.4・注意试剂批号，2～8℃保存有效期内稳定。试剂复溶后需于室温下静置 30 min 后使用，装载前混匀，防止气泡。凝血酶试剂容易失活氧化，严格参照试剂说明书操作。

9.5・急性炎症反应可致纤维蛋白原增高；注意血浆中可能出现肝素、FDP 或罕见的异常纤维蛋白原导致假性纤维蛋白减少，需要其他实验进一步证实。

10. 临床意义

10.1 · 增高：见于糖尿病和糖尿病酸中毒、急性心肌梗死、心脑血管病变、结缔组织病、高脂血症、肾炎和尿毒症等，亦见于急性传染病、急性感染、休克、烧伤、放射治疗后、大手术后、恶性肿瘤和妊娠期高血压等。

10.2 · 降低：见于 DIC、原发性纤溶症、重症肝炎、肝硬化、低或无纤维蛋白原血症等，也见于溶栓治疗，可作为溶栓治疗的监测指标。

参考文献

尚红，王毓三，申子瑜.全国临床检验操作规程[M].4 版.北京：人民卫生出版社，2015.

（李　丽）

D-二聚体测定标准操作规程

××医院检验科临检作业指导书		文件编号：××-JYK-LJ-××××
版本：	生效日期：	共　页　第　页

1. 目的

规范D-二聚体测定的操作过程，保证检测结果的准确性。

2. 原理

纤维蛋白原在凝血酶和Ⅷa作用下形成交联纤维蛋白，D-二聚体是交联纤维蛋白的纤溶产物。多采用乳胶免疫比浊法检测，抗D-二聚体单克隆抗体与待检血浆中的D-二聚体特异性结合，产生凝集使得反应体系浊度增加，通过测定吸光度变化可反映受检血浆中D-二聚体的含量。以D-二聚体标准品连续稀释后测定绘制标准曲线，查阅标准曲线得到标本D-二聚体的含量。

3. 试剂与仪器

3.1・试剂：抗人D-二聚体的单克隆抗体、D-二聚体标准品、缓冲液。

3.2・仪器：凝血分析仪。

4. 校准

4.1・仪器的验证和光路系统校正每年执行一次或在需要时加做。详见仪器设备检定/校准程序。

4.2・仪器检验项目的定标：首次启动机器做此项目需定标，每次更换试剂批号及大型维修后，各项目需重新定标。详见《凝血分析仪项目定标操作规程》。

5. 质量控制

详见《室内质量控制程序》。

6. 操作步骤

详见《凝血分析仪标准操作规程》。

7. 结果判断

7.1・报告单上标明结果的计量单位、参考区间、报告日期、时间、操作者和审核者签名。如收到标本的质量可能对测定结果有影响的也要在报告单上指出。

7.2・当报告给患者的D-二聚体检测结果的单位与它的测定方法直接生成的单位不同时，应验证这些单位转换时的准确性。转换单位及转换系数详见表5-9。

表5-9　D-二聚体测定转换单位及转换系数

厂家单位	最终单位	转换系数	计算公式
FEU ng/ml	D-DU ng/ml	0.5	1 FEU ng/ml = 0.5 D-DU ng/ml
FEU ng/ml	D-DU μg/ml	0.000 5	1 FEU ng/ml = 0.000 5 D-DU μg/ml

（续表）

厂家单位	最终单位	转换系数	计算公式
FEU μg/ml	FEU ng/ml	1 000	1 FEU μg/ml = 1 000 FEU ng/ml
D-DU ng/ml	FEU ng/ml	2	1 D-DU ng/ml = 2 FEU ng/ml
D-DU μg/ml	FEU ng/ml	2 000	1 D-DU μg/ml = 2 000 FEU ng/ml
D-DU μg/ml	D-DU ng/ml	1 000	1 D-DU μg/ml = 1 000 D-DU ng/ml

8. 生物参考区间

正常成人 0.02～0.4 mg/L，＞0.5 mg/L 有临床意义。妊娠或老年人 D-二聚体含量升高。各试验室应建立自己的 Cut off 值或排除深静脉血栓阈值。

9. 注意事项

9.1・采用对凝血因子无激活作用的塑料制品或硅化玻璃管或其他不沾湿的容器。不可使组织液混入血液中，止血带束缚不可过紧，时间不超过 1 min。

9.2・溶血、黄疸、脂血和凝固标本影响结果，应重新采血。

9.3・注意试剂批号，2～8℃保存有效期内稳定。试剂复溶后需于室温下静置 30 min 后使用，装载前混匀，防止气泡，具体操作参照试剂说明书。

9.4・较高的 FDP 和类风湿因子浓度、血浆中存在异嗜性抗体可能使 D-二聚体水平假性增高。

9.5・试剂中使用叠氮钠作为保护剂，倒废液时应使用大量的水冲洗管道。

10. 临床意义

10.1・增高：可见于深静脉血栓、DIC、肺栓塞、重症肝炎和溶栓药物治疗等，也可见于手术后、肿瘤、妊娠、产后和高龄人群。

10.2・血栓疾病诊断：血栓前状态和血栓性疾病，D-二聚体都增高。D-二聚体有较高的阴性预测值，可用于排除血栓性疾病，但陈旧性血栓患者或纤溶活性低下 D-二聚体可以不高。

10.3・抗凝药物监测：血栓溶解，D-二聚体初期升高；溶解完毕，可逐渐降低。

10.4・鉴别原发性和继发性纤溶亢进：原发性纤溶亢进 D-二聚体阴性，继发性纤溶 D-二聚体阳性。

参考文献

尚红，王毓三，申子瑜.全国临床检验操作规程[M].4 版.北京：人民卫生出版社，2015.

（李　丽）

纤维蛋白(原)降解产物测定标准操作规程

××医院检验科临检作业指导书		文件编号：××-JYK-LJ-××××
版本：	生效日期：	共　页　第　页

1. 目的

规范纤维蛋白(原)降解产物(FDP)测定的操作过程，保证检测结果的准确性。

2. 原理

纤维蛋白(原)降解产物是纤维蛋白原或者纤维蛋白的降解产物总称。一般采用乳胶免疫比浊法检测。抗人FDP单克隆抗体胶乳颗粒与标本中的FDP发生抗原抗体反应，胶乳颗粒凝集使得反应体系浊度增加。通过测定吸光度变化可反映浊度变化，求得标本中FDP含量。

3. 试剂与仪器

3.1 · 试剂：抗人FDP单克隆抗体、FDP标准品、缓冲液。

3.2 · 仪器：凝血分析仪。

4. 校准

4.1 · 仪器验证和光路系统校正每年执行一次或在需要时加做。详见仪器设备检定/校准程序。

4.2 · 仪器检验项目的定标：首次启动机器做此项目需定标，每次更换试剂批号及大型维修后，各项目需重新定标。详见《凝血分析仪项目定标操作规程》。

5. 质量控制

详见《室内质量控制程序》。

6. 操作步骤

详见《凝血分析仪标准操作规程》。

7. 结果判断

纤维蛋白(原)降解产物(FDP，单位mg/L)。

8. 生物参考区间

<5 mg/L。

9. 注意事项

9.1 · 采用对凝血因子无激活作用的塑料制品或硅化玻璃管或其他不沾湿的容器。不可使组织液混入血液中，止血带束缚不可过紧，时间不超过1 min。

9.2 · 分离血浆宜在采血后1 h内完成，保存时间20℃ 8 h，2～8℃冰箱内保存不应超过24 h，−20℃保存1个月。

9.3 · 溶血、黄疸、脂血和凝固标本影响结果，应重新采血。

9.4 · 注意试剂批号，2～8℃保存有效期内稳定。试剂复溶后需于室温下静置30 min后使用，装载前混匀，防止气泡，具体操作参照试剂说明书。

9.5 · 类风湿因子强阳性、异嗜性抗体存在可能导致 FDP 假阳性。

10. 临床意义

FDP 升高：DIC 时 FDP 显著升高。深静脉血栓、肺栓塞、急性早幼粒细胞白血病、原发性纤溶亢进和溶栓治疗，FDP 可达 40 mg/L 以上。也可见于某些恶性肿瘤、肾肝疾病、急性感染、妊娠期高血压、外伤及外科手术后，FDP 常轻度增高（20～40 mg/L）。

参考文献

尚红，王毓三，申子瑜.全国临床检验操作规程[M].4 版.北京：人民卫生出版社，2015.

（李　丽）

凝血酶时间测定标准操作规程

××医院检验科临检作业指导书		文件编号：××-JYK-LJ-××××
版本：	生效日期：	共　页　第　页

1. 目的

规范凝血酶时间测定的操作过程，保证检测结果的准确性。

2. 原理

在乏血小板血浆中，加入一定量的标准化凝血酶，凝血酶使纤维蛋白原转变成纤维蛋白，从而促使血浆凝固。从加入凝血酶到血浆凝固所需要的时间即称为血浆凝血酶时间(TT)。

3. 试剂与仪器

3.1 · 试剂：凝血酶试剂。

3.2 · 仪器：凝血分析仪。

4. 校准

4.1 · 仪器的验证和光路系统校正每年执行一次或在需要时加做。详见仪器设备检定/校准程序。

4.2 · 仪器检验项目的定标：首次启动机器做此项目需定标，每次更换试剂批号及大型维修后，各项目需重新定标。详见《凝血分析仪项目定标操作规程》。

5. 质量控制

详见《室内质量控制程序》。

6. 操作步骤

详见《凝血分析仪标准操作规程》。

7. 结果判断

血浆凝血酶时间(TT，单位 s)。

8. 生物参考区间

16～18 s，比正常对照延长 3 s 为异常。各实验室应根据自己的特定人群、仪器及试剂，确立自己的参考区间。

9. 注意事项

9.1 · 采用对凝血因子无激活作用的塑料制品或硅化玻璃管或其他不沾湿的容器。不可使组织液混入血液中，止血带束缚不可过紧，时间不超过 1 min。

9.2 · 分离血浆宜在采血后 1 h 内完成，采血后宜在 1 h 内完成检测，4℃冰箱内保存不应超过 4 h。

9.3 · 溶血、黄疸、脂血和凝固标本影响结果，应重新采血。

9.4 · 注意试剂批号，2～8℃保存有效期内稳定。试剂复溶后需于室温下静置 30 min 后使用，装载前混匀，防止气泡，具体操作参照试剂说明书。

9.5 · 肝素和 EDTA 抗凝血浆不宜做本试验。

9.6 · FDP 增加时可导致 TT 延长。

9.7 · 血浆纤维蛋白原浓度和结构、抗凝血酶物质存在影响 TT。

10. 临床意义

10.1 · 延长：可见于肝素/类肝素抗凝物质增多、FDP/D-二聚体增多、低/无纤维蛋白血症。原发和继发性纤溶亢进、肝素治疗、溶栓治疗、严重肝病、肝移植、恶性肿瘤、SLE、过敏性休克等均可导致 TT 延长。肝素治疗时 TT 宜控制在参考区间 4 倍以内(64～72 s)。溶栓治疗 TT 参考区间在正常参考值 1.5～2.5 倍范围内。

10.2 · 缩短：血液标本中存在微小凝块和少量钙离子时 TT 可缩短。

参考文献

尚红，王毓三，申子瑜.全国临床检验操作规程[M].4 版.北京：人民卫生出版社，2015.

（李 丽）

尿干化学分析(pH)标准操作规程

××医院检验科临检作业指导书		文件编号：××-JYK-LJ-××××
版本：	生效日期：	共　页　第　页

1. 目的

规范尿干化学分析过程，保证尿干化学 pH 检测结果准确、可靠。

2. 原理

采用酸碱指示剂原理。膜块反应区含甲基红(pH 4.6～6.2)和溴麝香草酚蓝(pH 6.0～7.6)，两种酸碱指示剂适量配合可反映尿 pH 5.0～9.0 的变化范围，反应 60 s 后，仪器以双波长反射法(检测波长 635 nm，参考波长 760 nm)进行不同颜色的反射率测定。变化范围为黄色(pH 5.0)—绿色(pH 7.0)—蓝色(pH 9.0)，多由仪器判读。

3. 试剂与仪器

尿液干化学分析仪及配套尿十联试纸条。

4. 校准

4.1・校准频率

4.1.1　每 28 天使用校准条进行校准。

4.1.2　每年 2 次由厂家对仪器进行校准。

4.1.3　仪器修复后或保养时更换了仪器的重要部件，影响检测结果时。

4.1.4　质控出现漂移时需校准。

4.2・校准步骤：部分仪器开机后虽会自动校正，但应每天用仪器自带校正带进行测定，观察测定结果与校正带标示结果是否一致，只有完全一致才能证明仪器处于正常运转状态，同时记录测定结果。

5. 质量控制

详见《室内质量控制程序》。

6. 操作步骤

详见《尿液分析仪标准操作规程》。

7. 结果判断

按指示剂颜色变化程度报告结果。pH 可为≤5.0、5.5、6.0、6.5、7.0、7.5、8.0、8.5、≥9.0。

8. 生物参考区间

pH 4.5～8.0。

9. 注意事项

9.1・从冰箱中取出标本应在室温中放置一定时间，平衡至室温后再检测。

9.2・尿液标本须新鲜，标本放置和保存不当可导致产尿素类细菌大量繁殖，从而引起 pH 升高；给予患者大剂量碱性物质(药物治疗，碱化尿液)也会导致 pH 升高。

9.3 · 尿液 pH 对尿蛋白和尿比重膜块影响较大，因此，尿液 pH 升高或降低时，要考虑同时确认检测尿比重、尿蛋白结果的可靠性。

9.4 · 浸入过量尿液会导致蛋白质试带中缓冲液污染而使 pH 降低，应严格遵守试带浸泡尿液时间。

10. 临床意义

10.1 · 了解体内酸碱平衡状况，或用于监测尿液酸碱度变化指导用药。降低见于：① 酸中毒、慢性肾小球肾炎；② 代谢性疾病：如糖尿病、痛风；③ 尿酸盐或胱氨酸尿结石。

10.2 · 增高见于：① 碱中毒，如呼吸性碱中毒；② 尿路感染，如膀胱炎、肾盂肾炎；③ 尿内混入多量脓、血、细菌。

参考文献

尚红，王毓三，申子瑜.全国临床检验操作规程[M].4 版.北京：人民卫生出版社，2015.

（宋　颖）

尿干化学分析(白细胞酯酶)标准操作规程

××医院检验科临检作业指导书		文件编号：××-JYK-LJ-××××
版本：	生效日期：	共 页 第 页

1. 目的

规范尿干化学分析过程，保证尿干化学白细胞检测结果准确、可靠。

2. 原理

采用粒细胞酯酶反应原理。测试区含能被粒细胞酯酶分解吲哚酚酯，释放出吲哚酚与重氮盐反应形成紫色缩合物，颜色深浅与白细胞含量成正比。

3. 试剂与仪器

尿液干化学分析仪及配套尿十联试纸条。

4. 校准

详见《尿液分析仪标准操作规程》。

5. 质量控制

详见《室内质量控制程序》。

6. 操作步骤

详见《尿液分析仪标准操作规程》。

7. 结果判断

等　级	阴性	±	1+	2+	3+
检测结果(白细胞/μl)	-	25	75	250	500

8. 生物参考区间

阴性。

9. 注意事项

9.1 · 甲醛和药物(亚胺培南、美罗培南、克拉维酸)会造成假阳性反应。如尿液标本本身有颜色(如有胆红素、呋喃妥因)，反应颜色可能由于叠加效应而增强。尿蛋白排泄超过 500 mg/dl、尿糖排泄超过 1 g/dl 会减弱反应强度，高剂量头孢氨苄、庆大霉素或硼酸也会造成这种情况。

9.2 · 从冰箱中取出标本应在室温中放置一定时间，平衡至室温后再检测。

9.3 · 尿白细胞酯酶只能检测粒细胞，而不与淋巴细胞发生反应。

9.4 · 试带法白细胞酯酶阳性时，宜采用病原生物学检查来排除尿路感染可能，采用显微镜检查法来确认菌尿或白细胞尿。

10. 临床意义

主要与泌尿系统炎症有关。增高见于：① 肾盂肾炎、膀胱炎、尿道炎、前列腺炎等；② 女性生殖系统炎症分泌物污染尿液时，也可见白细胞增多。

参考文献

尚红，王毓三，申子瑜. 全国临床检验操作规程[M]. 4 版. 北京：人民卫生出版社，2015.

（宋　颖）

尿干化学分析(比重)标准操作规程

××医院检验科临检作业指导书		文件编号：××-JYK-LJ-××××
版本：	生效日期：	共　页　第　页

1. 目的

规范尿干化学分析过程，保证尿干化学比重检测结果准确、可靠。

2. 原理

2.1・折射仪法：光电二极管发出光照射到测量池，测定总反射光角度。标本折射指数是反射光与标准曲线反射光角度比较，转换成尿比重。

2.2・指示剂法：电解质共聚体含有随标本中离子浓度而解离的酸性基团。离子越多，酸性基团解离越多，释放出氢离子使 pH 改变，通过酸碱指示剂颜色改变换算为尿液比重。

3. 试剂与仪器

3.1・指示剂法采用尿液干化学分析仪及配套尿十联试纸条。

3.2・折射仪法采用尿液干化学分析仪中折射仪膜块检测。

4. 校准

详见《尿液分析仪标准操作规程》。

5. 质量控制

详见《室内质量控制程序》。

6. 操作步骤

详见《尿液分析仪标准操作规程》。

7. 结果判断

比重：1.002～1.050。

8. 生物参考区间

成人随机尿：1.003～1.030，晨尿＞1.020；新生儿 1.002～1.004。

9. 注意事项

9.1・从冰箱中取出标本应在室温下放置一定时间，平衡至室温后再检测。

9.2・干化学试带法检测尿比重结果变异较大，细微的比重变化无法反映出来，因此不适用于浓缩稀释试验。

9.3・强碱、强酸等会直接影响试带测定尿比重结果。

9.4・不同药物可导致尿比重升高或降低，如造影剂、蔗糖等可引起尿比重增高；氨基糖苷类、甲氧氟烷可使尿比重减低。

10. 临床意义

10.1・增高：尿少时比重可增高，见于急性肾炎、高热、心功能不全、脱水等；尿多且比重增加，见于糖尿病。

10.2·降低：慢性肾小球肾炎、肾功能不全、尿崩症等。连续测定尿比重比一次测定要更有价值，慢性肾功能不全呈持续低比重尿。

参考文献

尚红，王毓三，申子瑜.全国临床检验操作规程[M].4版.北京：人民卫生出版社，2015.

（宋　颖）

尿干化学分析(胆红素)标准操作规程

××医院检验科临检作业指导书		文件编号：××-JYK-LJ-××××
版本：	生效日期：	共　页　第　页

1. 目的

规范尿干化学分析过程，保证尿干化学胆红素检测结果准确、可靠。

2. 原理

胆红素在试纸酸性环境中与2,6-二氯苯-重氮氟硼酸偶联形成红-紫色叠氮染料。胆红素浓度越高，紫色就越深。

3. 试剂与仪器

尿液干化学分析仪及配套尿十联试纸条。

4. 校准

详见《尿液分析仪标准操作规程》。

5. 质量控制

详见《室内质量控制程序》。

6. 操作步骤

详见《尿液分析仪标准操作规程》。

7. 结果判断

等　级	-	+	2+	3+
检测结果(mg/dl)	阴性	1	3	6

8. 生物参考区间

阴性。

9. 注意事项

9.1 · 如尿中存在大量抗坏血酸和亚硝酸盐，可能会出现假阴性。如尿中存在大量尿胆原、5-HIAA(5-羟基吲哚乙酸)，可能会出现假阳性。服用依托度酸制剂和代谢物苯酚衍生物反应，呈粉红色，因此可能会出现假阳性。

9.2 · 从冰箱中取出标本应在室温下放置一定时间，平衡至室温后再检测。

9.3 · 避免潮湿、直射阳光、高温，按指定贮存方法保存。

9.4 · 如保存方法完备，试纸不会变色，但万一变色请勿使用。勿使用过期试剂。

10. 临床意义

10.1 · 胆红素检测对肝胆系统疾病诊断有重要价值。

10.2 · 胆红素检测有助于诊断黄疸。在败血症、蚕豆病、异型输血等情况下红细胞大量破坏，产生溶血性黄疸，此时虽胆红素大量增加，但大部分是间接胆红素，因此，尿中胆红素还是阴性。

10.3·胆素原族检测可敏感反映肝细胞功能，在病毒性肝炎早期未出现黄疸前，尿中胆素原族就已明显增加。与胆红素结合可为黄疸类型诊断提供依据。

参考文献

尚红，王毓三，申子瑜.全国临床检验操作规程[M].4 版.北京：人民卫生出版社，2015.

（宋　颖）

尿干化学分析(尿胆原)标准操作规程

××医院检验科临检作业指导书		文件编号：××-JYK-LJ-××××
版本：	生效日期：	共　页　第　页

1. 目的

规范尿干化学分析过程,保证尿干化学尿胆原检测结果准确、可靠。

2. 原理

尿胆原在酸性环境中与重氮盐反应形成红色叠氮染料。颜色强度反映尿中尿胆原浓度。

3. 试剂与仪器

尿液干化学分析仪及配套尿十联试纸条。

4. 校准

详见《尿液分析仪标准操作规程》。

5. 质量控制

详见《室内质量控制程序》。

6. 操作步骤

详见《尿液分析仪标准操作规程》。

7. 结果判断

等　级	阴性	1+	2+	3+	4+
检测结果(μmo/L)	阴性	34～50	70～100	140～200	>200

8. 生物参考区间

阴性。

9. 注意事项

9.1 · 阳性结果并不能说明标本中一定存在尿胆原。Ehrlich 试剂可与内源性物质产生颜色反应,如与吲哚类化合物产生红色物质;与药物,如磺胺类、对氨基水杨酸类产生金黄色沉淀,应对尿胆原阳性尿样进一步鉴别,判定其是否存在尿胆原。

9.2 · 从冰箱中取出的标本应在室温中放置一定时间,平衡至室温后再混匀检测。

9.3 · 尿胆原膜块灵敏度比 Harrison 手工法低。

10. 临床意义

尿胆原阴性除见于正常人外,还见于完全阻塞性黄疸检查,尿胆原反应正常时不能排除肝病。溶血性黄疸(各种原因所致的溶血性贫血、血管内溶血)尿胆原阳性而尿胆红素阴性;肝细胞性黄疸尿胆原与尿胆红素均阳性;阻塞性黄疸尿胆原阴性,而胆红素阳性。

参考文献

尚红，王毓三，申子瑜.全国临床检验操作规程[M].4 版.北京：人民卫生出版社，2015.

（宋　颖）

尿干化学分析(尿蛋白)标准操作规程

××医院检验科临检作业指导书		文件编号:××-JYK-LJ-××××
版本:	生效日期:	共 页 第 页

1. 目的

规范尿干化学分析过程,保证尿干化学尿蛋白检测结果准确、可靠。

2. 原理

pH 指示剂蛋白质误差法。

3. 试剂与仪器

尿液干化学分析仪及配套尿十联试纸条。

4. 校准

详见《尿液分析仪标准操作规程》。

5. 质量控制

详见《室内质量控制程序》。

6. 操作步骤

详见《尿液分析仪标准操作规程》。

7. 结果判断

等 级	阴性	+-	1+	2+	3+	4+
检测结果(g/L)	-	0.1~0.2	0.3~0.7	1.0~2.0	3.0~6.0	>6.0

8. 生物参考区间

阴性。

9. 注意事项

9.1・尿蛋白试纸带测定的是白蛋白,对球蛋白和本周蛋白均不敏感。

9.2・从冰箱中取出标本应在室温中放置一定时间,平衡至室温后再检测。

9.3・尿蛋白膜块灵敏度比磺基水杨酸法测定手工法低得多。

9.4・尿液 pH>9 可致假阳性;尿液 pH<3 可致假阴性。最适宜尿液 pH 5~6,必要时可先调节尿液 pH。

9.5・试带浸渍时间过长,反应颜色变深导致假阳性结果;试带浸渍时间过短、反应不完全,或浸渍时间过长使膜块中试剂流失会导致假阴性。

9.6・多种药物会干扰干化学法检测尿蛋白,出现假阳性或假阴性结果。

10. 临床意义

尿蛋白升高代表肾小球和肾小管的功能出现损害,但不一定是肾脏疾病。常见于:① 肾小球性蛋白尿:见于急性肾小球肾炎、肾盂肾炎、肾病综合征、肾肿瘤等;② 肾小管性蛋白尿:

见于间质性肾炎、药物损害等；③ 混合性蛋白尿：见于慢性肾炎、糖尿病肾病、狼疮肾炎等。

参考文献

尚红，王毓三，申子瑜.全国临床检验操作规程[M].4版.北京：人民卫生出版社，2015.

（宋　颖）

尿干化学分析(酮体)标准操作规程

××医院检验科临检作业指导书		文件编号：××-JYK-LJ-××××
版本：	生效日期：	共 页 第 页

1. 目的

规范尿干化学分析过程,保证尿干化学酮体检测结果准确、可靠。

2. 原理

乙酰乙酸和丙酮在碱性介质中与硝普钠和甘氨酸反应生成一种紫色复合体,颜色深浅与酮体含量成正比。与β羟丁酸不反应。

3. 试剂与仪器

尿液干化学分析仪及配套尿十联试纸条。

4. 校准

详见《尿液分析仪标准操作规程》。

5. 质量控制

详见《室内质量控制程序》。

6. 操作步骤

详见《尿液分析仪标准操作规程》。

7. 结果判断

等 级	−	+	2+	3+	4+
检测结果(mg/dl)	阴性	5	15	50	150

8. 生物参考区间

阴性。

9. 注意事项

9.1 · 如尿中存在大量苯基丙酮酸、丙酮酸、草酰乙酸、α 酮戊二酸、PSP(酚红),可能会出现假阴性或异常显色。服用有 SH 基药物(谷胱甘肽制剂、布西拉明等)时,可能会出现假阳性。

9.2 · 从冰箱中取出标本应在室温中放置一定时间,平衡至室温后再检测。

9.3 · 避免潮湿、直射阳光、高温,按指定贮存方法进行保存。

9.4 · 如保存方法完备,试纸不会变色,但万一变色请勿使用。勿使用过期试剂。

10. 临床意义

10.1 · 糖尿病酮症酸中毒。糖利用减少,脂肪分解产生过量酮体,尿酮体检查对未控制或治疗不当糖尿病出现酸中毒或昏迷诊断很有价值,可与低血糖、心脑疾病酸中毒或高血糖渗透性糖尿病昏迷相区别。

10.2·感染性疾病(如肺炎、伤寒、败血症、结核等发热期),严重呕吐、腹泻,长期饥饿、禁食,全身麻醉后等可出现酮尿。另外,妇女孕期因妊娠反应呕吐多、进食少、体脂代谢明显增多,也可出现酮尿。

10.3·氯仿、乙醚麻醉后、磷中毒等情况也能出现酮尿。

10.4·服用双胍类降糖药如苯乙双胍(降糖灵),由于药物抑制细胞呼吸,也可出现酮尿。

参考文献

尚红,王毓三,申子瑜.全国临床检验操作规程[M].4版.北京:人民卫生出版社,2015.

(宋 颖)

尿干化学分析(葡萄糖)标准操作规程

××医院检验科临检作业指导书		文件编号：××-JYK-LJ-××××
版本：	生效日期：	共　页　第　页

1. 目的

规范尿干化学分析过程,保证尿干化学葡萄糖检测结果准确、可靠。

2. 原理

采用葡萄糖氧化酶-过氧化物酶法。

3. 试剂与仪器

尿液干化学分析仪及配套尿十联试纸条。

4. 校准

详见《尿液分析仪标准操作规程》。

5. 质量控制

详见《室内质量控制程序》。

6. 操作步骤

详见《尿液分析仪标准操作规程》。

7. 结果判断

半定量符号	正常	±	+	2+	3+	4+
浓度(mg/dl)	<50	50	100	250	500	2 000
测定值(mmol/L)	<2.8	2.8	5.6	14	28	111

检验结果可报告区间：-、±、+、++、+++、++++。

8. 生物参考区间

阴性。

9. 注意事项

9.1 · 避免潮湿、直射阳光、高温,按指定的贮存方法进行保存。

9.2 · 尽量避免在冷库内进行保存(但为了长期保存,不得已在冷库内进行保存时,务必恢复至室温后再使用)。

9.3 · 请勿直接用手触摸试纸部分。

9.4 · 如保存方法完备,试纸不会变色,但是万一变色时,请勿使用。

9.5 · 假阳性见于：① 尿液标本容器有残留(如漂白粉、次氯酸、盐酸等强氧化性物质)或尿液比重过低,或当尿液葡萄糖浓度低,维生素 C(>500 mg/L)可与试带中试剂发生竞争性抑制反应;② 尿液含左旋多巴、大量水杨酸盐等。假阴性见于标本久置后葡萄糖被细菌分解,或尿液酮体浓度过高(>0.4 g/L),或尿液含有氟化钠。

9.6 · 当结果出现阳性时，应用手工法进行复核，结果不一致时需考虑试纸条是否因过期或储存不当造成。

10. 临床意义

10.1 · 增高见于：① 代谢性糖尿如糖尿病；② 内分泌性糖尿如甲状腺功能亢进，进餐后血糖升高，餐后尿糖阳性。腺垂体功能亢进、嗜铬细胞瘤、Cushing 综合征，均可致血糖增高、尿糖阳性；③ 血糖正常性糖尿，因肾小管重吸收葡萄糖能力减低，肾糖阈减低所致，如家族性糖尿、新生儿糖尿、妊娠或哺乳期。

10.2 · 暂时性增高见于：① 摄入性：如进食大量含糖食品、碳水化合物、饮料或静脉输注大量高渗葡萄糖溶液后；② 应激性：情绪激动、脑血管意外、颅脑外伤、脑出血、急性心肌梗死时，延髓血糖中枢受刺激或肾上腺素、胰高血糖素分泌过多，呈现暂时性高血糖和一过性糖尿。

参考文献

尚红，王毓三，申子瑜.全国临床检验操作规程[M].4 版.北京：人民卫生出版社，2015.

（宋　颖）

尿干化学分析(隐血)标准操作规程

××医院检验科临检作业指导书		文件编号：××-JYK-LJ-××××
版本：	生效日期：	共 页 第 页

1. 目的

规范尿干化学分析过程，保证尿干化学隐血检测结果准确、可靠。

2. 原理

过氧化物酶法。利用血红素、肌血球素或游离血红蛋白含亚铁血红素的过氧化酶样活性，使试纸中的有机过氧化物分解释放出新生态氧，从而使邻甲苯胺变成邻甲联苯胺，发生颜色变化。

3. 试剂与仪器

尿液干化学分析仪及配套尿十联试纸条。

4. 校准

详见《尿液分析仪标准操作规程》。

5. 质量控制

详见《室内质量控制程序》。

6. 操作步骤

详见《尿液分析仪标准操作规程》。

7. 结果判断

仪器会自动计算出结果，以浓度值的形式输出结果。

等 级	−	±	+	2+	3+
检测结果(mg/L)	−	0.3	0.6～1.0	2.0～5.0	>10. 0

8. 生物参考区间

阴性。

9. 注意事项

抗坏血酸使结果出现假阴性。某些品牌试纸条有抗坏血酸作用，因此不受此物质影响。当尿液感染时某些细菌会产生过氧化物酶，导致结果假阳性。

10. 临床意义

尿隐血是临床血尿或血红蛋白尿的诊断指标。血尿：见于肾结石、肾小球肾炎、肾结核、肾盂肾炎、膀胱炎、肿瘤、创伤、化学或药物中毒、剧烈运动。血红蛋白尿：见于输血反应、溶血性贫血、严重烧伤、阵发性睡眠性血红蛋白尿。

参考文献

尚红，王毓三，申子瑜.全国临床检验操作规程[M].4版.北京：人民卫生出版社，2015.

(宋 颖)

尿干化学分析(亚硝酸盐)标准操作规程

××医院检验科临检作业指导书		文件编号：××-JYK-LJ-××××
版本：	生效日期：	共　页　第　页

1. 目的

规范尿干化学分析过程，保证尿干化学亚硝酸盐检测结果准确、可靠。

2. 原理

反应依赖于尿液中革兰阴性细菌把硝酸盐还原成亚硝酸盐，亚硝酸盐与对氨基苯砷酸反应生成重氮化合物，再与萘基乙二胺二盐酸结合呈桃红色。

3. 试剂与仪器

尿液干化学分析仪及配套尿十联试纸条。

4. 校准

详见《尿液分析仪标准操作规程》。

5. 质量控制

详见《室内质量控制程序》。

6. 操作步骤

参见《尿液分析仪标准操作规程》。

7. 结果判断

仪器会自动计算出结果，以浓度值的形式输出结果。

8. 生物参考区间

阴性。

9. 注意事项

9.1・为获得准确结果，尿液须在膀胱内长时间潴留(4～8 h)。

9.2・检测前 3 天应停止服用抗生素或化学药物。

9.3・大量抗坏血酸会降低检测灵敏度。

9.4・大气中氧化氮类化合物对亚硝酸检测垫稳定性有影响。

10. 临床意义

主要用于尿路感染的快速筛查。与大肠埃希菌感染的符合相关性较高，阳性结果常提示有细菌存在，但阳性程度不与细菌数量成正比。

参考文献

尚红，王毓三，申子瑜.全国临床检验操作规程[M].4 版.北京：人民卫生出版社，2015.

（宋　颖）

尿有形成分显微镜检查标准操作规程

××医院检验科临检作业指导书		文件编号：××-JYK-LJ-××××
版本：	生效日期：	共 页 第 页

1. 目的

规范尿有形成分检查操作，保证尿有形成分检测结果准确、可靠。

2. 原理

用离心沉淀法和借助显微镜等工具对尿液沉渣成分进行观察分析，找出能够有临床代表性意义的结果，如白细胞、红细胞、管型、结晶等。

3. 试剂与仪器

3.1・离心机：应使用水平式有盖离心机；离心时应盖上盖，以保证安全。离心机的相对离心力应在 400 g。

3.2・显微镜：尿有形成分检查使用具有内置光源的显微镜，光线强度可调，应具备 40 倍、10 倍物镜和 10 倍目镜。

4. 校准

4.1・校准频率

4.1.1 每年 1 次由计量院等有校准资质的机构对离心机和显微镜进行校准。

4.1.2 显微镜修复后或保养时更换重要部件（如镜头），影响观察结果时需校准。

4.2・校准步骤

4.2.1 仪器外观：目镜、物镜、聚光镜等部件无损坏，显微镜各移动与转动部分应有舒适感觉，不得有过紧、过松现象。

4.2.2 光学系统成像质量：打开光源，缩小光阑孔，校验其中心与聚光镜、物镜和目镜孔径中心重合程度。由低倍镜到高倍镜观察星点板，校验物镜之球差、色差、慧差和像散等像差。

4.2.3 改变物镜放大倍数：转动物镜转换器，改变物镜放大倍数观察像面中心焦离量。

4.2.4 刻度和刻字：显微镜上所有刻度和刻字均须明显，清晰。

5. 质量控制

检测人员需有相应资格证书及定期形态培训、考核与能力评估以保证检验质量可靠。

6. 操作步骤

6.1・取刻度尖底离心管，倒入混合后新鲜尿液 10 ml，离心力为 400 g 离心 5 min。

6.2・待离心停止后，取出离心管，弃去上清液，留下离心管底部液体 0.2 ml。

6.3・充分混匀尿有形成分液，取适量滴入尿有形成分计算板后镜检。

7. 结果判断

尿有形成分镜检观察，用 10 倍目镜×10 倍物镜，观察有形成分全貌及管型。用 10 倍目镜×40 倍物镜(高倍镜)观察鉴定细胞成分和计算数量,应观察 10 个视野所见最低和最高值,记录检测结果。管型用高倍镜鉴定,但数量按低倍镜观察 20 个视野,得出一个视野均值,记录检测结果。

8. 生物参考区间

8.1・细胞成分: 正常人每高倍视野所见最低至最高值: 红细胞 0～3/HP;白细胞 0～5/HP;上皮细胞为偶见,以鳞状上皮为主。

8.2・管型(透明管型): 每低倍视野所见最低至最高值: 0～1/LP。

8.3・尿结晶、盐类、细菌和真菌等,正常均为阴性。

9. 注意事项

9.1・用于尿有形成分分析容器、离心管、玻片、盖玻片应清洁。

9.2・离心管应采用带刻度、容积大于 12 ml 离心管。

9.3・为保持尿有形成分中细胞成分维持原来形态,要求迅速送检,否则会导致干化学结果与镜检结果不符,如镜下红细胞数量少或未见,而干化学出现强阳性结果等。

9.4・见到各种上皮细胞也应报告,报告方式参照白细胞。

10. 临床意义

10.1・白细胞增加,表示泌尿系统有化脓性炎症。

10.2・红细胞增加见于肾小球肾炎、泌尿系结石、结核或恶性肿瘤。

10.3・透明管型: 偶见于正常人清晨浓缩尿中,当有轻度或暂时性肾或循环功能改变时,尿内可有少量透明管型。

10.4・颗粒管型: 见于肾实质性病变,如肾小球肾炎时。

10.5・红细胞管型: 见于急性肾小球肾炎等。

10.6・白细胞管型: 见于急性肾盂肾炎。

10.7・脂肪管型: 见于慢性肾炎肾病型及类脂性肾病。

10.8・宽形管型: 见于慢性肾衰竭,提示预后不良。

10.9・蜡样管型: 提示肾脏有长期而严重病变,见于慢性肾小球肾炎晚期和肾淀粉样变。

参考文献

尚红,王毓三,申子瑜.全国临床检验操作规程[M].4 版.北京: 人民卫生出版社,2015.

(宋　颖)

粪便常规检验标准操作规程

××医院检验科临检作业指导书		文件编号：××-JYK-LJ-××××
版本：	生效日期：	共　页　第　页

1. 目的

规范粪便常规检查操作，保证检查结果准确、可靠。

2. 原理

借助显微镜等工具对粪便成分进行观察分析，找出能够有临床代表性意义的结果，如寄生虫、白细胞等。

3. 试剂与仪器

显微镜，生理盐水。

4. 校准

详见《尿有形成分显微镜检查标准操作规程》。

5. 质量控制

检测人员需有相应的资格证书及定期的形态培训、考核与能力评估以保证检验质量。

6. 操作步骤

6.1 · 生理盐水直接涂片法：取洁净玻片加生理盐水1～2滴，选择粪便外观呈黏液、脓血等可疑部分采集，或挑取不同部位的粪便做直接涂片检查。

6.2 · 细胞镜检报告方式如下，红细胞(RBC)：个数/HP；白细胞(WBC)：个数/HP；虫卵的报告：未找到虫卵或找到几种。

7. 结果判断

以实际观察到的结果为准。

8. 生物参考区间

性状：正常为黄色软便。细胞镜检：正常粪便中白细胞不见或偶见；红细胞无。

9. 注意事项

9.1 · 粪便要新鲜。

9.2 · 粪便中有些结构，如植物纤维、巨噬细胞、多形核粒细胞、脂肪滴等，易与虫卵或原虫包囊、滋养体相混淆，应注意鉴别。

9.3 · 注意粪便性状和颜色，如有脓血或黏液，宜选择这些部分检查；否则应取粪便不同部位材料。

10. 临床意义

10.1 · 灰白色见于餐后、服用矽酸铝、阻塞性黄疸、胆汁减少或缺乏。绿色见于食用含叶绿素蔬菜和胆绿素。红色见于下消化道出血、食用西红柿等。柏油样便见于上消化道出血等。

10.2 · 球形硬便见于便秘。黏液稀便见于肠壁发炎或受刺激，如肠炎、痢疾、血吸虫等。黏液脓血便见于细菌性痢疾。酱色黏液便见于阿米巴痢疾。稀汁样便见于急性肠胃炎，大量稀汁样便见于伪膜性肠炎、隐孢子虫感染。米泔样便伴大量肠黏膜见于霍乱、副霍乱等。

10.3 · 白细胞增多见于小肠炎，但白细胞数量较少(<15 个/HP)，而细菌性痢疾见大量白细胞。下消化道出血、外伤、肿瘤可见多少不等红细胞，而上消化道出血红细胞被破坏。巨噬细胞提示为急性细菌性痢疾，也见于急性出血性肠炎，偶见于溃疡性结肠炎。肠黏膜细胞见于肠炎。

参考文献

尚红，王毓三，申子瑜.全国临床检验操作规程[M].4 版.北京：人民卫生出版社，2015.

（宋　颖）

粪隐血双联半定量法试验标准操作规程

××医院检验科临检作业指导书		文件编号：××-JYK-LJ-××××
版本：	生效日期：	共　页　第　页

1. 目的

规范粪隐血双联半定量法检测操作，保证检查结果准确、可靠。

2. 原理

2.1 · 胶体金免疫法：采用单克隆和多克隆抗体，特异性针对粪便标本中人血红蛋白。当患者标本中存在人血红蛋白时，人血红蛋白可与胶体金颗粒上特异性抗体结合，形成抗体-抗原-胶体金复合物而产生颜色。

2.2 · 化学法：血红蛋白中亚铁血红素有类似过氧化物酶活性，能催化过氧化氢放出新生态氧，将受体邻甲苯胺氧化成邻甲偶氮苯而显蓝色。

3. 试剂与仪器

粪便隐血双联半定量试剂盒。

4. 校准

不适用。

5. 质量控制

5.1 · 免疫试剂：使用时，从 2～8℃冰箱内取出粪便隐血质控品，打开瓶盖，与临床标本一样用采便棒 6 点采集质控品后，将其放入装有 1 ml 缓冲液的小试管中，充分混匀后用粪便隐血试纸检测，5 min 内判读结果。开瓶后 1 个月内使用完毕。未开封质控品有效期内使用。

5.2 · 化学试剂

5.2.1　以粪便隐血阴性质控品为标本，将过氧化氢滴加到试剂检测区域，结果应为阴性，说明试剂质量合格。

5.2.2　以粪便隐血阳性质控品为标本，将过氧化氢滴加到试剂检测区域，结果应为阳性，说明试剂质量合格。

5.3 · 质控频率：每天至少检测 1 次。

6. 操作步骤

6.1 · 准备：在试管中加蒸馏水 0.5 ml，取粪便 10～50 mg(相当于火柴头大小)，用牙签搅拌均匀。

6.2 · 测定：取出试纸条，将有标记一段插入待测标本中(液面不得超过最大标记线)，5 min 内判断免疫法结果，判读完免疫法结果后，将化学法检测液(过氧化氢)滴加到已被标本溶液浸湿的试纸片上，1 min 内判读化学法结果，试纸片显蓝色为阳性。在化学法结果阳性时，对比标准色卡，判定出血程度。

7. 结果判断

7.1 · 根据免疫法和化学法结果判断隐血双联半定量法试纸最终结果。

7.1.1　免疫法结果判读：1～5 min时出现如下反应——C(对照线)、T(反应线：靠近标本端)。C呈红色、T呈红色为阳性；C呈红色、T不呈色为阴性；C/T均不呈色为试条失效，应重做。

7.1.2　化学法结果判读如下，阳性：试纸从浅黄色变成蓝色。同时对比标准色卡，判定出血程度。阴性：1 min内不变色，结果为阴性。无效：若试纸呈花色，则判断无效，应重做。

7.1.3　隐血双联半定量法试纸最终判定结果：免疫法和化学法均阳性，结果判定为阳性。化学法阳性，对照比色卡判定出血程度，以"+、++、+++、++++"表示。免疫法呈阳性，但化学法呈阴性时，判定标本中血红蛋白含量较低，结果为阳性。免疫法呈阴性，化学法呈阳性时，可能血红蛋白含量过高导致抗原过剩，建议将标本稀释后用免疫法重测1次，如显示为阳性，可判定结果为阳性；或采用转铁蛋白试纸复检，以确认检测结果。免疫法和化学法均阴性，可判定结果为阴性。当免疫法试纸出现无效结果，或化学法试纸呈花色时，判定整体结果无效，重测。

8. 生物参考区间

阴性。

9. 注意事项

9.1·所有患者标本及检测过物品应按传染性物品处理。

9.2·勿使用过期产品。

9.3·化学法检测液需2～8℃密封避光保存，使用后须立即密封，有效期为3个月。

9.4·应指示患者按标本收集方法收集标本。处于月经期、痔疮出血、血尿不可收集标本。

9.5·干扰

9.5.1　免疫法结果呈阳性，也可能有以下干扰情况，如牙龈或口鼻腔出血、痔疮出血、月经期出血或某些药物(如阿司匹林等)刺激胃肠道造成出血。

9.5.2　化学法结果呈阳性，也可能有以下干扰情况，如被检者3天内食用了肉类、动物内脏，或生食含铁质食物和蔬菜，应在判断结果时注意。

9.6·需注意标本选取时尽可能选取可见性状较差部分，以免漏检。

10. 临床意义

10.1·消化道出血时(如溃疡、肿瘤、结核、伤寒、钩虫病)可阳性。上消化道出血时化学法比免疫法阳性率高；下消化道出血时免疫法比化学法阳性率高。

10.2·消化道恶性肿瘤时，隐血可持续阳性。溃疡病时呈间断阳性。

10.3·本法可作为消化道恶性肿瘤初筛试验。

参考文献

尚红，王毓三，申子瑜.全国临床检验操作规程[M].4版.北京：人民卫生出版社，2015.

（宋　颖）

粪便寄生虫检查标准操作规程

××医院检验科临检作业指导书		文件编号：××-JYK-LJ-××××
版本：	生效日期：	共　页　第　页

1. 目的

规范粪便虫卵检查过程，保证检查结果准确、可靠。

2. 原理

借助显微镜等对粪便成分进行观察，找出能辅助临床诊治的寄生虫及虫卵。

3. 试剂与仪器

显微镜，生理盐水。

4. 校准

不适用。

5. 质量控制

检测人员需有相应资格证书及定期寄生虫形态知识培训，考核与能力评估以保证检验质量。

6. 操作步骤

6.1 · 生理盐水直接涂片法：用于检查原虫滋养体及蠕虫卵。

6.1.1　在洁净玻片中央加1滴生理盐水，用竹签挑取少许粪便（查虫卵时取约半个米粒大，查原虫仅需粟米粒大），在盐水中均匀涂开。厚度应以能隐约见到玻片下字迹为度。

6.1.2　查原虫时需覆加盖玻片，以便在高倍镜下观察。按一定顺序推动玻片，根据寄生虫形态特征做出鉴定。

6.1.3　一般先在低倍镜下观察，遇有可疑结构再转至高倍镜下仔细辨认。光线要适当，亮度过强不利于观察。秋、冬季温度低时检查阿米巴滋养体，应先将生理盐水略加温，以保持原虫活动能力。

6.2 · 碘液染色直接涂片法：用于检查原虫包囊。以碘液代替生理盐水滴加于载玻片，挑取粪便少许，调匀涂片，加盖玻片。染色后包囊呈黄色或浅棕黄色，糖原泡为棕红色，囊壁、核仁和拟染色体均不着色。

6.3 · 报告方式：查见或未查见虫卵。

7. 结果判断

以实际观察结果为准。

8. 生物参考区间

健康成人粪中不见虫卵和原虫。

9. 注意事项

9.1 · 粪便要新鲜，特别是阿米巴滋养体检查时，要求30 min内进行。

9.2·无尿液、污水、泥土、药物污染。

9.3·容器、竹签清洁干燥。

9.4·受检前无外界昆虫或自在生活螨虫进入标本的可能。

9.5·受检粪量为5～10 g(大拇指末段大小)。若需检查蠕虫成虫或绦虫节片，需留24 h全部粪便。

9.6·注意粪便性状和颜色，如脓血或黏液，宜选择这些部分检查；否则应取粪便不同部位材料。

9.7·粪便中有些结构，如植物纤维、巨噬细胞、多形核粒细胞、脂肪滴等，易与虫卵或原虫包囊、滋养体混淆，应注意鉴别。

10. 临床意义

粪中找到蛔虫卵、钩虫卵、蛲虫卵、鞭虫卵、肝吸虫卵、姜片虫卵、肺吸虫卵、日本血吸虫卵、猪带绦虫卵、微小膜壳绦虫卵、缩小膜壳绦虫卵、结肠内阿米巴、哈氏内阿米巴、溶组织阿米巴、布氏嗜碘阿米巴等可诊断寄生虫病。

参考文献

尚红，王毓三，申子瑜.全国临床检验操作规程[M].4版.北京：人民卫生出版社，2015.

（宋　颖）

脑脊液常规检查标准操作规程

××医院检验科临检作业指导书		文件编号：××-JYK-LJ-××××
版本：	生效日期：	共　页　第　页

1. 目的

规范脑脊液常规检验操作过程，确保脑脊液常规检查结果正确、可靠。

2. 原理

2.1・脑脊液是存在于脑室及蛛网膜下隙的一种无色透明液体。大约70%的脑脊液是在脑室的脉络丛通过主动分泌和超滤的联合过程形成的；约30%的脑脊液是在大脑和脊髓的细胞间隙形成的间质液。形成的脑脊液经第三、第四脑室进入小脑延髓池，然后分布于蛛网膜下隙内。脑脊液被吸收是通过蛛网膜绒毛而返回静脉。

2.2・瑞氏染色：瑞氏染色法使细胞着色，既有化学亲和作用，又有物理吸附作用。各种细胞由于其所含化学成分不同，对染料的亲和力也不一样，因此，染色后各种细胞呈现出各自的染色特点。

2.3・球蛋白与苯酚结合，可形成不溶性蛋白盐而下沉，产生白色浑浊或沉淀，即潘氏试验阳性。

3. 试剂与仪器

3.1・试剂

3.1.1　5%酚溶液：取纯酚25 ml，加蒸馏水至500 ml，用力振摇，置37℃温箱内1～2天，待完全溶解后，置棕色瓶内室温保存。

3.1.2　pH试纸。

3.1.3　冰醋酸、1%冰醋酸溶液。

3.1.4　瑞氏染液或瑞吉染液。

3.2・仪器

3.2.1　光学显微镜。

3.2.2　改良Neubauer计数板。

4. 校准

不适用。

5. 质量控制

5.1・脑脊液常规检查的质量控制是以提高实验室内员工脑脊液常规检查结果和实验室间结果一致性为主要目的，应至少包括以下内容。

5.1.1　实验室内部员工比对：实验室应建立颜色和透明度判读、有核细胞计数和细胞形态识别能力比对及教育培训程序，判别标准和执行标准老师的确认管理程序。参见《实验室内比对相关程序》。

5.1.2 实验室间比对：与同等能力实验室进行有核细胞计数比对，每年 2 次，标本总数不少于 10 个（每次比对标本数为单数），比对流程和判别标准参见《临检专业实验室间比对相关程序》。

6. 操作步骤

6.1・标本准备

6.1.1 标本采集：脑脊液主要由临床医师采集，一般行腰椎穿刺，必要时从小脑延髓池或侧脑室穿刺采集。

6.1.2 标本处理

6.1.2.1 脑脊液分别收集，送检标本应分装于 3～4 个无菌容器中，第 1 份做细菌检查，第 2 份做生化检查，第 3 或第 4 份做常规检查。第 3 份为避免凝固，用 EDTA－K_2抗凝的试管收集 2～3 ml，用于常规的细胞计数；第 4 份用干净无添加剂容器收集，用于观察是否自凝。

6.1.2.2 标本采集后无特殊处理要求，立即送检，不超过 1 h。久置可致细胞破坏，影响细胞计数及分类检查，葡萄糖分解使含量降低，还可致病原菌破坏或溶解。病原微生物检验标本须室温条件下运送，以免冷藏致某些微生物死亡。

6.1.3 对不合格标本的处理：因脑脊液标本需行穿刺术获得，为难于获取的标本，患者存在重复穿刺导致创伤和医疗纠纷的风险，所以脑脊液不合格标本处理需参照以下流程进行。

6.1.3.1 对于无条码或无标识等不合格的住院部标本，检验科按程序文件《标本采集与管理的控制程序》与临床沟通并更正，同时按标准分析程序完成检测，待信息匹配后完成报告。

6.1.3.2 对不符合 6.1.2 所规定条款的脑脊液标本（容器错误、量少、凝块、标本存放时间过长或怀疑污染等导致检测结果存在偏离可能）应按标准分析流程尽可能完成检测，并在报告中对可能导致检测结果偏离的因素进行描述，为临床提供参考性报告。

6.2・理学检查

6.2.1 颜色：肉眼观察脑脊液标本颜色，并记录结果。

6.2.2 透明度：观察脑脊液标本透明度，并记录结果。

6.2.3 pH 测定：使用 pH 试纸测定浆膜腔积液酸碱度，并记录结果。

6.3・蛋白质定性试验（可选项）：取试剂 2～3 ml，置小试管内，用毛细滴管滴入脑脊液 1～2 滴，衬以黑背景，立即观察结果。

6.4・脑脊液有形成分分析

6.4.1 有核细胞计数：对澄清的标本可混匀后用滴管直接滴入计数池，计数 10 个大方格内的细胞数，其总和即为每微升脑脊液的细胞数。对浑浊的标本吸 20 μl，加入含 0.38 ml 生理盐水的小试管中，混匀后滴入计数池内，用低倍镜计数四个大方格，乘以 50 即为每微升的细胞总数。最后，将单位换算成“10^6/L”。

6.4.1.1 非血性标本：小试管内滴入冰醋酸 1～2 滴，转动试管，然后倾去冰醋酸，滴加混匀的标本 3～4 滴。数分钟后，混匀充入计数池，按照细胞总数操作中的澄清标本的方法计数。

6.4.1.2 血性标本：对于混浊或血性标本，将混匀脑脊液用1%冰醋酸溶液按血液白细胞计数法稀释后进行计数。为剔除因出血而来的白细胞数，用下式进行校正。

脑脊液白细胞校正数 = 脑脊液白细胞计数值 - 出血增加的白细胞数。

出血增加的白细胞数 = 外周血白细胞数×脑脊液红细胞数/外周血红细胞数。

用白细胞作稀释液，按照细胞总数操作中的浑浊标本的方法计数。

6.4.2 有核细胞分类

6.4.2.1 直接分类法：有核细胞计数后，将低倍镜换为高倍镜，根据细胞核的形态分别计数单个核细胞(包括淋巴细胞和单核细胞)和多核细胞，应数100个有核细胞，并以百分率表示。若有核细胞总数小于10×10^6/L，则可不进行分类计数。

6.4.2.2 染色分类法：如直接分类法不易区分细胞或临床需细胞分类结果时，可将脑脊液离心沉淀，取沉淀物2滴，加正常血清1滴，推片制成均匀薄膜，置室温或37℃温箱内待干，行瑞氏染色后用高倍镜或油镜分类。如见有不能分类的细胞，应请有经验的技术人员复核，并另行描述报告，如脑膜白血病或肿瘤细胞。最好取0.5 ml脑脊液用玻片离心沉淀仪制片后染色分类，可最大限度地获取全部细胞，并保持细胞完整性，脑脊液中找到癌细胞是临床确诊脑膜癌重要手段。

6.4.2.3 有核细胞分类应包括以下细胞。

6.4.2.3.1 淋巴细胞、单核细胞、中性粒细胞、嗜酸性粒细胞。

6.4.2.3.2 巨噬细胞。

6.4.2.3.3 血细胞的原始幼稚形态、淋巴瘤细胞、浆细胞、脉络丛和室管膜细胞，以及纺锤形细胞和疑似恶性细胞(分类不明细胞：如不能识别，应对形态及细胞结构进行描述，报告为未分类细胞，并建议进行流式细胞分析或病理学实验确认)。

6.4.2.4 对脑脊液常规检查中发现的可疑微生物形态做必要的形态学描述和疑似报告，并建议做微生物培养或相关实验进行确认。

6.4.2.5 陈旧性出血的红细胞形态：显微镜检查有无皱缩红细胞，以判断是否有陈旧性出血。显微镜下红细胞皱缩，不仅见于陈旧性出血，在穿刺损伤引起出血时也可见到，因脑脊液渗透压较血浆高所致。

6.4.3 报告方式：本实验室报告应至少包括以下内容：颜色、性状、pH、有核细胞计数、有核细胞分类、皱缩红细胞形态描述。

6.4.4 分析结果的显示与输出

6.4.4.1 检验科报告以纸制报告形式提交各相关科室，电子文档也可通过HIS系统进行传递。

6.4.4.2 单个标本的住院部常规报告时间不超过8 h；急诊报告时间不超过2 h；门诊标本不超过1 h。

7. 结果判断

7.1 · 颜色：正常为无色透明，病理情况下可有不同改变。

7.2・透明度：正常为清澈透明，病理情况下可有不同程度的浑浊。

7.3・蛋白质定性试验：阴性：清晰透明，不显雾状。极弱阳性(±)：微呈白雾状，在黑色背景下，才能看到。阳性：+为灰白色云雾状；2+为白色浑浊；3+为白色浓絮状沉淀；4+为白色凝块。

7.4・有核细胞计数与分类(不适用)。

8. 生物参考区间

8.1・颜色：无色水样液体。

8.2・透明度检查：清晰、透明。

8.3・蛋白定性实验：阴性。成人：(0～8)×10^6/L；儿童：(0～15)×10^6/L；新生儿：(0～30)×10^6/L。

8.4・分类：淋巴细胞：成人40%～80%，新生儿5%～35%；单核细胞：成人15%～45%，新生儿50%～90%；中性粒细胞：成人<6%，新生儿<8%；其他类型有核细胞：不适用。

9. 注意事项

9.1・颜色

9.1.1　将血性脑脊液离心沉淀(1 500 r/min)，如上层液体呈黄色，隐血试验阳性，多为病理性出血，且出血时间已超过4 h，约90%患者为12 h内发生出血；如上层液体澄清无色，红细胞均沉管底，多为穿刺损伤或因病变所致新鲜出血。

9.1.2　显微镜下红细胞皱缩，不仅见于陈旧性出血，在穿刺损伤引起出血时也可见到，因脑脊液渗透压较血浆高所致。

9.2・蛋白定性实验：脑脊液如呈混浊外观，应先离心取上清液检查。如蛋白质浓度过高，应先用生理盐水稀释后再测定。

9.3・有核细胞计数

9.3.1　计数应在标本采集后1 h内完成。如放置过久，细胞会破坏、沉淀或纤维蛋白凝集，导致计数不准确。

9.3.2　细胞计数时，应注意新型隐球菌与白细胞区别。前者不溶于醋酸，加优质墨汁后可见不着色荚膜。

9.3.3　计数板用后应立即清洗，以免细胞或其他成分黏附在计数板上，影响使用。

10. 临床意义

10.1・颜色

10.1.1　红色：常见于蛛网膜下隙出血、脑出血、硬膜下血肿等。要注意以下情况：如将脑脊液离心沉淀，上层液体成黄色，且隐血试验阳性，多为蛛网膜下隙出血；上层液体澄清无色，红细胞均沉管底，多为穿刺损伤出或病变所致的新鲜出血。

10.1.2　黄色：见于陈旧性蛛网膜下隙出血及脑出血、包囊性硬膜下血肿、化脓性脑膜炎、脑膜粘连、脑栓塞；椎管梗阻；脑、脊髓肿瘤及严重的结核性脑膜炎；各种原因引起的重症黄疸；心功能不全、含铁血黄素沉着症、胡萝卜素血症、早产儿等。

10.1.3 米汤样：见于化脓性脑膜炎。

10.1.4 绿色：见于绿脓假单胞菌性脑膜炎、肺炎链球菌和甲型链球菌性脑膜炎、高胆红素血症和脓性脑脊液。

10.1.5 褐色或黑色：见于中枢神经系统的黑色素瘤、黑色素肉瘤等。

10.2 · 透明度

10.2.1 脑脊液中细胞数＞300×10^{6}/L或含大量细菌、真菌时呈不同程度混浊。结核性脑膜炎时呈毛玻璃样浑浊。

10.2.2 化脓性脑膜炎时呈脓性浑浊。

10.2.3 正常脑脊液可因穿刺过程中带入红细胞而呈轻度浑浊。

10.3 · 蛋白质定性试验

10.3.1 正常时多为阴性。

10.3.2 有脑组织和脑膜感染性疾病（如化脓性脑膜炎、结核性脑膜炎、中枢神经系统梅毒、脊髓灰质炎和流行性脑炎等）、蛛网膜下隙出血及蛛网膜下隙梗阻等时常呈阳性反应。

10.3.3 脑出血时多呈强阳性反应，如外伤性血液混入脑脊液中，亦可呈阳性反应。

10.4 · 脑脊液有形成分分析

10.4.1 中枢神经系统病变的脑脊液细胞数可增多，其增多程度及细胞种类与病变性质有关。

10.4.2 中枢神经系统病毒感染、结核性或真菌性脑膜炎时，细胞数可中度增加，常以淋巴细胞为主，早期伴有中性粒细胞及单核细胞。

10.4.3 细菌感染时，如化脓性脑膜炎者细胞数显著增加，早期以中性粒细胞为主。

10.4.4 脑寄生虫病时，可见较多嗜酸性粒细胞。

10.4.5 脑室或蛛网膜下隙出血时，脑脊液内可见多数红细胞、红细胞吞噬细胞及含铁血黄素细胞。

10.4.6 脑膜白血病和脑膜癌时，可见白血病细胞或癌细胞。

参考文献

尚红，王毓三，申子瑜.全国临床检验操作规程[M].4版.北京：人民卫生出版社，2015.

（李炎鑫）

浆膜腔积液常规检查标准操作规程

××医院检验科临检作业指导书		文件编号：××-JYK-LJ-××××
版本：	生效日期：	共 页 第 页

1. 目的

规范浆膜腔积液常规检查过程，确保浆膜腔积液常规检查结果正确、可靠。

2. 原理

2.1・漏出液为非炎症性积液，其形成常见原因为：① 血管内胶体渗透压下降；当血浆白蛋白浓度明显减少时，如肾病伴有蛋白大量丢失、重度营养不良、晚期肝硬化、重症贫血等症，一般血浆白蛋白低于 25 g/L，就有出现浆膜腔积液的可能；② 毛细血管流体静脉压升高；如静脉回流受阻、静脉栓塞、肿瘤压迫、充血性心动功能不全和晚期肝硬化等；③ 淋巴回流受阻如淋巴管被血丝虫阻塞或者淋巴管被肿瘤压迫等，这些胸腔积液和腹水有可能是乳糜样的；④ 水、钠潴留可引起细胞外液增多，常见于晚期肝硬化、充血性心力衰竭和肾病等。

2.2・渗出液多为炎症性积液。炎症时由于病原微生物的毒素、缺氧及炎症介质作用使血管内皮细胞受损，血管通透性增加，以致血管内大分子物质如白蛋白甚至球蛋白和纤维蛋白原都能通过血管壁而渗出，在渗出过程中，还有各种细胞成分的渗出。当血管严重受损时，红细胞也外溢，因此炎性渗出液中含有红细胞也是炎症反应的象征。渗出液产生多为细菌感染所致；少数见于非感染病因，如外伤、血液、胆汁、胰液、胃液等刺激后。此外，恶性肿瘤也可引起类似渗出液的积液。

2.3・理学检查：因漏出液与渗出液产生机制不同，其理学性质如颜色、透明度、凝固性等也有所不同，可通过肉眼和感官方法区别。

2.4・黏蛋白定性试验：渗出液中含大量浆膜黏蛋白，在酸性条件下可产生白色雾状沉淀，即 Rivalta 试验阳性。

2.5・有形成分分析：根据浆膜腔积液中的各种细胞形态特点，通过计算一定体积的浆膜腔液体内细胞数或将标本染色分类计数，计算出浆膜腔积液中各种细胞的数量或百分比。

2.6・寄生虫检验：可将乳糜样浆膜腔积液离心沉淀后，将沉淀物倒在玻片上检查有无微丝蚴。包虫病的胸腔积液可以检查出棘球蚴的头节和小钩。阿米巴病的积液中可以找到阿米巴滋养体。

3. 试剂与仪器

3.1・试剂：冰醋酸、pH 试纸、瑞氏染液或瑞吉染液。

3.2・仪器：光学显微镜、改良 Neubauer 计数板。

4. 校准

不适用。

5. 质量控制

5.1 · 浆膜腔积液常规检查的质量控制是以提高实验室内员工间浆膜腔积液常规检查结果和实验室间结果一致性为主要目的，应至少包括以下内容。

5.1.1 实验室内部员工比对：实验室应建立颜色和透明度判读、浆膜腔积液黏蛋白定性试验、有核细胞计数和细胞形态识别能力比对及教育培训程序，判别标准和执行标准老师的确认管理程序。详见《实验室内比对相关程序》。

5.1.2 实验室间比对：与同等能力实验室进行有核细胞计数比对，每年 2 次，标本总数不少于 10 个(每次比对标本数为单数)。

6. 操作步骤

6.1 · 标本准备

6.1.1 标本采集：浆膜腔积液的采集由临床相关科室医生穿刺获得，放置引流的患者直接从引流管内接取，留取中段液体置于无菌容器内。

6.1.2 标本处理

6.1.2.1 常规检测及细胞学检查留取 2 ml，化学分析留取 2 ml，厌氧培养留取 1 ml，检查抗酸杆菌则留取 10 ml。

6.1.2.2 为防止积液凝固，进行细胞涂片检查应加入 100 g/L EDTA 钾盐进行抗凝处理，每 0.1 ml 抗凝剂可抗凝 6 ml 浆膜腔积液；生化检查及 pH 测定采用肝素抗凝处理；除留取上述标本，还需另留一管不添加抗凝剂，观察有无凝块。

6.1.3 对不合格标本的处理：因浆膜腔积液标本需行穿刺术或引流术获得，为难于获取的标本，患者存在重复穿刺导致创伤和医疗纠纷的风险，所以浆膜腔积液不合格标本处理需参照以下流程进行。

6.1.3.1 对无条码或无标识等不合格的住院部标本，检验科按程序文件《标本采集与管理的控制程序》与临床沟通并更正，同时按标准分析程序完成检测，待信息匹配后完成报告。

6.1.3.2 对不符合 6.1.2 所规定条款的浆膜腔积液标本(容器错误、量少、凝块、标本存放时间过长或怀疑污染等导致检测结果存在偏离可能)应按标准分析流程尽可能完成检测，并在报告中对可能导致检测结果偏离的因素进行描述，为临床提供参考性报告。

6.2 · 理学检查

6.2.1 颜色：肉眼观察浆膜腔积液标本颜色，并记录结果。

6.2.2 透明度：肉眼观察浆膜腔积液标本透明度，并记录结果。

6.2.3 凝固性：倾斜浆膜腔积液试管，肉眼观察有无凝块形成，并记录结果。

6.2.4 pH 测定：使用 pH 试纸测定浆膜腔积液酸碱度，并记录结果。

6.3 · 浆膜腔积液化学检查

6.3.1 浆膜腔积液黏蛋白定性试验：取 100 ml 量筒，加蒸馏水 100 ml，滴入冰醋酸 0.1 ml，充分准匀(pH 3～5)，静止数分钟，将积液靠近量筒液面逐滴轻轻滴下，在黑色背景下，观察白色雾状沉淀发生及其下降速度等。

6.4 · 浆膜腔积液有形成分分析

6.4.1　有核细胞计数

6.4.1.1　有核细胞计数：如果标本内细胞较少，使用附着有冰醋酸的容器破坏穿刺液中的红细胞备用，将处理后穿刺液直接灌入改良牛鲍计数盘计数有核细胞，如果标本内细胞较多，可用血小板稀释液稀释 20 倍后灌入改良牛鲍计数盘计数。

6.4.2　有核细胞分类

6.4.2.1　直接分类法：有核细胞计数后，将低倍镜换为高倍镜，根据细胞核的形态分别计数单个核细胞（包括淋巴细胞和单核细胞）和多核细胞，应数 100 个有核细胞，并以百分率表示。若有核细胞总数$<10\times10^6$/L，则可不进行分类计数。

6.4.2.2　染色分类法：穿刺液应在抽出后立即离心，用沉淀物涂片 3～5 张，也可用细胞玻片离心沉淀收集细胞，以瑞氏或瑞-吉染色法进行分类。恶性肿瘤性积液主要为腺癌，其次为鳞癌、间皮瘤等。漏出液中细胞较少，以淋巴细胞和间皮细胞为主；渗出液中细胞种类较多。

6.4.2.3　有核细胞分类应包括以下细胞。

6.4.2.3.1　淋巴细胞、单核细胞、中性粒细胞、嗜酸性粒细胞。

6.4.2.3.2　巨噬细胞。

6.4.2.3.3　间皮细胞和疑似恶性细胞（分类不明细胞：如不能识别，应对形态及细胞结构进行描述，报告为未分类细胞，并建议进行病理学实验确认）。

6.4.2.4　其他有形成分

6.4.2.4.1　结晶：胆固醇结晶见于脂肪变性的陈旧性胸腔积液、胆固醇性胸膜炎所致积液；伴嗜酸性粒细胞增多时，可见有夏科-莱登结晶。

6.4.2.4.2　病原微生物检查：① 细菌：对怀疑为渗出液的标本，应进行无菌操作离心沉淀后细菌培养和涂片染色检查。临床上可见的细菌有结核杆菌、大肠埃希菌、铜绿假单胞菌等。② 寄生虫及虫卵：积液离心沉淀后，涂片观察有无寄生虫及虫卵。乳糜性积液注意观察有无微丝蚴；包虫病所致的积液中可见到棘球蚴头节；阿米巴病的积液中可见阿米巴滋养体。

6.4.3　报告方式：报告应至少包括颜色、性状、pH 值、有核细胞计数、有核细胞分类、结晶或病原微生物形态描述。

6.4.4　分析结果的显示与输出

6.4.4.1　检验科报告以纸制报告形式提交各相关科室，电子文档也可通过 HIS 系统进行传递。

6.4.4.2　单个标本的住院部常规报告时间不超过 8 h；急诊报告时间不超过 2 h；门诊标本不超过 1 h。

7. 结果判断

浆膜腔积液黏蛋白定性试验：在滴下穿刺液后，如见浓厚白色云雾状沉淀很快地下降，而且形成较长的沉淀物，即 Rivalta 试验阳性；如产生白色浑浊不明显，下沉缓慢，并较快消失者为阴性反应。阴性：清晰不显雾状；可疑（±）：渐呈白雾状。阳性：+呈白雾状；++呈白薄云状；+++呈白浓云状。

8. 生物参考区间

不适用。

9. 注意事项

9.1 · 标本准备

9.1.1　由穿刺取得的标本为防止细胞变性、出现凝块或细菌破坏、自溶等，标本需及时送检，以免积液凝固或细胞破坏使结果不准确。若无法及时送检，可加入 10%酒精置 2～4℃保存，不宜超过 2 h。

9.1.2　检验后标本和容器均需消毒处理。

9.2 · 有形成分分析

9.2.1　计数前，标本必须混匀。

9.2.2　因穿刺损伤血管，可引起血性浆膜腔积液，白细胞计数结果必须校正，以剔除因出血而带来的白细胞，参考脑脊液常规检查有核细胞计数校正方法。

9.2.3　涂片染色分类计数时，离心速度不能太快，否则细胞形态受影响，涂片固定时间不能太长，更不能高温固定，以免细胞皱缩。

10. 临床意义

10.1 · 颜色

10.1.1　通常漏出液呈清亮、淡黄色液体。

10.1.2　红色见于恶性肿瘤、结核病急性期等。

10.1.3　黄色见于各种原因引起的黄疸。

10.1.4　绿色见于铜绿假单胞菌感染。

10.1.5　乳白色见于化脓性感染、胸导管或淋巴管阻塞性疾病。

10.1.6　黑色见于曲霉感染。

10.1.7　棕色或咖啡色见于恶性肿瘤、内脏损伤、出血性疾病、穿刺损伤和阿米巴脓肿破溃入浆膜腔等。

10.1.8　草绿色见于尿毒症引起的心包积液。

10.2 · 透明度：透明度与积液所含细胞、细菌及蛋白质的含量有关。

10.2.1　通常漏出液因含细胞、蛋白质少，无细菌而清晰透明。

10.2.2　渗出被困含细菌、细胞、蛋白质呈不同程度的混浊。

10.3 · 凝固性

10.3.1　渗出液含有纤维蛋白原等凝血因子易自行凝固或有凝块产生。

10.3.2　漏出液不凝固。

10.4 · 酸碱度

10.4.1　通常漏出液 pH 为 7.40～7.50。

10.4.2　降低见于感染性浆膜炎及风湿性疾病等继发性浆膜炎。

10.5 · 浆膜腔积液黏蛋白定性试验

10.5.1　主要用于漏出液和渗出液鉴别，漏出液为阴性，渗出液为阳性。

10.6·脑脊液有形成分分析

10.6.1 通常漏出液<100×10^6/L,渗出液>500×10^6/L。少量红细胞多见于穿刺损伤,对渗出液和漏出液的鉴别意义不大;大量红细胞提示为出血性渗出液,主要见于恶性肿瘤(最常见)、穿刺损伤及肺栓塞等。

10.6.2 中性粒细胞增多(>50%)常见于急性炎症(如类肺炎性胸腔积液)。

10.6.3 淋巴细胞增多(>50%)常见于漏出液、结核、肿瘤、冠状动脉分流术、淋巴增生性疾病和乳糜性积液。

10.6.4 嗜酸性粒细胞增多(>10%)常见于气胸、肺栓塞、外伤性血胸、胸管植入性变态反应、寄生虫病和 Churg Strauss 综合征。

10.6.5 源自实体肿瘤的肿瘤细胞常见于转移性肿瘤。原始细胞常见于造血系统恶性肿瘤。

10.6.6 胆固醇结晶见于陈旧性胸腔积液和胆固醇胸膜炎积液;含铁血黄素颗粒见于浆膜腔出血。

10.6.7 乳糜性积液离心后沉淀物中可查有无微丝蚴;包虫性胸腔积液可查有无棘球蚴头节和小钩;阿米巴性积液可查有无阿米巴滋养体。

参考文献

尚红,王毓三,申子瑜.全国临床检验操作规程[M].4版.北京:人民卫生出版社,2015.

(李炎鑫)

阴道分泌物常规检查标准操作规程

××医院检验科临检作业指导书		文件编号：××- JYK - LJ -××××
版本：	生效日期：	共　页　第　页

1. 目的

规范阴道分泌物常规检查过程，保证阴道分泌物常规检查结果正确、可靠。

2. 原理

2.1 · 阴道分泌物常规检查：对阴道分泌物进行显微镜检查，观察阴道清洁度、滴虫、似酵母样菌，以辅助临床诊断真菌性、滴虫性阴道炎。

2.2 · 过氧化氢检测：标本中过氧化氢经过氧化物酶作用，释放出新生态氧，后者在安替吡啉的存在下，使 N -乙基- N -(2 -羧基- 3 -磺丙基)- 3 -甲基苯胺钠盐氧化，呈现红色或紫红色，呈色深度与过氧化氢浓度成正比。

2.3 · 白细胞酯酶检测：白细胞酯酶通过水解 X -醋酸盐，释放出溴吲哚基，后者在氧存在的条件下呈蓝色，呈色深度与白细胞酯酶活性成正比。

2.4 · 唾液酸酯酶检测：唾液酸酯酶能水解 X -乙酰神经氨酸，释放出溴吲哚基，与重氮盐反应呈红色或紫色，呈色深度与唾液酸酯酶活性成正比。

3. 试剂与仪器

3.1 · 试剂

3.1.1　细菌性阴道病联合测定试剂盒。

3.1.2　10%氢氧化钠或氢氧化钾溶液。

3.1.3　革兰染液。

3.2 · 仪器：光学显微镜。

4. 校准

不适用。

5. 质量控制

5.1 · 阴道分泌物常规检查的质量控制是以提高实验室内员工阴道分泌物常规检查结果和实验室间结果一致性为主要目的，应至少包括以下内容。

5.1.1　实验室内部员工比对：实验室应建立外观、化学检查颜色判读、清洁度、有形成分形态识别能力比对和教育培训程序，判别标准和执行标准老师的确认管理程序。详见《实验室内比对相关程序》。

5.1.2　实验室间比对：与同等能力实验室进行阴道分泌物清洁度比对，每年 2 次，总数不少于 10 个标本(每次为单数标本)，单个标本比对通过判断标准(以比对实验室为标准)：① 清洁度等级结果相差不超过 1 个等级(含 1 个等级)，正常不能为异常，异常不能为正常；② 滴虫/真菌/线索细胞阳性不能为阴性，阴性不能为阳性。实验室间比对通过判断标准：每次比对≥80%单个标本比对通过视为实验室间比对通过。

6. 操作步骤

6.1 · 标本准备

6.1.1 标本采集：由临床医师负责采集。采集容器应清洁，一般采用生理盐水浸湿的棉拭子于阴道深部或阴道后穹隆、宫颈口等处取材。

6.1.2 标本处理：采用生理盐水涂片法观察阴道分泌物，或用生理盐水悬滴法观察滴虫。取得标本后应立即送检。

6.1.3 对不合格标本的处理

6.1.3.1 对无条码或无标识等不合格的住院部标本，检验科按程序文件《标本采集与管理的控制程序》与临床沟通更正，并同时按标准分析程序完成检测，待信息匹配后完成报告。

6.1.3.2 拒收标准：① 标本极少，镜下无法判断；② 标本被污染。按程序文件《不合格标本处理程序》处理，并记录。

6.2 · 理学检查

6.2.1 外观：肉眼观察阴道分泌物标本颜色和表状，并记录结果。

6.2.2 酸碱度：使用 pH 试纸测定阴道分泌物酸碱度，并记录结果。

6.3 · 化学检查：使用细菌性阴道病联合测定试剂盒测定唾液酸酶、过氧化氢和白细胞酯酶，并记录检测结果。

6.4 · 有形成分分析

6.4.1 阴道清洁度：阴道分泌物直接涂片或加少量生理盐水混合后均匀涂片，镜下观察清洁度和有无特殊细胞等。必要时进一步染色观察。

6.4.2 滴虫检查：用生理盐水悬滴法观察滴虫。阴道毛滴虫呈颈宽尾尖倒置梨形，大小为白细胞的 2～3 倍，顶端有鞭毛 4 根，活动最适 pH 为 5.5～6.0，在 25～42℃下运动活泼。

6.4.3 真菌检查：直接涂清洁玻片待干后滴 10%氢氧化钠，以便观察似酵母样菌孢子和菌丝。

6.5 · 线索细胞检查：直接涂清洁玻片待干后，革兰染色，以便观察标本中是否存在线索细胞。

6.6 · 报告方式：应至少包括外观、酸碱度、化学检查和有形成分分析结果。

6.7 · 结果显示与输出：以纸制报告形式提交各相关科室，电子文档也可通过 HIS 系统进行传递，实验室需每年确认 LIS 与 HIS 系统报告数据的一致性。

7. 结果判断

7.1 · 理学检查

7.1.1 外观

7.1.1.1 阴道分泌物正常为白色稀糊状、无气味、量多少不等，与生殖器官充血和雌激素水平有关。

7.1.1.2 近排卵期时量增多，清澈透明、稀薄；排卵期 2～3 天后量少、浑浊、黏稠；月经前期量有增加；妊娠期量较多。

7.1.2　酸碱度：正常阴道分泌物呈酸性，pH 为 4.0～4.5。

7.2 · 阴道分泌物生化检查：过氧化氢浓度阴性，白细胞酯酶活性阴性，唾液酸酶活性阴性。

7.3 · 阴道清洁度：阴道清洁度根据上皮细胞、白细胞、乳酸杆菌和杂菌数量多少分成Ⅰ～Ⅳ度，判定结果见表 5－10。

表 5－10　阴道清洁度判定结果

清洁度	杆　菌	球　菌	上皮细胞	白细胞(或脓细胞)
Ⅰ	多	－	满视野	0～5 个/HP
Ⅱ	中	少	1/2 视野	5～15 个/HP
Ⅲ	少	多	少量	15～30 个/HP
Ⅳ	－	大量	－	>30 个/HP

7.4 · 滴虫：阴性。

7.5 · 线索细胞：阴性。

8. 生物参考区间

不适用。

9. 注意事项

9.1 · 标本准备

9.1.1　月经期间不宜进行阴道分泌物检验。

9.1.2　检测完毕的标本须按潜在生物危害物处理。

9.2 · 阴道清洁度

9.2.1　育龄期妇女阴道清洁度与性激素分泌变化有关，排卵前期阴道趋于清洁，卵巢功能不足或病原体侵袭时，阴道感染杂菌，清洁度下降，因此阴道清洁度检查的最佳时间为排卵期。

9.2.2　所用玻片须洁净，生理盐水新鲜，标本应避免污染。涂片应均匀，对可疑阳性标本或与临床诊断不符时应复查。

10. 临床意义

10.1 · 外观

10.1.1　阴道分泌物外观呈脓性、黄色或黄绿色、味臭，多见于滴虫性或化脓性阴道炎等。

10.1.2　呈脓性泡沫状，多见于滴虫性阴道炎。

10.1.3　呈豆腐渣样，多见于真菌性阴道炎。

10.1.4　呈黄色水样，多见于子宫黏膜下肌瘤、宫颈癌、输卵管癌等引起的组织变性坏死。

10.1.5　呈血性伴特殊臭味多见于恶性肿瘤、宫颈息肉、老年性阴道炎、慢性宫颈炎及使用宫内节育器不良反应等。

10.1.6　呈灰白色、奶油状和稀薄均匀状，多见于细菌性阴道病，如阴道加德纳菌感染；呈无色透明黏液性状，见于应用雌激素后和卵巢颗粒细胞瘤。

10.2 · 酸碱度：增高见于各种阴道炎、幼女和绝经后的妇女。

10.3 · 化学检查

10.3.1　过氧化氢反映阴道分泌物中有益菌的多少，阴性表明乳酸杆菌多，阳性表明阴道环境可能处于病理或亚健康状态。

10.3.2　白细胞酯酶反映阴道分泌物中白细胞的多少，阳性表明白细胞>15 个/HP，可能有阴道炎。

10.3.3　唾液酸酶阳性可能与细菌性阴道病、生殖道肿瘤或其他炎症等有关。

10.4 · 有形成分分析

10.4.1　阴道清洁度：清洁度在Ⅰ～Ⅱ度为正常；Ⅲ度提示阴道炎、宫颈炎等；Ⅳ度提示炎症加重，如滴虫性阴道炎、淋球菌性阴道炎、细菌性阴道病等。单纯不清洁，且无滴虫和真菌者，可见于细菌性阴道病。

10.4.2　滴虫检查：发现滴虫是滴虫性阴道炎的诊断依据。

10.4.3　真菌检查：发现真菌是真菌性阴道炎的诊断依据。

10.4.4　线索细胞检查：发现线索细胞是细菌性阴道病的诊断依据。

参考文献

尚红，王毓三，申子瑜.全国临床检验操作规程[M].4 版.北京：人民卫生出版社，2015.

（李炎鑫）

前列腺液常规检查标准操作规程

××医院检验科临检作业指导书		文件编号：××-JYK-LJ-××××
版本：	生效日期：	共　页　第　页

1. 目的

为前列腺液常规检验提供标准化操作程序文件，确保检验质量。

2. 原理

通过显微镜对前列腺液进行检验，观察卵磷脂小体、白细胞、红细胞等有形成分，以辅助诊断前列腺炎及疗效观察。

3. 试剂与仪器

3.1 · 试剂：不适用。

3.2 · 仪器：光学显微镜。

4. 校准

不适用。

5. 质量控制

前列腺液检验质量控制以提高实验室内员工间检验结果一致性为主要目的，实验室应建立理学检验、酸碱度、有形成分形态识别和等级的能力比对及教育培训程序，判别标准和执行标准老师的确认管理程序。详见《实验室内比对相关程序》。

6. 操作步骤

6.1 · 标本准备

6.1.1　标本采集

6.1.1.1　采集标本前禁欲3天；若一次采集失败或检查结果为阴性但临床指征明确者，可于3～5天后复查。

6.1.1.2　前列腺液标本由临床医师行前列腺按摩术采集。前列腺按摩指征要明确，一般用于慢性前列腺炎症；疑有前列腺急性炎症、水肿、结核或肿瘤且压痛明显者，应慎重采集标本。按摩时用力要均匀适当，并按一定方向进行，避免因反复强力按压造成不必要的损伤。

6.1.2　标本处理：将前列腺液标本采集于清洁玻片上，采集时应弃去流出的第一滴前列腺液，并立即送检，无其他特殊处理。

6.1.3　对不合格标本的处理

6.1.3.1　无条码或无标识等不合格的住院部标本，检验科按程序文件《标本采集与管理的控制程序》与临床沟通更正，并同时按标准分析程序完成检测，待信息匹配后完成报告。

6.1.3.2　拒收标准：① 标本极少，镜下无法判断；② 标本干涸；③ 标本污染。按程序文件《不合格标本处理程序》处理，并记录。

6.2 · 理学检查

6.2.1 外观：肉眼观察前列腺液表观，包括颜色和透明度，颜色以乳白色、黄色或红色等报告；透明度以稀薄、浑浊、黏稠或脓性黏稠报告，并记录结果。

6.2.2 酸碱度：使用 pH 试纸测前列腺液酸碱度，并记录结果。

6.3 · 前列腺液有形成分分析（直接涂片法）

6.3.1 制备涂片：在检测完酸碱度后，将玻片上新鲜前列腺液尽可能涂抹均匀或加盖玻片备用。

6.3.2 显微镜观察：先低倍镜观察全片，再用高倍镜观察 10 个视野内的卵磷脂小体、白细胞、红细胞、前列腺颗粒细胞、精子、上皮细胞等有形成分。卵磷脂小体：呈圆球形或卵圆形，折光性强，大小不均，多大于血小板，在正常前列腺液涂片中均匀分布，布满视野。

6.4 · 报告方式：应至少包括外观、酸碱度、有形成分分析结果。

6.5 · 分析结果的显示与输出：检验科报告以纸质报告形式提交各相关科室，电子文档可通过 HIS 系统进行传递，实验室需每年确认 LIS 与 HIS 系统报告数据的一致性。

7. 结果判断

7.1 · 理学检查

7.1.1 外观：呈乳白色、不透明、稀薄、有光泽。

7.1.2 酸碱度：弱酸性，pH 为 6.3～6.5。

7.2 · 有形成分分析

7.2.1 正常人卵磷脂小体均匀分布且布满视野。

7.2.2 白细胞<10 个/高倍视野。

7.3.3 红细胞<5 个/高倍视野。

7.2.4 前列腺颗粒细胞 0～1 个/高倍视野。

7.2.5 如找到精子、上皮细胞等其他有形成分应如实报告。

8. 生物参考区间

不适用。

9. 注意事项

接到标本后立即镜检，时间过长致标本干涸影响形态检查。

10. 临床意义

10.1 · 外观

10.1.1 颜色和透明度黄色、浑浊、黏性浓稠的前列腺液多由前列腺炎、精囊炎等化脓性感染所致。

10.1.2 红色提示存在出血，多见于精囊炎、前列腺炎、前列腺结核或恶性肿瘤，临床医师进行前列腺按摩时用力过重也可导致血性前列腺液。

10.2 · 酸碱度：75 岁以上者 pH 可略升高，如混入较多精囊液时，其 pH 亦可升高。

10.3 · 前列腺液有形成分分析

10.3.1 卵磷脂小体：前列腺炎时卵磷脂小体数量减少、聚集成堆或不均匀分布，严重时被吞噬细胞吞噬，从而减少甚至消失。

10.3.2 白细胞增多：见于急、慢性前列腺炎。

10.3.3 红细胞增多：见于前列腺炎、前列腺结石及前列腺癌等。若前列腺按摩过度，也可出现数量不等的新鲜红细胞。

10.3.4 前列腺颗粒细胞增多：见于老年人、前列腺炎等。

10.3.5 淀粉样小体：正常前列腺液中可见，随年龄增长而数量增多，一般无特殊临床意义。

10.3.6 其他前列腺癌时，可见癌细胞。前列腺炎时，可找到细菌；滴虫感染者亦可找到滴虫。

参考文献

尚红，王毓三，申子瑜.全国临床检验操作规程[M].4 版.北京：人民卫生出版社，2015.

（李炎鑫）

精液常规检查标准操作规程

××医院检验科临检作业指导书		文件编号：××-JYK-LJ-××××
版本：	生效日期：	共　页　第　页

1. 目的

为精液常规检验提供标准化操作程序文件，确保检验结果正确、可靠。

2. 原理

2.1・通过观察记录精液理学指标包括精液量、颜色、透明度、黏稠度、液化状态和酸碱度；显微镜检查包括精子存活率、活动率、活动力、计数和形态观察，用于男性生殖系统功能评估与临床相关疾病辅助诊断。

2.2・精子存活率：通过检测膜的完整性来评价，常用染料拒染法来鉴别细胞膜完整的精子，从而得出活精子的百分率。

2.3・精子活动率：保温条件下，观察精液中活动精子数占总精子数比率。

2.4・精子活动力：保温条件下，使用显微镜观察精子活动能力，以精子活动力等级系统评估精子运动能力。

3. 试剂与仪器

3.1・试剂

3.1.1　5 g/L 伊红 Y 染色液：伊红 Y 0.5 g，加 9 g/L 生理盐水至 100 ml。

3.1.2　精子稀释液：碳酸氢钠 5 g，40%甲醛溶液 1 ml，蒸馏水 100 ml，待完全溶解过滤后使用。

3.1.3　改良巴氏染色液。

3.1.4　pH 试纸。

3.2・仪器：光学显微镜。

4. 校准

不适用。

5. 质量控制

以提高实验室内员工间检验结果一致性为主要目的，建立理学检验、酸碱度、精子存活率、精子活动力、精子计数和精子形态识别的能力比对和教育培训程序，判别标准和执行标准老师的确认管理程序。详见《实验室内比对相关程序》。

6. 操作步骤

6.1・标本准备

6.1.1　标本采集

6.1.1.1　采样前禁欲时间为 2～7 天。如需多次采集标本，每次禁欲时间天数均应尽可能一致。3 个月内至少应检查 2 次，2 次间隔时间应>7 天，但不超过 3 周。

6.1.1.2　应提供患者关于精液标本采集的清晰的书面和口头指导，应强调精液标本采集必须完整，应要求患者告知精液标本是否有部分丢失的情况。

6.1.1.3　使用一次性无菌有盖刻度容器收集精液。仅在特殊情况下，可使用专门为采集精液设计的无毒性避孕套来采集标本。

6.1.1.4　容器应保持在 20～37℃环境中，并尽快送检。容器必须注明患者姓名和(或)识别号(标本号或条码)、标本采集日期和时间。

6.1.1.5　应将一次射精精液全部送检。如标本不完整，应在检验报告中注明。

6.1.2　标本处理：收到标本记录留取时间后，应立即加盖保存于 37℃环境中观察液化时间。

6.1.3　不合格标本的处理

6.1.3.1　对于无条码或无标识等不合格的住院部标本，检验科按程序文件《标本采集与管理的控制程序》与临床沟通更正，并同时按标准分析程序完成检测，待信息匹配后完成报告。

6.1.3.2　拒收标准：① 标本极少；② 标本干涸；③ 标本延迟送检；④ 标本污染。按程序文件《不合格标本处理程序》处理，并记录。

6.2・理学检查

6.2.1　精液外观：肉眼观察精液表观(颜色和均质性)，并记录结果。

6.2.2　精液量：直接从刻度上读取精液体积(精确到 0.1 ml)，并记录结果，不推荐将精液吸到移液管或注射器，或倒入量筒来测量体积。

6.2.3　黏稠度：精液液化后，将清洁玻棒或一次性清洁竹签插入标本，提起玻棒或竹签，观察拉丝长度，并记录结果。

6.2.4　液化时间：精液射到收集容器后很快呈现典型的半固体凝胶的团块。通常，在室温或 37℃孵箱内，几分钟精液开始液化(变得稀薄)，检验者观察并记录精液标本自采集到完全液化的时间。

6.2.5　酸碱度：在精液液化后或不液化状态超出实验室规定时间范围后，使用 pH 试纸测定(测定范围 6.0～10.0)测试精液标本的 pH 值。

6.3・精液有形成分分析

6.3.1　精子存活率和活动率测定

6.3.1.1　精子存活率：① 在载玻片上加新鲜精液和伊红 Y 染色液各 1 滴，混匀后加上盖玻片，30 s 后在高倍镜下观察活精子头部呈白色或淡粉红色不着色，死精子头部呈红色或暗粉红色；② 计数 200 个精子，计算未着色(活精子)的百分率。

6.3.1.2　精子活动率：取新鲜标本混匀后，在温玻片上用高倍镜观察 100 个精子，计数活动精子与不活动精子的比例，计算精子活动的百分率。

精子活动率 = 活动精子数/(活动精子数 + 不活动精子数)×100%

6.3.2　精子活动力测定：取充分混匀精液标本 10 μl 制片，在高倍视野下观察约 200 个精子，并进行分级，首先计数前向运动(PR)和非前向运动(NP)精子，随后在同一视野内计数不活动(IM)精子。

精子总活动率 = (PR 精子 + NP 精子)/(PR 精子 + NP 精子 + IM 精子)×100%

前向运动(PR)精子率 = PR 精子/(PR 精子 + NP 精子 + IM 精子)×100%

6.3.3 精子计数

6.3.3.1 于小试管内加精子稀释液 0.38 ml，取液化精液 20 μl，加入稀释液内混匀。

6.3.3.2 充分摇匀后，滴入改良 Neubauer 计数板的计数池内，静置 1～2 min，待精子下沉后，以精子头部作为基准进行计数。

6.3.3.3 如每个中央中方格内精子少于 10 个，应计数所有 25 个中方格内的精子数。

6.3.3.4 如每个中央中方格内精子在 10～40 个，应计数 10 个中方格内的精子数。

6.3.3.5 如每个中央中方格内精子多于 40 个，应计数 5 个中方格内的精子数。

6.3.4 精子形态观察

6.3.4.1 在载玻片上滴 1 滴精液，约 5～20 μl，采用推片法制片。

6.3.4.2 将涂片浸入 95%酒精固定至少 15 min 后做巴氏染色。

6.3.4.3 在油镜下观察，至少计数 200 个精子，记录正常和异常精子的数量，计算正常和异常精子比率。

6.4 · 报告方式：至少应包括精液理学检查、有形成分分析结果。

6.5 · 分析结果显示与输出：检验科报告以纸制报告形式提交各相关科室，电子文档可通过 HIS 系统进行传递，实验室需每年确认 LIS 与 HIS 系统报告数据的一致性。

7. 结果判断

7.1 · 理学检查

7.1.1 精液外观：正常精液外观呈均质性、灰白色。

7.1.2 精液量：正常一次射精精液量为 1.5～6.8 ml。

7.1.3 黏稠度：正常精液形成不连续的小滴，拉丝长度<2 cm。

7.1.4 液化时间：通常在室温或 37℃孵箱内，几分钟精液即开始液化(变得稀薄)，精液标本在 15 min 内常完全液化，很少超过 60 min。

7.1.5 酸碱度：正常精液 pH 为 7.2～8.0(平均 7.8)。

7.2 · 精液有形成分分析

7.2.1 精子存活率 58%～91%(标本采集后 30～60 min 内)。

7.2.2 精子活动力测定

7.2.2.1 前向运动(PR)：精子主动地呈直线或沿一大圆周运动，不管其速度如何。

7.2.2.2 非前向运动(NP)：所有其他非前向运动的形式，如小圆周泳动、尾部动力几乎不能驱使头部移动或只能观察到尾部摆动。

7.2.2.3 不活动(IM)：精子没有运动。

7.2.3 精子计数：用改良牛鲍计数板计数的精子数计算精液中精子浓度。

$$精子数=\frac{计数结果}{计数中方格数}\times 25\times \frac{1}{计数池高度}\times 20\times 10^{3}/ml$$
$$=\frac{计数结果}{计数中方格}\times \frac{1}{计数池高度}\times 5\times 10^{5}/ml$$

7.2.4 精子形态观察：评估精子正常形态时应采用严格标准，精子包括头、颈、中段、主段和末段，而光镜下可认为精子是由头（和颈）和尾（中段和主段）组成。只有头和尾部正常的精子才认为是正常的。精子头的形状必须是椭圆形，顶体区清晰可辨，占头部的 40%～70%，顶体区没有大空泡，并且不超过 2 个小空泡，空泡大小不超过头部的 20%，顶体后区没有任何空泡；中段细长规则，约与头部长度相等，中段主轴应与头部长轴成一条直线，当残留胞质超过精子头大小 1/3 时认为是残留胞质过量；主段应比中段细，均一，长约 45 μm，尾部应没有显示鞭毛折断的锐利折角，主段可自身卷曲成环状。

所有形态学处于临界状态的精子均列为异常。异常精子可有：① 头部缺陷：大头、小头、锥形头、梨形头、圆头、无定形头、有空泡头、顶体过小头或过大、双头等；② 颈段和中段缺陷：颈部弯曲、中段非对称地接在头部、粗的或不规则段、异常细的中段等；③ 主段缺陷：短尾、多属、发卡形尾、尾部断裂、尾部弯曲、尾部宽度不规则、尾部卷曲等，有时，可见残留胞质过量现象。

8. 生物参考区间

8.1 · 理学检查

8.1.1 精液外观：正常精液外观呈均质性、灰白色。

8.1.2 精液量：正常一次射精精液量为 1.5～6.8 ml。

8.1.3 黏稠度：正常精液形成不连续的小滴，拉丝长度<2 cm。

8.1.4 液化时间：精液标本在 15 min 内常完全液化，很少超过 60 min。

8.1.5 酸碱度：正常精液 pH 为 7.2～8.0（平均 7.8）。

8.2 · 精液有形成分分析

8.2.1 精子存活率：精子存活率 58%～91%（标本采集后 30～60 min 内）。

8.2.2 精子活动力测定：精子总活动力（PR+NP）40%～78%，前向运动 2%～72%。

8.2.3 精子计数：精子计数（15～213）$\times 10^{6}$/ml，精子总数（39～802）$\times 10^{6}$/次。

8.2.4 精子形态观察：正常形态精子 4%～44%（异常精子应少于 20%，如超过 20%为不正常）。

9. 注意事项

9.1 · 标本处理：精液可能含 HBV、HIV、疱疹病毒等，故标本和用过的器材应按潜在生物危害物进行处理。

9.2 · 精子存活率和活动率测定

9.2.1 标本应注意保暖，宜在保温镜台上进行观察。如室温低于 10℃时，应将标本先放入 37℃温育 5～10 min 后镜检。

9.2.2 精子湿片检查若不活动精子过多，应采用体外活体染色法观察活精子数进行确证。湿片法和染色法操作简单，适合临床初筛检查。

9.3 · 精子活动力测定：受许多因素影响，如精液离体时间、环境温度、液化程度等。因此，最好在排精后尽快检查，尽可能在37℃环境中测定。

9.4 · 精子计数

9.4.1 出现一次异常结果，应间隔1周复查，反复检查2次以上方能得出比较正确结果。

9.4.2 如低倍镜、高倍镜检查均无精子，应将精液离心沉淀后再次涂片检查，如2次均无精子，报告“无精子”。

9.4.3 因统计学上符合泊松分布规律，为减少取样误差，必须计数足够数量的精子，最好计数400个以上的精子，使计数精子密度能达到5%。

10. 临床意义

10.1 · 精液外观

10.1.1 精子浓度非常低时，精液略显透明。

10.1.2 有红细胞时(血精)精液呈红褐色，黄疸患者和服用维生素或药物者的精液可呈黄色。

10.2 · 精液量

10.2.1 精液量减少见于射精管阻塞、先天性双侧输精管缺如或精囊腺发育不良，也可能是采集问题、不完全逆行射精或雄激素缺乏。

10.2.2 精液量增多见于附性腺活动性炎症。

10.3 · 黏稠度：黏稠度增加干扰精子活力、精子浓度、精子表面抗体和生化标志物的检测。

10.4 · 液化时间

10.4.1 若液化时间超过60 min则为异常，应做记录。

10.4.2 正常液化的精液标本可能含有不液化的胶冻状颗粒，无任何临床意义。

10.5 · 酸碱度

10.5.1 pH<7.0并伴有精液量减少和精子数量少，可能存在射精管阻塞、先天性双侧输精管缺如或精囊腺发育不良。

10.5.2 pH增高不能提供有用的临床信息。

10.6 · 精子存活率和活动率测定

10.6.1 精子存活率与活动率主要用于男性不育症检查，两者降低示男性生育力下降。

10.6.2 精子活动率降低可见于精索静脉曲张，淋病、梅毒等生殖系统感染，高温环境、放射线等物理因素，应用某些抗代谢药、抗疟药、雌激素等，存在抗精子抗体等免疫因素。

10.6.3 精子活动率低于40%可致不育。

10.7 · 精子活动力测定

10.7.1 前向精子活动力的程度与妊娠率相关。精子活动力减低见于精索静脉曲张，生殖系统非特异性感染，应用某些抗代谢药、抗疟药、雌激素等。

10.7.2 精子活动力是评估男性生育能力的重要指标。

10.8・精子计数

10.8.1 每次射精的精子数与妊娠时间有关，并且可预测受孕。

10.8.2 精子总数可以衡量睾丸产生精子的能力和男性输精管道畅通的程度。

10.8.3 精液中精子浓度与受精率和妊娠率相关，精子数量受精囊腺和前列腺分泌液量的影响，不是衡量睾丸功能的特异性指标。

10.9・精子形态观察：异常精子增多见于感染、外伤、高温、放射线、乙醇中毒、药物、工业废物、环境污染、激素失调或遗传因素导致睾丸异常、精索静脉曲张等。

参考文献

尚红，王毓三，申子瑜.全国临床检验操作规程[M].4 版.北京：人民卫生出版社，2015.

（李炎鑫）

第六章
检验程序性能验证标准操作规程

第一节 · 显微镜检验人员比对标准操作规程 / 274

第二节 · 仪器性能验证标准操作规程 / 282

外周血细胞形态学检验人员比对程序

××医院检验科临检作业指导书		文件编号：××-JYK-LJ-××××
版本：	生效日期：	共　页　第　页

1. 目的

规范人员比对程序，保证不同人员之间外周血细胞形态检查结果的可比性和一致性。

2. 范围

2.1·适用人员：所有出具血液常规检验报告的检验人员。

2.2·适用项目

2.2.1　红细胞：正常红细胞、异常红细胞（如大小异常、形态异常、血红蛋白含量异常、结构及排列异常等）。

2.2.2　白细胞：正常白细胞（中性杆状核粒细胞、中性分叶核粒细胞、嗜酸性粒细胞、嗜碱性粒细胞、淋巴细胞和单核细胞）、异常白细胞（如幼稚细胞、中性粒细胞毒性变化、Auer小体、中性粒细胞核象变化、中性粒细胞形态的异常、与遗传因素有关的中性粒细胞畸形及淋巴细胞形态异常等）。

2.2.3　血小板：正常血小板、异常血小板（如血小板大小异常、形态异常及聚集性和分布异常等）。

2.2.4　寄生虫：如疟原虫、微丝蚴、弓形虫及锥虫等。

3. 职责

形态学检验主管（临检组长）制定外周血细胞形态学检查人员比对标准操作规程，选择合适的血涂片标本，定期组织人员间检验结果比对。

4. 程序

4.1·比对频率：至少每年2次。

4.2·比对方案一

4.2.1　比对标本：选取至少5份标本制成血涂片并编号。5份标本中至少有1份标本含中性分叶核粒细胞、中性杆状核粒细胞、淋巴细胞、单核细胞、嗜酸性粒细胞、嗜碱性粒细胞；有1份含反应性淋巴细胞；有1份含有核红细胞，有1份含未成熟白细胞。

4.2.2　允许范围：由2位资质较深的检验人员按照参考方法和步骤，对每张血涂片分析200个细胞，以两位检验人员结果的均值作为靶值。

4.2.3　结果记录：记录参加比对人员分类结果。

4.2.4　报告方式：白细胞分类计数结果以百分率表示，有核红细胞结果以每100个白细胞计数中见到几个表示。

4.2.5　结果判断：按99%可信区间得到参照结果可信范围。结果与可信范围比较，在可信范围下限和上限范围内判为合格，超出范围判为不合格（标准见表6-1）。

表 6-1 常用可信区间工作表(由 SEp 导出 99%可信限)

细胞(%)	p	q	SEp	99%下限	99%上限
0	0	0	0.00	0	0
1	1	99	0.70	0	3
2	2	98	0.99	0	5
3	3	97	1.21	0	6
4	4	96	1.39	0	8
5	5	95	1.54	1	9
6	6	94	1.68	2	10
7	7	93	1.80	2	12
8	8	92	1.92	3	13
9	9	91	2.02	4	14
10	10	90	2.12	5	15
15	15	85	2.52	9	21
20	20	80	2.83	13	27
25	25	75	3.06	17	33
30	30	70	3.24	22	38
35	35	65	3.37	26	44
40	40	60	3.46	31	49
45	45	55	3.52	36	54
50	50	50	3.54	41	59
55	55	45	3.52	46	64
60	60	40	3.46	51	69
65	65	35	3.37	56	74
70	70	30	3.24	62	78
75	75	25	3.06	67	83
80	80	20	2.83	73	87
85	85	15	2.52	79	91
90	90	10	2.12	85	95
95	95	5	1.54	91	99
100	100	0	0.00	100	100

4.2.6 符合率要求：比对人员与参照人员结果符合率达 80%以上为合格。若存在显著差别，则需对比对人员进行培训，直至比对合格。

4.3·比对方案二

4.3.1 比对标本：准备 50 张来自国家或省临检中心室间质评或经典教材的血涂片。

4.3.2 比对方案：组织血液学实验室工作人员，以幻灯片的形式，每 30 s 放一张图片，经工作人员识别后，记录识别结果。

4.3.3 结果统计：由组长收集每个人员的识别结果，并进行审核，给出每个比对人员的符合率。

4.3.4 结果判断：要求每个比对人员的符合率≥80%。若存在不合格，则需进行培训，直至比对合格。

4.4·白细胞/血小板计数手工计数比对

4.4.1 比对标本：选择5份临床标本，2份正常，3份异常。

4.4.2 比对方案：由工作人员严格按照标准操作程序进行白细胞和血小板计数。

4.4.3 结果统计：以两位资质较深检验人员结果的均值作为靶值，对其余人员的结果进行统计分析，要求偏差≤20%。对工作人员的结果进行统计，并给出参与人员的成绩。

4.4.4 结果判断：要求每个比对人员标本符合率≥80%为合格。若存在不合格，则需进行培训，直至比对合格。

参考文献

尚红，王毓三，申子瑜.全国临床检验操作规程[M].4版.北京：人民卫生出版社，2015.

（崔 玲）

尿有形成分形态学检验人员比对程序

××医院检验科临检作业指导书		文件编号：××-JYK-LJ-××××
版本：	生效日期：	共　页　第　页

1. 目的

建立尿有形成分形态学的比对程序，保证不同人员之间尿有形成分检查结果的可比性和一致性。

2. 范围

2.1・适用人员：所有出具尿液常规检验报告的检验人员。

2.2・适用项目：红细胞、白细胞、鳞状上皮细胞、肾小管上皮细胞、移行上皮细胞、吞噬细胞；宽管型、细胞管型、脂肪管型、颗粒管型、透明管型、蜡样管型、白细胞管型；细菌、寄生虫、真菌；无定型结晶、草酸钙结晶、胆固醇结晶、胱氨酸结晶、三联磷酸盐结晶、尿酸结晶、胆红素结晶、络氨酸结晶、尿酸胺结晶；污染物、黏液丝、精子。

3. 职责

形态学检验主管(临检组长)制定尿有形成分形态学检查人员比对标准操作规程，选择合适的尿液标本，定期组织人员间检验结果比对。

4. 程序

4.1・比对频率：至少每年 2 次。

4.2・比对方案一

4.2.1　比对标本选择：至少选取 5 份不同浓度水平、不同有形成分的尿液标本。

4.2.2　比对标准：以两位资质较深检验人员结果的均值作为靶值。

4.2.3　结果记录：记录参加比对人员的检查结果。

4.2.4　报告方式：细胞按 10 个高倍镜视野最低到最高报告细胞数，管型按 20 个低倍镜视野最低到最高报告管型数，结晶和细菌等按阴性和阳性等级报告。

4.2.4.1　WBC/HP 分为 6 个量级：0～2，2～5，5～10，10～25，25～50，50～100。

4.2.4.2　RBC/HP 分为 6 个量级：0～2，2～5，5～10，10～25，25～50，50～100。

4.2.4.3　CAST/LP 分为 4 个量级：0～2，2～5，5～10，＞10。

4.2.4.4　EC/LP 分为 4 个量级：0～5，5～20，20～100，＞100。

4.2.4.5　结晶、细菌等其他尿有形成分：－，1＋，2＋，3＋，4＋。

4.2.5　比对结果判断：红细胞和白细胞阴性不能变阳性，阳性不能变阴性，阳性偏差不超过一个量级，其他尿有形成分类型一致为符合。

4.2.6　比对符合率要求：比对人员与参照人员标本的结果符合率达 80％以上为合格。若存在不合格，则需进行培训，直至比对合格。

4.3・比对方案二

4.3.1 比对标本：准备50幅体液图片。图片可来自国家或省临检中心室间质评体液图片(包括尿液有形成分、寄生虫、浆膜腔液等体液形态学图片)；实验室留取的典型临床标本图片；亦可从体液形态学图谱中选取典型图片。体液学检验形态学识别要求可参照CNAS-CL02-A002《医学实验室质量和能力认可准则在体液学检验领域的应用说明》。

4.3.2 比对方案：以幻灯片的形式，每30 s放一张图片，共50张图片。经工作人员识别后，记录识别结果。

4.3.3 结果统计：由专业组长收集每个人员的识别结果，给出每个比对人员的符合率。

4.3.4 比对合格标准：要求符合率≥80%为合格。若存在不合格，则需进行培训，直至比对合格。

参考文献

尚红，王毓三，申子瑜.全国临床检验操作规程[M].4版.北京：人民卫生出版社，2015.

（崔　玲）

粪便标本形态学检验人员比对程序

××医院检验科临检作业指导书		文件编号：××-JYK-LJ-××××
版本：	生效日期：	共 页 第 页

1. 目的

建立粪便标本形态学检验人员比对程序，保证不同人员之间粪便残渣检查结果的可比性。

2. 范围

2.1・适用人员：所有出具粪便常规检验报告的检验人员。

2.2・适用项目：红细胞、白细胞、巨噬细胞、肠黏膜上皮细胞、肿瘤细胞；夏科-莱登结晶、细菌、真菌；寄生虫及虫卵等。

3. 职责

形态学检验主管（临检组长）制定粪残渣形态学检查人员比对标准操作规程，选择合适的粪便标本，定期组织人员间检验结果比对。

4. 程序

4.1・比对频率：至少每年2次。

4.2・比对标本选择：至少选取5份不同浓度水平、不同粪便残渣的粪便标本。

4.3・结果记录：记录参加比对人员的检查结果。

4.4・报告方式

4.4.1　细胞按10个高倍镜视野最低到最高报告细胞数，分为6个量级：0～2/HP，2～5/HP，5～10/HP，10～25/HP，25～50/HP，50～100/HP。

4.4.2　细菌、真菌、寄生虫等其他粪便残渣：－，1＋，2＋，3＋，4＋。

4.5・比对结果判断：以两位资质较深检验人员结果的均值作为靶值。红细胞和白细胞阴性不能变阳性，阳性不能变阴性，阳性偏差不超过一个量级，其他粪便残渣形态类型一致为符合。

4.6・比对符合率要求：要求每个比对人员标本符合率≥80%为合格。若存在不合格，则需进行培训，直至比对合格。

参考文献

尚红，王毓三，申子瑜.全国临床检验操作规程[M].4版.北京：人民卫生出版社，2015.

（崔　玲）

体液标本形态学检验人员比对程序

××医院检验科临检作业指导书		文件编号：××-JYK-LJ-××××
版本：	生效日期：	共 页 第 页

1. 目的

建立体液标本形态学检验人员比对程序，保证不同人员之间各类体液标本形态学检查结果的可比性和一致性。

2. 范围

2.1 · 适用人员：所有出具体液标本形态检验报告的检验人员。

2.2 · 适用项目

2.2.1 脑脊液中的有形成分：淋巴细胞、单核细胞、中性粒细胞、新型隐球菌。

2.2.2 浆膜腔积液中的有形成分：中性粒细胞、淋巴细胞、单核细胞、嗜酸性粒细胞、嗜碱性粒细胞、巨噬细胞、间皮细胞。

2.2.3 关节腔积液中的有形成分：中性粒细胞、淋巴细胞、单核细胞、组织细胞、滑膜细胞、RA 细胞、LE 细胞。

2.2.4 支气管肺泡灌洗液中的有形成分：中性粒细胞、淋巴细胞、嗜酸性粒细胞、巨噬细胞、红细胞、细胞碎片。

2.2.5 其他体液中的有形成分：红细胞、白细胞、细菌、真菌、寄生虫或虫卵。

3. 职责

形态学检验主管(临检组长)制定体液有形成分形态学检查人员比对标准操作规程，选择合适的体液标本，定期组织人员间检验结果比对。

4. 程序

4.1 · 比对频率：至少每年 2 次。

4.2 · 比对标本选择：至少选取 5 份不同浓度水平、不同有形成分的体液标本。

4.3 · 结果记录：记录参加比对人员的检查结果。

4.4 · 报告方式

4.4.1 细胞按 10 个高倍镜视野下最低到最高报告细胞数，分为 6 个量级：0～2/HP，2～5/HP，5～10/HP，10～25/HP，25～50/HP，50～100/HP。

4.4.2 细菌、真菌、寄生虫等其他体液有形成分：－，1＋，2＋，3＋，4＋。

4.5 · 比对结果判断：以两位资质较深检验人员的结果作为标准。红细胞和白细胞阴性不能变阳性，阳性不能变阴性，阳性偏差不超过一个量级，其他体液有形成分形态类型一致为符合。

4.6 · 比对符合率要求：要求每个比对人员标本符合率≥80％为合格。若存在不合格，则需进行培训，直至比对合格。

参考文献

尚红，王毓三，申子瑜. 全国临床检验操作规程[M]. 4版. 北京：人民卫生出版社，2015.

（崔　玲）

全自动血液分析仪性能验证程序

××医院检验科临检作业指导书		文件编号：××-JYK-LJ-××××
版本：	生效日期：	共　页　第　页

1. 目的

规范全自动血液分析仪的性能验证过程，确认检测系统的分析性能符合临床要求，以保证检验结果的可靠性。

2. 范围

用于临检专业全自动血液分析仪的性能验证过程。

3. 职责

组长负责组织、监督组员对仪器进行性能评估，如符合验证要求，则形成仪器性能验证报告。技术负责人对检验程序有效性进行评价及指导，科主任负责验证报告的批准。

4. 程序

进行验证试验的人员应该熟悉待验证的检测系统并接受过相关培训。验证前要确认仪器运转正确，室内质控在控。

4.1・本底计数验证：用稀释液作为标本在分析仪上连续检测3次，3次检测结果的最大值应在允许范围内(表6-2)。

表6-2　血液分析仪本底计数要求

参　数	WBC	RBC	Hb	PLT
判定标准	$\leqslant 0.5\times10^9/L$	$\leqslant 0.05\times10^{12}/L$	$\leqslant 2$ g/L	$\leqslant 10\times10^9/L$

4.2・批内精密度验证：取1份浓度水平为表6-3检测范围内的临床标本，按常规方法重复检测11次，计算后10次检测结果算出均值($\bar{X}$)和标准差(S)，计算变异系数CV，变异系数应在允许范围内(表6-3)。

$$CV = S/\bar{X}\times100\%$$

表6-3　批内精密度检测要求

参　数	WBC	RBC	Hb	HCT	PLT	MCV	MCH	MCHC
检测范围	$(4\sim10)\times10^9/L$	$(3.5\sim5.5)\times10^{12}/L$	(110～160)g/L	35%～55%	$(125\sim350)\times10^9/L$	(80～100)fL	(27～34)pg	(320～360)g/L
判定CV	≤4.0%	≤2.0%	≤1.5%	≤3.0%	≤5.0%	≤2.0%	≤2.0%	≤2.5%

4.3・批间精密度验证：至少使用2个浓度水平(包含正常和异常水平)质控品，在检测当天至少进行1次室内质控剔除失控数据(失控结果已得到纠正)后，按批号或者月份计算在控数据的变异系数，变异系数应在允许范围内(表6-4)。

表 6-4 批间精密度检测要求

参 数	WBC	RBC	Hb	HCT	PLT	MCV	MCH	MCHC
判定 CV	≤6.0%	≤2.5%	≤2.0%	≤4.0%	≤8.0%	≤2.5%	≤2.5%	≤3.0%

4.4・携带污染率验证：取高浓度血液标本，混合均匀后连续测定 3 次，测定值分别为 H1、H2、H3；再取低浓度血液标本，连续测定 3 次，测定值分别为 L1、L2、L3。按下列公式计算携带污染率。携带污染率应在允许范围内(表 6-5)。

$$携带污染率 = (L1 - L3)/(H3 - L3) \times 100\%$$

表 6-5 携带污染率验证要求

检验项目	WBC	RBC	Hb	PLT
高值标本要求	$>90 \times 10^9/L$	$>6.2 \times 10^{12}/L$	>220 g/L	$>900 \times 10^9/L$
低值标本要求	$<3.0 \times 10^9/L$	$<1.5 \times 10^{12}/L$	<50 g/L	$<30 \times 10^9/L$
携带污染要求	≤3.0%	≤2.0%	≤2.0%	≤4.0%

4.5・线性验证：选取一份接近预期上限的高值全血标本(H)，分别按 100%、80%、60%、40%、20%、0%的比例进行稀释，每个稀释度重复测定 3 次，计算均值。将实测值与理论值做比较(偏离应小于 10%)，计算 $y = ax + b$，验证线性范围。要求：b 值在 1 ± 0.05 范围内，相关系数 $r \geqslant 0.975$。

4.6・正确度验证：至少使用 10 份检测结果在参考区间内的新鲜血标本，每份标本检测 2 次，计算 20 次以上检测结果均值，以校准实验室定值或以临床实验室内部规范操作检测系统(如使用配套试剂、用配套校准物定期进行仪器校准、仪器性能良好、规范地开展室内质量控制、参加室间质量评价成绩优良、检测程序规范、人员经过良好培训的检测系统)测定均值为标准，计算偏倚。偏倚应在允许范围内(表 6-6)。

表 6-6 正确度验证允许偏倚

参 数	WBC	RBC	Hb	HCT	PLT	MCV	MCH	MCHC
偏 倚	≤5.0%	≤2.0%	≤2.5%	≤2.5%	≤6.0%	≤3.0%	≤3.0%	≤3.0%

4.7・不同吸样模式结果可比性：每次校准后，取 5 份临床标本分别使用不同模式进行检测，每份标本各检测 2 次，分别计算两种模式下检测结果均值间的相对差异，结果应符合表 6-7要求。

表 6-7 血液分析仪不同吸样模式结果可比性要求

参 数	WBC	RBC	Hb	HCT	MCV	PLT
偏 倚	≤5.0%	≤2.0%	≤2.0%	≤3.0%	≤3.0%	≤7.0%

4.8 · 准确度验证：至少使用 5 份质评物或定值临床标本分别进行单次检测，按下式计算每份标本检测结果与靶值(公议值或参考值)相对偏差，每个检验项目相对偏差符合下述要求的比例应≥80%，准确度验证的允许偏差见表 6-8。

相对偏差 =(标本检测结果 - 质控靶值)/质控靶值×100%

表 6-8　准确度验证的允许偏差

参　数	WBC	RBC	Hb	HCT	PLT	MCV	MCH	MCHC
判断标准 CV	≤15.0%	≤6.0%	≤6.0%	≤9.0%	≤20.0%	≤7.0%	≤7.0%	≤8.0%

4.9 · 实验室内结果可比性：新仪器使用前，配套检测系统至少使用 20 份临床标本(浓度要求见表 6-9)，每份标本分别使用临床实验室内部规范操作检测系统和被比对仪器进行检测，以内部规范操作检测系统测定结果为标准，计算相对偏差，每个检验项目的相对偏差符合表 6-9 要求的比例应≥80%。

表 6-9　可比性验证的允许偏差及比对标本的浓度要求

检验项目	浓度范围	标本数量所占比例	相对偏差
	<2.0	10%	≤10%
	2.0～5.0	10%	
WBC($\times 10^9$/L)	5.1～11.0	45%	≤7.5%
	11.1～50.0	25%	
	>50.0	10%	
	<3.00	5%	
	3.00～4.00	15%	
RBC($\times 10^{12}$/L)	4.01～5.00	55%	≤3.0%
	5.01～6.00	20%	
	>6.01	5%	
	<100	10%	
	100～120	15%	
Hb(g/L)	121～160	60%	≤3.5%
	161～180	10%	
	>181	5%	
	<40	10%	≤15.0%
	40～125	20%	
PLT($\times 10^9$/L)	126～300	40%	≤12.5%
	301～500	20%	
	500～600	5%	
	>601	5%	
HCT	—	—	≤3.5%
MCV	—	—	≤3.5%
MCH	—	—	≤3.5%
MCHC	—	—	≤3.5%

4.10 · 参考区间验证：选择 20 例参考个体能合理代表本实验室选择的健康总体，并且满足其排除和分组标准。结果检验用 1/3 规则进行离群值检验。发现离群值均应剔除，并用新的参考个体代替，以确保 20 例测试结果不含离群值。若 20 例参考个体中不超过 2 例（或 10％的结果）的观测值在原始报告的参考限之外，厂商或提供参考区间的实验室报告的 95％参考区间可以接受。若 3 例以上超过界限，再选择 20 例参考个体进行验证，若少于或等于 2 个观测值超过原始参考限，厂商或提供参考区间的实验室报告的参考区间可以接收。若仍有 3 个观察值超过参考限，重新检查所用的分析程序，考虑两个标本总体生物学特性上是否存在差异，并且考虑建立自己的参考区间。

4.11 · 白细胞分类结果的验证

4.11.1 取 20 位患者标本，宜包括① 标本 1：含分叶核中性粒细胞、杆状核中性粒细胞、正常淋巴细胞、异型淋巴细胞、单核细胞、嗜酸性粒细胞、嗜碱性粒细胞；② 标本 2：含少量有核红细胞；③ 标本 3：含少量未成熟白细胞。每位患者取 2 份标本分别用于参考方法和仪器法测试。

4.11.2 实验标本应统一标记。如参考方法，血涂片标记为 A、B 和备用；仪器法，按操作说明书进行，分类结果标记为 C 和 D。

4.11.3 用参考方法进行五分类计数时，每位患者标本分析 400 个细胞，由 2 位具备资格的检验人员按参考方法步骤，对每张血涂片分析 200 个细胞。其中，一位检验人员使用血涂片 A，另一位检验人员使用血涂片 B。

4.11.4 参考方法步骤：首先，在低倍镜（10～40 倍）下进行浏览，观察有无异常细胞和细胞分布情况。然后在 100 倍油镜下，观察细胞质的颗粒和核分叶情况。检查时从约 50％的红细胞互相重叠区域开始，向红细胞完全散开的区域推移。采用“城垛式”方法检查血涂片。每个明确识别的细胞必须归入下列分类中：中性粒细胞、淋巴细胞、单核细胞、嗜酸性粒细胞、嗜碱性粒细胞、其他有核细胞。

4.11.5 仪器法应对 20 份标本进行双份测定，按照操作说明书进行。

4.11.6 参照 CLSI H20 - A2《白细胞分类计数（百分率）参考方法和仪器评价方法》，建议用已知不精密度和偏倚的白细胞分类计数参考方法，评价血液分析仪的白细胞分类计数性能（灵敏度和特异性）。

4.11.7 参照 WS/T 246《白细胞分类计数参考方法》进行。

（于波海）

凝血分析仪性能验证程序

××医院检验科临检作业指导书		文件编号：××-JYK-LJ-××××
版本：	生效日期：	共　页　第　页

1. 目的

规范凝血分析仪的性能验证操作过程，保证仪器性能符合分析质量要求。

2. 范围

用于本实验室所使用的全自动凝血分析仪。

3. 职责

组长负责组织、监督组员对仪器进行性能评估，如符合验证要求，则形成仪器性能验证报告。技术负责人参与对检验程序有效性的评价及指导，科主任负责验证报告批准。

4. 程序

4.1・进行验证试验的人员应该熟悉待验证的检测系统并接受过相关培训。验证前要确认仪器运转正确、室内质控在控。

4.2・精密度：凝血项目主要验证批内精密度和批间精密度。

4.2.1　批内精密度：依据《YY/T 0659－2017 凝血分析仪》进行，采用全自动凝血分析仪配套的试剂、质控品及相应的测定程序，对规定的项目和标本连续重复测定 11 次，计算最后 10 次结果的均值、SD、CV。批内精密度应符合表 6－10 要求。

表 6－10　凝血分析仪批内精密度要求

项目名称	CV(%)	
	正常标本	异常标本
PT	≤3.0(标本要求：11～14 s)	≤8.0
APTT	≤4.0(标本要求：25～37 s)	≤8.0
FIB	≤8.0(标本要求：2～4 g/L)	≤15.0
TT	≤10.0(标本要求：12～16 s)	≤15.0
DD	≤15.0	≤10.0
FDP	≤15.0	≤15.0
AT	≤15.0	≤15.0

注：DD 标准来自 DD 行标 WS/T 477－2015。FDP 与 AT 标准一般依据厂家要求

4.2.2　批间精密度：至少使用 2 个浓度水平(包含正常和异常水平)的质控品，在检测当天至少进行一次室内质控，剔除失控数据后(失控结果已得到纠正)按批号或者月份计算在控数据的变异系数(CV)。批间精密度以室内质控在控结果的变异系数为评价指标，应符合表 6－11要求。

表 6-11 凝血分析仪批间精密度要求

项目名称	CV(%)	
	正常标本	异常标本
PT	≤6.5	≤10.0
APTT	≤6.5	≤10.0
FIB	≤9.0	≤15.0
DD	≤15.0	≤15.0
FDP	≤15.0	≤15.0
AT	≤15.0	≤15.0

注：DD 标准来自 DD 行标。FDP 与 AT 一般依据厂家要求

4.3·准确度：使用 FIB、DD、FDP、AT-Ⅲ的定值血浆，连续检测 3 次，计算算数平均值，计算均值与定值的相对偏差即不准确度，要求不准确度<10%。PT、PT-INR、APTT、TT 准确度验证，依据本实验室国家卫生健康委员会室间质评结果，通过靶值计算偏倚在可允许范围内，反推得到准确度验证适用于本实验室。

4.4·携带污染率：测试仪器检测结果的携带污染率，评价仪器的自清洗效率。

4.4.1 高值 FIB 标本对低值 FIB 标本的携带污染：实验方案如下，取 FIB 高浓度标本，混合均匀后连续测定 3 次，测定值分别为 H1、H2、H3；再取 FIB 低浓度标本，连续测定 3 次，测定值分别为 L1、L2、L3。按公式计算携带污染率。

$$携带污染率(\%) = \frac{L1 - L3}{H3 - L3} \times 100\%$$

4.4.2 高值 DD 标本对低值 DD 标本的携带污染率：取 DD 高浓度标本，混合均匀后连续测定 3 次，测定值分别为 H1、H2、H3；再取 DD 低浓度标本，连续测定 3 次，测定值分别为 L1、L2、L3，计算携带污染率。

4.4.3 高值 FDP 标本对低值 FDP 标本的携带污染率：取 FDP 高浓度标本，混合均匀后连续测定 3 次，测定值分别为 H1、H2、H3；再取 FDP 低浓度标本，连续测定 3 次，测定值分别为 L1、L2、L3。计算携带污染率。

4.4.4 FIB 对 APTT 或 PT 携带污染率：连续测定正常血浆 APTT 或 PT 3 次(J1、J2、J3)后，立即连续测定原血浆 FIB 3 次，再测定原血浆 APTT 或 PT 3 次(J4、J5、J6)。根据公式计算试剂间携带污染率(%)。注：血浆 FIB 浓度要求 3～4 g/L。

$$CR = \frac{(J1 + J2 + J3)/3 - J4}{(J1 + J2 + J3)/3} \times 100\%$$

4.4.5 评价标准：各参数携带污染率要求在厂家标示的范围内，未达到表 6-12 要求者，不能做余下相关试验，须厂家售后服务工程师检修合格后，再次测试。

表 6-12 凝血分析仪携带污染率评价标准

项 目	FIB	DD	FDP	FIB 对 APTT 的携带污染率
要 求	≤10%	≤10%	≤10%	≤10%

4.5 · 线性范围评估

4.5.1 取 FIB(DD、FDP)接近线性范围上限和下限标本各一份，按不同比例混合均匀，至少配制 5 个浓度(可按 4H，3H + 1L，2H + 2L，1H + 3L，4L 比例配制)，再将各浓度的标本上机测定，每份标本测定 2～3 次，计算均值。将实测值与理论值做相关比较，计算 $y = ax + b$，验证线性范围。

4.5.2 评价标准：线性回归方程的斜率在 1 ± 0.05 范围内，相关系数 $r \geqslant 0.975$ 或 $r^2 \geqslant 0.95$。FIB 项目满足要求的线性范围在厂家说明书规定的范围内(表 6 - 13)。

表 6 - 13 FIB 线性要求

项目名称	线性范围(g/L)	允许偏差范围
FIB	0.7～2.0	绝对偏差不超过 ± 0.2 g/L
	2.0～5.0	相对偏差不超过 ± 10%

4.6 · 参考区间验证

4.6.1 目前参考区间引用厂家提供参考区间，具体如下，PT 9.2～15 s，INR 0.8～1.25，APTT 21～37 s，FIB 2～4 g/L，TT 10～20 s，DD 0～0.55 mg/L，FDP 0～5 mg/L，AT 80%～130%。

4.6.2 由于检验服务的对象来自具有相同人口统计学意义的群体，因而采用厂家提供的参考区间转移至本实验室方法可行。根据《医学实验室质量和能力认可准则在临床血液学检验领域中的应用说明》要求，对转移参考区间能否适用本实验室应该进行验证。

4.6.3 验证方法：采用回顾法收集不低于 20 个参考值数据进行验证，方法如下。

4.6.3.1 参考个体选择：由于体检者不做凝血分析项目，因而不能从健康体检者中获得参考个体，只能从住院和门诊患者中选择参考个体。对于正常范围的参考区间，从患者中选择疾病或用药不会影响到凝血项目检查结果的个体，主要纳入标准为普通内科患者、门诊和病房择期手术患者(术前)。排除标准：冠心病、骨科、心脏病、血液病、肾病、肝病、重度炎症患者等。

4.6.3.2 采集数据：从 LIS 中选择符合条件的参考个体，然后按排除标准进行筛选，收集符合条件的数据。

4.6.3.3 数据分析：对采集的数据首先进行离群值检验。对于疑似离群点，通过 D/R 比值的 1/3 规则进行判断。如属于离群值，应予以删除。在收集的参考个体中，每个指标应不超过 10%的结果的观测值在引用的参考限之外，这时引用的参考区间可以接受，否则应检查所用的分析程序，并重新选择参考个体进行验证。

4.7 · 填写性能验证记录，并对仪器性能进行总结与评估。若仪器性能不良，详细检查工作流程，进行仪器保养维护，重新评价其性能，合格后方能投入使用。

(于波海)

尿液分析仪性能验证程序

××医院检验科临检作业指导书		文件编号：××-JYK-LJ-××××
版本：	生效日期：	共 页 第 页

1. 目的

规范尿液分析仪的性能验证操作过程，保证仪器性能符合质量要求。

2. 范围

用于本实验室使用的尿液分析仪和尿液有形成分分析系统安装后或常规工作中对仪器的主要技术性能参数的评价和验证。

3. 职责

组长负责组织、监督组员对仪器进行性能评估，如符合验证要求，则形成仪器性能验证报告。技术负责人对检验程序有效性进行评价及指导，科主任负责验证报告批准。

4. 程序

4.1・性能验证的时机

4.1.1 新尿液分析仪及尿液有形成分分析系统安装后。

4.1.2 任何严重影响检验程序分析性能的情况发生后，应在检验程序重新启动前对受影响的性能进行验证。影响检验程序分析性能的情况包括但不限于：仪器主要部件故障、仪器搬迁、设施和环境的严重失控等。

4.1.3 现用检验程序的任一要素（仪器、试剂、校准品等）变更，如试剂升级、仪器更新、校准品溯源性改变等，应重新进行验证。

4.2・性能参数：对定量检测的尿液有形成分分析系统性能评价主要从以下几个方面进行：精密度、可报告范围、线性、携带污染率、生物参考区间；对定性检测的尿液分析仪进行阴性符合率、阳性符合率、携带污染、生物参考区间评价。

4.3・尿液分析仪性能验证步骤：进行验证试验的人员应该熟悉待验证的检测系统或试剂并接受过相关培训。验证前要确认仪器运转正确、室内质控在控。

4.3.1 阴性符合率和阳性符合率

4.3.1.1 试验方案：运行质控品（包含阴性和阳性质控）连续 10 次，重复测定结果同向不超一个量级的符合率应符合相应要求。

4.3.1.2 判定标准：重复测定结果同向不超过一个量级符合率≥80%。

4.3.2 携带污染

4.3.2.1 试验方案：运行阳性质控品或阳性标本 2 次，然后运行阴性质控品或阴性标本。

4.3.2.2 判定标准：除比重和 pH 外，测试阳性质控品或阳性标本 2 次后，再检测阴性标本的结果不得出现阳性。

4.3.3 生物参考区间验证

4.3.3.1 试验方案：选取 20 例健康人新鲜尿液标本，分别检测各项目，计算结果落在正常参考区间的例数与总标本数比例（*R* 值）应符合相应要求。

4.3.3.2 判定标准：各项目结果落在参考区间例数与总标本数比例，即 *R* 值，要求 $R>0.9$。

4.4 IRIS IQ200 尿液有形成分分析仪性能验证步骤

4.4.1 精密度

4.4.1.1 批内精密度

4.4.1.1.1 试验方案：将 IQ 200 阳性质控（颗粒数约 1 000 个/μl），按照 1 份阳性质控品 + 19 份阴性质控品（或稀释液）比例进行稀释，稀释后浓度约为 50 个/μl，连续上机检测 20 次，计算 CV。

4.4.1.1.2 判定标准：根据 YYT 0996 - 2015 要求，变异系数（CV）应满足表 6 - 14。

表 6 - 14 尿液分析仪批内精密度判定标准

有形颗粒名称	浓度（个/μl）	变异系数（CV）
细胞	50	≤25%
	200	≤15%

4.4.1.2 批间精密度

4.4.1.2.1 试验方案：将 IQ 阳性质控倒入试管，在仪器上运行，每天测试 4 次，重复运行 5 天。计算 20 次测定结果的 CV。

4.4.1.2.2 判定标准：需满足厂家所声明的 CV（≤10%）。

4.4.2 可报告范围

4.4.2.1 试验方案：将 IQ 定标液（浓度约为 1 207 个/μl）分别做 2、4、8、16、32、64、128、256 倍稀释，每个稀释度分别检测 5 次，检测结果与稀释后预期值比较，计算 CV。

4.4.2.2 判定标准：CV 最接近 20%且≤20%浓度确定为标本稀释后可靠检测浓度的低限。然后取检测结果与稀释后的预期值比较，确定最大稀释度。结合临床决定水平最终确定可报告范围。回收率在 90%～110%稀释可接受。

4.4.3 携带污染率

4.4.3.1 试验方案：选取红细胞浓度约 5×10^{12}/L 临床血常规标本，按 1 份血常规标本 + 999 份阴性尿液标本比例进行稀释，稀释后颗粒浓度约为 5 000 个/μl，作为高值标本；选取白细胞浓度 5 000 个/μl 左右的尿液临床标本，作为高值标本；分别将高值标本分为 3 管，与 3 管生理盐水（或阴性质控品）按照表 6 - 15 顺序依次检测后计算携带污染率。

携带污染率（%）=（低值 1 - 低值 3）/（高值 3 - 低值 3）× 100%

表 6 - 15 尿液分析仪批间精密度标本试验顺序

	高值标本（5 000 个/μl）			生理盐水		
标本顺序	1 高值标本 1	2 高值标本 2	3 高值标本 3	4 低值标本 1	5 低值标本 2	6 低值标本 3

4.4.3.2　判定标准：携带污染率≤0.05%，则符合要求(YYT 0996－2015)。

4.4.4　线性范围

4.4.4.1　试验方案：用 IQ 阴性质控品将 IQ 阳性质控品依次稀释成 5 种不同浓度值(配制方法见表 6－16)，在仪器上测定 2 次。将 5 个点的稀释比例和测定结果用最小二乘法拟合成直线，并求出线性回归方程，将稀释比例代入回归方程计算出理论值，用理论值与测定值求出其相对偏差，即为线性误差。

表 6－16　5 种不同浓度液体的配制方法

	溶液制备	
方　案	阴性质控	阳性质控
低水平	4 ml	0 ml
水平 1	3 ml	1 ml
水平 2	2 ml	2 ml
水平 3	1 ml	3 ml
高水平	0 ml	4 ml
总用量	10 ml	10 ml

4.4.4.2　判定标准：满足厂家声明的线性误差(≤10%)和截点符合率(≤10%)。

4.4.5　生物参考区间验证

4.4.5.1　试验方案：实验室在检验服务的总体中抽出 20 例参考个体进行检测，比较小标本参考值和原始参考值之间的可比性。20 例参考个体应合理地代表实验室选择的健康总体，并且满足其排除标准和分组标准。计算结果落在正常参考区间的例数占总标本数的比例(R 值)应符合相应要求。

4.4.5.2　判定标准：各项目结果落在参考区间例数与总标本数比例，即 R 值，要求 $R>0.9$。

4.5・UF－1000i 尿液有形成分分析仪性能验证步骤

4.5.1　精密度验证

4.5.1.1　批内精密度

4.5.1.1.1　试验方案：使用 UF Ⅱ CONTROL 浓度按照说明书要求混匀后连续进行 11 次测定，去除第一个数据，记录结果。计算平均值($\overline{X}$)、标准差(S)、变异系数(CV)。

4.5.1.1.2　结果判断：将实验室测定的变异系数与厂家仪器的变异系数进行比较，结果应符合表 6－17 要求。

表 6－17　仪器厂家要求 CV 范围

参　数	RBC	WBC	EC	CAST	BACT
判断标准 CV	≤10.0%	≤10.0%	≤30.0%	≤40.0%	≤20.0%

4.5.1.2　批间精密度

4.5.1.2.1　试验方案：使用 UF Ⅱ CONTROL 的低值和高值质控品分别按照说明书要

求混匀后进行测定，取连续 20 天的测定值，记录结果。计算平均值 ($\overline{X}$)、标准差(S)、变异系数(CV)。

4.5.1.2.2 结果判断：将实验室测定的变异系数与厂家仪器的变异系数进行比较，结果应符合由仪器厂家提供的 CV 范围。

4.5.2 正确度验证

4.5.2.1 试验方案一：使用参考物质(商品化的质控品)验证，将 UF Ⅱ CONTROL 的低值和高值质控品分别按照说明书要求混匀后连续进行 5 次测定，记录结果。计算平均值($\overline{X}$)、标准差(S)、变异系数(CV)。将平均值与靶值比较，计算其偏移值。

4.5.2.1.1 结果判断：结果应符合由仪器厂家提供的 CV 范围。

4.5.2.2 试验方案二：选择一台本实验室内技术性能相对较好的仪器，作为参比仪器(每天有质量控制系统监控)。参与比对的仪器都应进行清洗维护、校准。各台仪器用相同的常规方法分别测定新鲜未离心尿液标本 20 例的尿液有形成分(尽量覆盖高、中、低三个结果范围)。

4.5.2.2.1 结果判断：比对仪器的结果均值与参比仪器结果均值差异百分比绝对值在允许范围内。相对偏差＝(比对仪器测定值－参比仪器测定值)/参比仪器测定值×100%。符合率应≥80%为可接受。

4.5.3 线性范围验证

4.5.3.1 实验方案

4.5.3.1.1 标本测定：分别取富含红细胞、白细胞、细菌的尿液，用正常尿液标本上清液作 1∶2、1∶4、1∶16、1∶64、1∶256 的系列稀释，以稀释计算值作为理论值，原浓度及各稀释尿液各测定 2 次，取均值。

- 标本 1：富含红细胞的尿样(RBC 计数在 10 000/μl 左右)。
- 标本 2：富含白细胞的尿样(WBC 计数在 5 000/μl 左右)。
- 标本 3：富含细菌的尿样(BACT 计数在 10 000/μl 左右)。

4.5.3.1.2 数据分析：记录结果，计算测定均值。以稀释计算值作为理论值，各稀释尿样的实测值与理论值进行回归统计，得直线回归 $y=ax+b$ 和 R^2。

4.5.3.2 结果判断：线性范围判断，要求 a 值在 1±0.05 范围内，相关系数 $r\geqslant 0.975$。取相关系数 $r\geqslant 0.975$ 的最低浓度和最高浓度即为实际测定的线性范围。

4.5.4 携带污染率验证

4.5.4.1 实验方案：取高浓度尿液标本(RBC>5 000/μl，BACT>10 000/μl)，混合均匀后连续测定 3 次，测定值分别为 H1、H2、H3；再取低浓度尿液标本，连续测定 3 次，测定值分别为 L1、L2、L3。按公式计算携带污染率：携带污染率＝(L1－L3)/(H3－L3)×100%。

4.5.4.2 结果判断：要求 RBC 在 0.1%或 5.0/μl 以内，BACT 在 0.05%或 5.0/μl 以内为结果可接受。

4.5.5 生物参考区间验证

4.5.5.1 试验方案：选择 20 份体检合格的健康人(无已知疾病、能够走动、无任何用药、体重在健康范围内、有适当的年龄分布)的标本,在检测系统上进行测定,分别检测各项目,对结果进行统计进行验证,保留原始数据。

4.5.5.2 结果判断:测定结果应当在 90%～100%参考区间内,即在实验室目前使用的参考范围内。

4.5.6 与显微镜镜检计数比对验证(必要时)

4.5.6.1 试验方案:随机选择至少 20 例标本,含正常标本及不同程度的异常标本。标本经 UF－1000i 检测后,由资深检验师用标准化的尿有形成分计数板,按照《全国临床检验操作规程》(第三版)推荐的方法进行镜检,将 RBC、WBC 显微镜人工计数与仪器计数进行比对。

4.5.6.2 结果判断:结果用直线回归对数据进行统计,得直线回归 $y = bx + a$ 和 R,$R > 0.975$ 为合格。

(于波海)

粪便分析仪性能验证程序

××医院检验科临检作业指导书		文件编号：××-JYK-LJ-××××
版本：	生效日期：	共　页　第　页

1. 目的

规范粪便分析仪的性能验证操作过程，保证仪器性能符合质量要求。

2. 范围

用于粪便处理分析仪安装后或常规工作中对仪器主要性能参数评价和验证。

3. 职责

组长负责组织、监督组员对仪器进行性能评估，如符合验证要求，形成仪器性能验证报告。技术负责人对检验程序有效性进行评价及指导，科主任负责验证报告批准。

4. 程序

4.1・性能验证时机

4.1.1　新粪便处理分析仪安装后。

4.1.2　任何严重影响检验程序分析性能的情况发生后，应在检验程序重新启动前对受影响的性能进行验证。影响检验程序分析性能的情况包括但不限于：仪器主要部件故障、仪器搬迁、设施和环境的严重失控等。

4.1.3　现用检验程序任一要素(仪器、试剂、校准品等)变更，如试剂升级、仪器更新、校准品溯源性改变等，应重新进行验证。

4.2・性能参数包括：空白计数、重复性试验、携带污染试验、便隐血试剂检测范围试验、仪器和手工检测比对等。

4.3・性能验证步骤：进行验证试验的人员应该熟悉待验证的检测系统或试剂并接受过相关培训。验证前要确认仪器运转正确、室内质控在控。

4.3.1　空白实验

4.3.1.1　试验方案：取4个空采集管依次放于管架，上机加液稀释后进行镜检和试剂卡测试，对测试结果进行分析，测试结果需与厂家所给性质判断一致方为合格。

4.3.1.2　判定标准：确认仪器无残留，表6-18中各结果都为阴性。

表6-18　判定标准表

项　目	RBC	WBC	真菌	脓细胞	虫卵	便隐血
要　求	-	-	-	-	-	-

4.3.2　日内重复性试验

4.3.2.1　试验方案

4.3.2.1.1　取新鲜全血标本1份用稀释液稀释至RBC 10～20个/HP。

4.3.2.1.2 取当天脓细胞阳性尿液标本离心后取沉渣，用稀释液稀释至 WBC 10～20 个/HP。

4.3.2.1.3 将稀释好的血标本加入 10 个粪便采集管内。在仪器上不稀释检测，观察并记录每个标本平均每个高倍视野红细胞数及隐血结果。将稀释好尿有形成分标本加入 10 个粪便采集管内，在仪器上不稀释检测，观察并记录每个标本平均每个高倍视野 WBC 数。

4.3.2.2 判定标准：符合率见表 6－19。

表 6－19 重复性试验符合率

参 数	RBC	便隐血	WBC
要 求	≥90%	≥100%	≥90%

4.3.3 日间重复性试验

4.3.3.1 试验方案：细胞有形成分不能有效保存用于日间重复性试验，故日间重复性只针对隐血项目。使用隐血阳性质控物，按说明书规定加入蒸馏水后每天在自动粪便处理分析系统中检测 4 次，检测 5 天，分析第 2～5 天隐血结果与第 1 天结果是否一致。

4.3.3.2 判定标准

4.3.3.2.1 仪器 FOB 测试结果阳性为符合，但预期阳性结果不能变为阴性，预期阴性结果不能变为阳性，否则为不符合。

4.3.3.2.2 符合率＝测试符合次数/总次数，符合率 90%以上为合格。

4.3.4 携带污染试验

4.3.4.1 试验方案：取 6 份阴性粪便标本，每份标本中加入少许血液，分别放入 6 个不同大便采集管中（记为 P1、P2、P3、P4、P5、P6），然后取 8 个空采集管加入标本稀释液（记为 N1、N2、N3、N4、N5、N6、N7、N8）。将上述标本管按照 N1、N2、P1、P2、N3、N4、P3、P4、N5、N6、P5、P6、N7、N8 顺序分别两两交叉放置在试管架上，进行上机双通道检测镜检项目和便隐血试剂卡项目，确认空白标本不发生携带污染。

4.3.4.2 判定标准：按作业指导书程序上机操作，要求空白标本（N1、N2、N3、N4、N5、N6、N7、N8）达到表 6－20 要求。

表 6－20 携带污染试验要求

参 数	镜检项目	便隐血项目
要 求	无异常成分检出	－

4.3.5 便隐血试剂卡检测范围试验

4.3.5.1 试验方案

4.3.5.1.1 20 mg/ml 高浓度血红蛋白溶液制备：取 A ml 新鲜全血（除外 HIV、HCV、HBsAg、TP 阳性患者），参考血常规中血红蛋白量 B mg/ml，加入 C ml 蒸馏水后混匀得到 20 mg/ml 高浓度血红蛋白液，上下倒置 1 min。其中 $C=(A\times B/20)-A$。

4.3.5.1.2　梯度浓度血红蛋白溶液配制：见表 6－21。

表 6－21　梯度浓度血红蛋白溶液配制方法

目标浓度	配　制　方　法
4 mg/ml	取 20 mg/ml 血红蛋白浓度溶液 1 ml，加入 4 ml 稀释液稀释
2 mg/ml	取 4 mg/ml 血红蛋白浓度溶液 2 ml，加入 2 ml 稀释液稀释
1 mg/ml	取 2 mg/ml 血红蛋白浓度溶液 2 ml，加入 2 ml 稀释液稀释
100 μg/ml	取 1 mg/ml 血红蛋白浓度溶液 0.5 ml，加入 4.5 ml 稀释液稀释
10 μg/ml	取 100 μg/ml 血红蛋白浓度溶液 0.5 ml，加入 4.5 ml 稀释液稀释
1 μg/ml	取 10 μg/ml 血红蛋白浓度溶液 0.5 ml，加入 4.5 ml 稀释液稀释
0.4 μg/ml	取 1 μg/ml 血红蛋白浓度溶液 1 ml，加入 1.5 ml 稀释液稀释
0.2 μg/ml	取 0.4 μg/ml 血红蛋白浓度溶液 2 ml，加入 2 ml 稀释液稀释
0.1 μg/ml	取 0.2 μg/ml 血红蛋白浓度溶液 2 ml，加入 2 ml 稀释液稀释
0 μg/ml	取 4 ml 稀释液

4.3.5.1.3　分别取 2 000 μg/ml、1 000 μg/ml、100 μg/ml、10 μg/ml、1 μg/ml、0.4 μg/ml、0.2 μg/ml、0.1 μg/ml 和 0 μg/ml 血红蛋白液对试剂卡进行测试，同一浓度重复检测 3 次。采用与仪器加样对等的手工加样法进行检测，每个试剂卡加入 100 μl 血红蛋白液，计时 4 min 判读结果。

4.3.5.2　判定标准：对检测结果进行判读，最低检测限应不高于 0.2 μg/ml，出现钩状(HOOK)效应时血红蛋白最低浓度应不低于 2 000 μg/ml。检测限为 0.2～2 000 μg/ml。

4.3.6　仪器检测和手工检测的比对

4.3.6.1　镜检项目

4.3.6.1.1　实验方案：选择 20 例患者粪便标本(要求阳性标本≥30%)，按 FA160 作业指导书要求上机测试，记录结果，并取采集管内悬液进行手工涂片镜检和隐血检测。完成后比对结果，镜检成分包括 RBC、WBC、真菌、脂肪滴，对结果不一致的标本用仪器法稀释后进行手工涂片复检，并分析原因。

4.3.6.1.2　判定标准：仪器结果与手工涂片镜检结果相差 ± 1 个梯度为结果一致，但预期阳性结果不能变阴性，预期阴性结果不能变阳性，标本比对总符合率不低于 80%为合格。报告方式见表 6－22。

表 6－22　粪便镜检细胞成分报告方式

10 个高倍镜视野所见	报告方式(细胞数/HPE)
白细胞最多见 1 个，红细胞未见	白细胞：未见或偶见；红细胞：未见
有的视野不见细胞，但有的视野最多可见 3 个	0～3
细胞每视野最少见到 3 个，最多见到 10 个	3～10(+)
每视野所见细胞均在 11～30 个	11～30(+ +)
每视野所见细胞满视野，难以计数	>30(+ + + ～ + + + +)

(于波海)

附 录

一、典型不符合案例分析与整改

【案例 1】

事实陈述：临检专业组不能提供工号×××采血人员的岗位培训考核和能力评估记录。

不符合条款号：与 CNAS－CL02：5.1.6 和 CNAS－CL02－A001：5.1.6 的条款不符。

分析和整改

（1）原因分析：实验室对 CNAS－CL02：5.1.6、CNAS－CL02－A001：5.1.6 条款执行不到位，科室程序文件《人员管理程序》（文件编号：×××－PF－016 4.5），规定了定期对静脉采血岗人员进行培训，临检组未按照文件规定对工号×××静脉采血岗人员定期进行培训和考核。

（2）影响范围分析

1）工号×××静脉采血岗人员是护理部派遣人员，护理部对其岗位职责、操作技能进行定期培训考核，成绩合格（附件 1 护理部培训考核记录）。

2）工号×××静脉采血岗人员严格按照实验室岗位职责的要求进行操作，未发生过采血的事故和差错。实验室也未接到过患者和实验室人员对该员工采血的投诉。

（3）纠正措施：临检组长拟在×年×月×日前完成对静脉采血人员培训考核，考核合格给予岗位授权上岗（附件 2 培训考核记录及岗位授权书）。

（4）整改后效果验证：×年×月×日技术主管跟踪验证查阅了临检组关于静脉采血人员培训考核记录已完成，考核合格给予岗位授权上岗。

整改附件记录：附件 1 护理部培训考核记录，附件 2 培训考核记录及岗位授权书。

【案例 2】

事实陈述：临检专业组不能提供仪器编号××尿有形成分分析的离心机 400 g 离心力校准报告。

不符合条款号：与 CNAS－CL02：5.3.1.4 和 CNAS－CL02－A001：5.3.1.4 的条款不符。

分析和整改

（1）原因分析：专业组未按照科室程序文件《××设备校准程序》和 SOP 文件的要求，对尿有形成分分析的离心机 400 g 离心力进行校准。

（2）影响范围分析：未对仪器编号××尿有形成分分析的 400 g 离心力校准，但岗位人员按照 400 g 离心力设置了转速和离心时间。尿有形成分镜检结果与尿有形分析仪检测结果复核（附件 1 镜检结果与仪器结果比对记录）两者结果一致，因此未对尿有形成分镜检结果产生影响。查看组内其他离心机校准报告，均按照检测要求进行校准。

（3）纠正措施

1）及时联系有资质的校准机构对仪器编号××离心机进行 400 g 离心力校准（附件 2 校

准报告)。

2) 重新组织岗位人员学习程序文件《××设备校准程序》和SOP文件(附件3培训记录)。

(4) 整改后效果验证: ×年×月×日,质量主管查阅到编号××尿有形成分分析的400 g离心力校准报告,校准报告符合CNAS-CL025.3.1.4和CNAS-CL02-A0015.3.1.4条款的要求。组内人员对程序文件和SOP文件的文件培训学习记录完整。

整改附件记录: 附件1镜检结果与仪器结果比对记录,附件2校准报告,附件3培训记录。

【案例3】

事实陈述: 临检组×年×月×日编号为××的贝克曼库尔特LH-750血液分析仪出现"WBC无结果,计数小孔堵塞故障",实验室不能提供仪器故障修复后对故障前患者标本检验结果的验证记录。

不符合条款号: 与CNAS-CL02: 5.3.1.5和CNAS-CL02-A0015.3.1.5的条款不符。

分析和整改

(1) 原因分析: 专业组SOP文件未规定仪器主要部件维修或更换后对故障前的患者标本检验结果验证的内容。

(2) 影响范围分析

1) 编号为××的贝克曼库尔特LH-750血液分析仪当日仪器开机后发现仪器故障,未检测临床标本,故对当日维修后检测的标本结果质量无影响。

2) 该仪器维修后进行质控检测,质控结果均在控(附件1室内质控记录)。

3) 检验科《标本采集手册》附录2规定: 血常规标本复检保存的时间为4 h,故障前一天的标本不宜进行留样再测。

4) 编号为LH-750贝克曼库尔特血液分析仪参加国家卫生健康委临检中心能力验证,结果均符合(附件2能力验证回报记录)。

(3) 纠正措施

1) 对小组SOP文件进行修订,增加"仪器维修需对故障前检验结果的验证"的内容(附件3 SOP文件)。

2) ×年×月×日门诊组长组织岗位人员学习修订的SOP文件(附件4培训记录)。

(4) 整改后效果验证: ×年×月×日,质量主管或技术主管查阅到修订的SOP文件,文件符合CNAS-CL02 5.3.1.5条款的要求。组内人员的SOP文件培训学习记录完整。

整改附件记录: 附件1室内质控记录,附件2能力验证回报记录,附件3 SOP文件,附件4培训记录。

【案例4】

事实陈述: 临检组仪器编号×× SYSMEX CS5100全自动凝血分析仪×年×月×日APTT项目参考区间验证结果与临床报告单上提供参考区间不一致。

不符合条款号：与 CNAS－CL02：5.5.2 和 CNAS－CL02－A001：5.5.2 的条款不符。

分析和整改

（1）原因分析：小组按照程序文件的规定，定期对血凝生物参考区间进行验证，验证结果需符合厂家的声明并用于临床报告单。小组将验证结果通过协议评审告知临床医生，但未在血凝报告单上及时更新数据，导致报告单上的 APTT 项目参考区间与验证记录上的不一致。

（2）影响范围分析

1）编号×× SYSMEX CS5100 全自动凝血分析仪各项性能验证的结果均符合仪器厂家的声明，符合临床标本检测的要求，未对临床标本检测的结果有影响（附录 1 血凝性能验证报告）。

2）收集临床医生对血凝参考区间否可能造成的临床诊断和治疗影响的反馈，未发现对临床诊断和治疗产生影响（附件 2 临床反馈记录）。

3）查看小组其他项目的报告单上参考区间范围，均与验证记录符合（附件 3 血凝报告单）。

（3）纠正措施：立即对血凝报告单的 APTT 项目参考区间进行更改，并通知临床各个部门（附件 4 协议评审记录）。

（4）整改后效果验证：×年×月×日，质量主管查阅到小组的血凝项目报告单上 APTT 项目参考区间与血凝性能验证的参考区间一致，符合 CNAS－CL02：5.5.2 和 CNAS－CL02－A001：5.5.2 条款的要求。

整改附件记录：附录 1 血凝性能验证报告，附件 2 临床反馈记录，附件 3 血凝报告单，附件 4 协议评审记录。

【案例 5】

事实陈述：急诊组×年×月×日～×日迈瑞 6900 血液分析仪（仪器编号××）MCHC 项目 3 个浓度水平室内质控数据均向一侧漂移，现场不能提供该数据趋势性变化的分析记录。

不符合条款号：与 CNAS－CL02：5.6.2.3、CNAS－CL02－A001：5.6.2.3 的条款不符。

分析和整改

（1）原因分析：小组 SOP 文件对室内质控数据趋势性变化需分析未做规定。

（2）影响范围分析

1）急诊组×年×月×日～×日迈瑞 6900 血液分析仪（仪器编号××）血细胞分析项目 3 个浓度水平室内质控数据，均在控（附件 1 室内质控数据），因此未对患者标本检测结果的精密度产生影响。

2）急诊组×年迈瑞 6900 血液分析仪（仪器序列号××）血细胞分析项目的国家卫健委临检中心的能力验证回报结果均符合（附件 2 能力验证记录），因此未对患者标本检测结果的正确性产生影响。

3）查看小组其他检验项目的室内质控数据，未发现有趋势性变化。

（3）纠正措施

1）立即修改小组 SOP 文件，增加室内质控数据趋势性变化需分析的内容（附件 3 修改的

SOP 文件)。

2) 组长组织小组岗位人员学习 SOP 文件(附件 4 培训记录)。

(4) 整改后效果验证:×年×月×日,质量主管或技术主管查阅到小组 SOP 文件已做了修订,符合 CNAS-CL02:5.6.2.3、CNAS-CL02-A001:5.6.2.3 条款的要求,小组培训记录完整。

整改附件记录: 附件 1 室内质控数据,附件 2 能力验证记录,附件 3 修改的 SOP 文件,附件 4 培训记录。

【案例 6】

事实陈述: 仪器编号×× SYSMEX 500i 血液分析仪使用非配套质控物 BIO-RAD 公司质控品,小组不能提供其质量和适用性的评价记录。

不符合条款号: 与 CNAS-CL02-A001:5.6.6.2a)条款不符。

分析和整改

(1) 原因分析:科室程序文件和小组 SOP 文件未对使用非配套质控品质量和适用性的评价做规定。

(2) 影响范围分析

1) 查阅小组近 6 个月的血细胞分析项目的室内质控记录,同一批号质控品检测结果的靶值范围和 CV 值均符合质控品生产商的声明。小组使用 6 个月累积的数据作为靶值线和 CV 范围(附件 1 质控分析记录),均符合质量控制的要求,因此未对患者标本检测的精密度产生影响。

2) 查看血细胞分析项目近 1 年的能力验证结果均符合(附件 2 能力验证记录),因此未对患者标本检测结果的正确性产生影响。

(3) 纠正措施

1) 立即修改科室程序文件和小组 SOP 文件,增加使用非配套质控品需对其质量和适用性评价的内容(附件 3 修改的 SOP 文件),并对 BIO-RAD 质控品质量和适用性进行评价(附件 4 评估记录)。

2) 科室组织岗位人员学习修改的程序文件和 SOP 文件(附件 5 培训记录)。

(4) 整改后效果验证:×年×月×日,质量主管查阅到科室程序文件和小组 SOP 文件已做了修订,符合 CNAS-CL02-A001:5.6.6.2a)条款的要求。BIO-RAD 质控品质量和适用性评估记录符合血常规质量的要求。小组培训记录完整。

整改附件记录: 附件 1 质控分析记录,附件 2 能力验证记录,附件 3 修改的 SOP 文件,附件 4 评估记录,附件 5 培训记录。

【案例 7】

事实陈述: 张某某(工号×××)2019 年 3 月轮转血常规岗,组内不能提供张某某岗位变更后培训和评估记录。

不符合条款号：与 CNAS－CL02：5.1.6、CNAS－CL02－A001：5.1.6)条款不符。

分析和整改

(1) 原因分析：组内未按照科室程序文件和 SOP 文件的要求对岗位变更人员后需进行岗位培训和评估。

(2) 影响范围分析：张某某(工号×××)2019 年 3 月轮转血常规岗，参加科室组组织的各项专业技能培训(附件 1 培训记录)。岗位工作由主管负责监督，因此未对血常规岗工作产生影响。查阅组内新员工和其他轮转岗位人员的技术档案，未发现不符合。

(3) 纠正措施：立即按照科室程序文件和 SOP 文件的要求对张某某进行岗位变更后培训、考核，评估合格后给予岗位授权(附件 2 再培训、考核和授权记录)。

(4) 整改后效果验证：×年×月×日，技术主管查阅到张某某技术档案，培训、考核，岗位授权记录符合 CNAS CL02：5.1.6、CNAS－CL02－A001：5.1.6)条款的要求。

整改附件记录：附件 1 培训记录，附件 2 再培训、考核和授权记录。

【案例 8】

事实陈述：临检室 2015 年 1 月 8 日湿度记录值为 22%(低于设定控制限 30%)，未见湿度失控时的处理措施记录。

不符合条款号：与 CNAS－CL02：5.2.6、CNAS－CL02－A001：5.2.6)条款不符。

分析和整改

(1) 原因分析：查看《环境设施管理程序》(SHEHS－Lab－PF－019)4.2 环境条件的控制对《环境条件控制清单》(SHEHS－Lab－PF－019－Tab01)的制定规定了各工作区域环境温湿度要求范围及失控时所要采取的纠正措施，但在《环境温湿度记录表》(AD－SOP－031－Tab01)中未设计失控后处理措施的区域，可导致岗位人员忽略记录。

(2) 影响范围分析

1) 查看××室 2014 年 10～12 月《环境温湿度记录表》，发现有湿度失控记录，失控后实验室开启加湿器对湿度环境进行控制，实施了纠正措施，但未记录。查看当天该室仪器的室内质控记录均在控，未对标本检测产生影响。

2) 查看实验室其余专业组《环境条件控制清单》(SHEHS－Lab－PF－019－Tab01)环境温湿度控制均符合仪器运行要求；查看实验室有温湿度要求的各区域均放置合格的温湿度计并记录(附件 1 输血组温湿度记录表)。

(3) 纠正措施

1) 设备管理员于 2015 年 01 月 25 前完成对《环境温湿度记录表》(AD－SOP－031－Tab01)的修改，于 2015 年 2 月 1 日起启用(附件 2 修改的记录表)。

2) 检验科各专业组岗位人员每个工作日对环境温湿度进行检查并记录在《环境温湿度记录表》(AD－SOP－031－Tab01)，对湿度失控及时采取纠正措施并记录。

3) 各专业组组长每月末对本组内《环境温湿度记录表》(AD－SOP－031－Tab01)进行监督检查及确认回顾。

（4）整改后效果验证

1）技术主管于 2015 年 1 月 26 日前查看已修改并发布的《环境温湿度记录表》（AD－SOP－031－Tab01）。

2）质量主管于 2015 年 2 月 15 日前查看实验室各工作区域《环境温湿度记录表》的记录情况，临检组已使用新的温湿度记录表（附件 3 新记录表）。

整改附件记录： 附件 1 温湿度记录表，附件 2 修改的记录表，附件 3 新记录表。

【案例 9】

事实陈述： 实验室在 2015 年 9 月的内审时发现不符合项"现场查见 2015 年临检组血凝项目室间质评回报表但无组内学习讨论记录"，分析该不符合项产生的原因为工作人员未按相关程序文件《SHEHS－Lab－PF－028》规定执行，但实验室采取纠正措施编制了专业组作业指导书《TM－SOP－055》。

不符合条款号： 与 CNAS－CL02：4.10 条款不符。

分析和整改

（1）原因分析

1）临检组对程序文件 SHEHS－Lab－PF－015《内部审核程序》理解不够全面，在分析不符合项产生的根本原因后未针对性地采取纠正措施，编制作业指导书并按要求执行。

2）临检组未按照 SHEHS－Lab－PF－028《室间比对管理程序》4.3.2 要求对室间回馈结果进行分析讨论，并形成记录。

3）质量主管在跟踪验证时未发现该不符合项纠正措施与原因分析的不一致性。

（2）影响范围分析

1）临检组 2015 年国家卫计委临检中心血凝室间质评结果均为"满分"，未对临检组检测报告结果产生影响（附件 1 室间回报结果）。

2）质量主管核查科室 2015 年度内审档案，未发现其他纠正措施与原因分析不一致的情况。

（3）纠正措施

1）临检组组长针对该内审不符合项的根本原因要求工作人员按 SHEHS－Lab－PF－028 相关程序文件要求采取纠正措施，并组织专业组人员进行培训 SHEHS－Lab－PF－028《室间比对管理程序》（附件 2 程序文件培训记录 1），于 2016 年 4 月 20 日前完成。

2）质量主管组织内审员、专业组组长及岗位人员学习 SHEHS－Lab－PF－015《内部审核程序》，重点强调纠正措施是针对根本原因采取的措施（附件 3 程序文件培训记录 2）。

3）SHEHS－Lab－PF－028《室间比对管理程序》规定对室间回馈结果进行分析讨论，并形成记录，但为更好地实施和细化程序文件，临检组对室间质评回报结果讨论和学习作出规定（附件 4 修订的 SOP），并组织专业组人员培训学习（附件 5 SOP 培训记录）。

4）质量主管在不符合项整改验证时，重点关注不符合项纠正措施与原因分析的一致性。

（4）整改后效果验证

1）临检组已于 2016 年 4 月 19 日完成针对该内审不符合项的原因分析和纠正措施整改（附件 6 不符合项整改报告）。

2）质量主管已于 2016 年 5 月 12 日进行 SHEHS－Lab－PF－015《内部审核程序》的培训（附件 3 程序文件培训记录 2）。

3）核查 2016 年 4 月 15～17 日 ISO 15189 监督评审开具不符合项，其整改报告中的纠正措施均针对原因分析采取有效的整改。

4）质量主管已于 2016 年 5 月 12 日查阅到临检组对室间质评回报结果讨论和学习做出规定及培训记录。

整改附件记录： 附件 1 室间回报结果，附件 2 程序文件培训记录 1，附件 3 程序文件培训记录 2，附件 4 修订的 SOP，附件 5 SOP 培训记录，附件 6 不符合项整改报告。

【案例 10】

事实陈述： 临检组编号：××SYSMEX XE1000i 血液分析仪 2018 年 11 月 15 日性能验证报告不能提供“临床可报告范围”的验证内容。

不符合条款号： 与 CNAS－CL02：5.5.1.2、CNAS－CL02－A001：5.5.1.2 条款不符。

分析和整改

（1）原因分析：科室程序文件 LAB－PF－024《定量检验方法的选择、验证和确认程序》未对“临床可报告范围”的验证做出具体规定。

（2）影响范围分析

1）对 2019 年 1 月～4 月在编号××SYSMEX XE1000i 血液分析仪上检测的血常规项目评估（附件 1 评估报告），未发现有超过线性范围的报告，因此未对血常规检测报告结果产生影响。

2）临检组定期血常规仪器比对结果符合要求（附件 2 比对报告），检测结果正确性符合要求。

（3）纠正措施

1）修改完善程序文件 LAB－PF－024《定量检验方法的选择、验证和确认程序》：增加条款 5.12 可报告范围验证（附件 3 修订的程序文件）。

2）质量主管组织全员培训修改程序文件（附件 4 培训记录）。

3）重新验证血常规等项目临床可报告范围（附件 5 验证报告）。

4）在检测软件上进行临床可报告范围的设置（附件 6 信息设置的截屏）。

（4）整改后效果验证：质量主管已于×年×月×日查阅到修订的程序文件 LAB－PF－024《定量检验方法的选择、验证和确认程序》，对临床可报告范围验证做了具体规定。科室培训记录完整。血常规性能验证报告符合要求。

整改附件记录： 附件 1 评估报告，附件 2 比对报告，附件 3 修订的程序文件，附件 4 培训记录，附件 5 验证报告，附件 6 信息设置的截屏。

【案例 11】

事实陈述：查看门急诊组 SHEHS - Lab - PF - 020 - Tab06《设备校准/故障维修后验证记录表》，×年×月×日 VITROS Fusion 5.1 干化学分析仪维修后进行了留样再测验证，但科室未对留样再测判断标准进行文件规定。

不符合条款号：与 CNAS - CL02：5.3.1.5、CNAS - CL02 - A003：附录 A 条款不符。

分析和整改

（1）原因分析

1）门急诊组对程序文件 SHEHS - Lab - PF - 020《设备管理程序》4.7.3 中的内容理解不全面，未在 HE - SOP - 008《门急诊组内部比对作业指导书》中对仪器维修后验证的判断标准做规定。

2）组内文件没有做出规定，但岗位人员在对检测结果进行判断时按照 CNAS - CL02 - A003 附录 A 要求选取 5 份覆盖测量范围的标本进行留样再测，按照测量结果允许偏差＜1/3TEa，符合率≥80％判断标准执行操作。

（2）影响范围分析：岗位人员按照 SHEHS - Lab - PF - 020《设备管理程序》4.7.3 对仪器维修后做留样再测验证，验证结果的判断标准为偏差＜1/3TEa，符合率≥80％。查看留样再测结果记录（附件 1 留样再测结果记录表），结果均符合要求。因此未对检测结果准确性产生影响。

（3）纠正措施

1）岗位人员于×年×月×前对 HE - SOP - 008《门急诊组内部比对作业指导书》进行修订，增加仪器维修后验证的判断标准（附件 2 修订的 SOP 文件）。

2）×年×月×日临检组组长组织门急诊岗位人员对更新后的 HE - SOP - 008《门急诊组内部比对作业指导书》进行培训学习（附件 3 培训记录）。

（4）整改后效果验证：质量主管已于×年×月×日查阅到修订的 HE - SOP - 008《门急诊组内部比对作业指导书》，对仪器维修后验证的方式和判断标准做了规定。组内培训记录完整。

整改附件记录：附件 1 留样再测结果记录表，附件 2 修订的 SOP 文件，附件 3 培训记录。

【案例 12】

事实陈述：患者 ID：×××的尿有形成分检测报告中有 2 个“尿有形成分红细胞”的检验结果。

不符合条款号：与 CNAS - CL02 - A002 5.8.3 条款不符。

分析和整改

（1）原因分析

1）岗位人员对 CNAS - CL02 - A002：2018 第 5.8.3 条款规定的尿常规报告中结果的唯一性理解有偏差。

2）组内 SOP 文件未对尿常规报告结果唯一性做出规定。

(2) 影响范围分析：检测报告中的 2 个“尿有形成分红细胞”检验结果，一个是仪器直接测得的结果，以××/μl 显示；另一个是转化为××/HP 的结果，由仪器测得的结果乘以相应系数后得到。两个结果均准确可靠，故对质量体系正常运行未产生影响，但可能会因结果的不唯一影响临床对结果的判读。

(3) 纠正措施

1) 组内修改尿液常规检测程序文件中尿常规报告参数和比对参数相关内容（附件 1 修改的文件）。

2) 临检组长于 2019 年 4 月 1 日联系信息工程师对 LIS 系统的尿常规报告格式进行修改，保留××/HP 结果，删除××/μl 结果（附件 2 LIS 系统报告格式修改的截屏）。

(4) 整改后效果验证：质量主管已于×年×月×日查阅到修订的 SOP 文件。抽查 10 份尿液分析报告单（附件 3 10 份尿液分析报告单扫描件），报告格式和检验结果符合。

整改附件记录：附件 1 修改的文件，附件 2 LIS 系统报告格式修改的截屏，附件 3 10 份尿液分析报告单扫描件。

【案例 13】

事实陈述：临检组 2018 年 7 月 2 日流水号×××的住院患者尿液分析报告中“白细胞数”仪器检测原始结果“34 个/μl”，发给临床部门的报告单上“白细胞数”结果为“24 个/μl”，报告单上不能提供修改检测结果的书面说明。

不符合条款号：与 CNAS－CL02 5.9.3 条款不符。

分析和整改

(1) 原因分析：临检组 2018 年 7 月 2 日流水号×××的住院患者尿液分析标本仪器检测白细胞数为“34 个/μl”，与该标本干化学白细胞酯酶(－)结果不符，触碰复检规则，尿液离心后显微镜镜检复检结果为“24 个/μl”，岗位人员修改检验结果后未在报告单上注明是镜检结果。

(2) 影响范围分析：岗位人员在触犯尿液复检规则时进行了尿有形成分离心镜检，尿液分析离心镜检方法是“金标准”，因此未对患者尿液分析检验结果正确性产生影响。

(3) 纠正措施

1) 临检组重新对全组工作人员进行复检规则及流程的全面培训（附件 1 培训记录），要求尿有形成分离心镜检后在备注栏写明“已复检”。

2) 临检组管理人员每月定期抽查已发出的尿液分析报告。

(4) 整改后效果验证：临检组管理人员连续 2 个月查阅已发出的 10 份尿液分析报告（附件 2 尿分析报告单），均符合要求。

整改附件记录：附件 1 培训记录，附件 2 尿分析报告单。

【案例 14】

事实陈述：临检组×年×月×日 SYSMEX CA7000（序列号××××）血凝分析仪校准报告不能提供温控系统和吸样系统的校准内容。

不符合条款号：与 CNAS－CL02：5.3.1.4、CNAS－CL02－A001：5.3.1.4 条款不符。

分析和整改

（1）原因分析：临检组对 CNAS CL02 和 CNAS CL43 5.3.1.4 条款理解不够透彻，未对凝血检测仪校准做详细规定。

（2）影响范围分析

1）查看×年×月 SYSMEX CA7000（序列号 F2997）血凝分析仪的室内质控结果，所有质控项目均在控，故对临床标本的检测未造成影响（附件 1 室内质控记录）。

2）SYSMEX CA7000（序列号××××）血凝分析仪与靶仪器 CS5100（序列号××××）血凝分析仪比对结果均在可接受范围内，未对临床标本结果的准确性造成影响（附件 2 仪器比对记录）。

3）SYSMEX CA7000（序列号××××）血凝分析仪日常维护保养记录完整，仪器运行正常（附件 3 维护保养记录）。

（3）纠正措施

1）临检组按照制造商的校准程序制定《凝血检测系统校准管理制度》（文件编号××××－×××－SOP－LJ－034）。

2）要求厂家具有校准资质的工程师对仪器重新进行校准，出具合格的校准报告。岗位人员负责对校准过程监督，组长负责校准报告审核。

3）临检组组织岗位人员对新修订的《凝血检测系统校准管理制度》（文件编号 NDEFY－JYK－SOP－LJ－034）进行培训学习。

（4）整改后效果验证

1）质量负责人于×年×月×日查阅到临检组制定的《凝血检测系统校准管理制度》（文件编号××××－×××－SOP－LJ－034）（附件 4 修订的 SOP 文件）。

2）×年×月×日厂家工程师完成 SYSMEX CA7000（序列号 F××××）血凝分析仪校准，校准报告包含温控系统和吸样系统的校准内容。校准报告符合《凝血检测系统校准管理制度》（文件编号 NDEFY－JYK－SOP－LJ－034）的规定（附件 5 校准报告）。

3）质量负责人查阅到×年×月×日临检组组长组织小组岗位人员对新修订的《凝血检测系统校准管理制度》（文件编号××××－×××－SOP－LJ－034）进行了培训学习（附件 6 培训记录）。

整改附件记录：附件 1 室内质控记录，附件 2 仪器比对记录，附件 3 维护保养记录，附件 4 修订的 SOP 文件，附件 5 校准报告，附件 6 培训记录。

【案例 15】

事实陈述：临检组不能提供尿有形成分检测的显微镜复检程序和复检程序的验证记录。

不符合条款号：与 CNAS－CL02：5.5.1.2、CNAS－CL02－A002：5.5.1.3 条款不符。

分析和整改

（1）原因分析：临检组对 CNAS－CL02：5.5.1.2 和 CNAS－CL02－A002：5.5.1.3 条款理

解不够透彻，内组 SOP 文件未按照要求制定 UriSed 全自动尿有形成分分析仪（出厂编号：××××）尿有形成分检测的显微镜复检程序，未对复检程序验证。

（2）影响范围分析

1）查看 UriSed 全自动尿有形成分分析仪（出厂编号：××××）近 3 个月的室内质控结果，质控项目均在控，对临床标本的检测未造成影响（附件 1 室内质控记录）。

2）UriSed 全自动尿沉有形成分分析仪（出厂编号：××××）与×××儿童医院尿有形成分分析仪（同一厂家和型号）进行比对，结果均在可接受范围内，未对临床标本结果的正确性造成影响（附件 2 比对记录）。

3）UriSed 全自动尿有形成分分析仪（出厂编号：××××）日常维护保养记录完整，仪器运行正常（附件 3 仪器维护保养记录）。

（3）纠正措施

1）临检组组长组织岗位人员重新学习 CNAS－CL02：5.5.1.2 和 CNAS－CL02－A002：5.5.1.3 条款，并按要求重新制定《尿有形成分复检标准操作程序》（文件编号××××－JYK－SOP－LJ－136）（附件 4 SOP 文件）。

2）临检组组长组织人员对新制定的尿有形成分复检规则进行验证，完善验证记录形成报告（附件 5 验证记录）。

3）临检组组织岗位人员对新制定的《尿有形成分复检标准操作程序》（文件编号××××－JYK－SOP－LJ－136）进行培训学习（附件 6 培训记录）。

（4）整改后效果验证

1）质量负责人于×年×月×日查阅到临检组制定的××××－JYK－SOP－LJ－136《尿有形成分复检标准操作程序》。

2）临检组已完成复检规则的验证，并形成了有效的验证记录和报告。

3）质量负责人查阅到×年×月×日临检组组长组织组内岗位人员对 CNAS CL02 5.5.1.2 和 CNAS－CL02－A002：5.5.1.3 条款和新制定的××××－JYK－SOP－LJ－136《尿有形成分复检标准操作程序》（文件编号）进行了培训学习。

整改附件记录： 附件 1 室内质控记录，附件 2 比对记录，附件 3 仪器维护保养记录，附件 4 SOP 文件，附件 5 验证记录，附件 6 培训记录。

（杨 冀）

【案例 16】

事实陈述： 凝血功能检查有手写的不合格标本记录，但不能提供不合格标本的统计分析报告。

不符合条款号： 与 CNAS－CL02：2012、CNAS－CL02－A001 中 4.12 规定不符合。

分析和整改

（1）原因分析：不合格标本手工记录和处理，按月的统计分析需手工计算，工作量大且费时费力。另外，岗位职责不清，没有具体的负责人，管理层监管不倒位，没有及时发现问题。

(2) 影响范围分析：没有及时统计分析标本的不合格情况，无法及时发现检验前的问题并及时采取纠正措施。如果标本不合格率较高，会造成重复抽血以及重复检测，延长报告时间，浪费人力和物力，影响临床对检验服务的满意度。

(3) 纠正措施

1) 组织组内人员进行检验前质量指标的技术培训和考核，强化岗位职责，每月月初完成不合格标本的统计分析。

2) 按《实验室质量指标监控程序》，1 周内完成未统计月份的不合格标本监测报告。

3) 针对不合格标本的重点科室、关键原因，采取合适的纠正措施，及时与临床进行沟通持续改进标本采集质量。

4) 将不合格标本监管纳入 LIS 改进计划，向信息中心提出软件需求说明。

(4) 整改后效果验证

1) 经核查已完成专题的培训和考核，记录完整。

2) 查询不合格标本的统计分析报告，符合质量指标监测要求。

3) 针对不合格标本，已采取临床沟通、护士培训等措施，标本不合格率有下降趋势。

4) 已向信息中心软件需求申请，列入 LIS 改进计划。

整改附件记录：附件 1 质量指标培训 PPT、签到表及考核记录，附件 2 某年某月至某月不合格标本的统计分析报告，附件 3 与临床不合格标本沟通记录，附件 4 护士标本采集培训记录，附件 5 软件需求申请报告。

【案例 17】

事实陈述：血液分析仪检测约 1 000 份/日，复检比率 15%，复检岗位 2 名员工不能满足形态学筛检的配置要求。

不符合条款号：与 CNAS - CL02：5.1.3 和 CNAS - CL02 - A001：5.1.3 的条款不符。

分析和整改

(1) 原因分析：血常规标本数量多，而且需复检的标本比率高，但是科室人员紧张，只配备 2 名员工。另外，相关的设备配备不足，缺少全自动推片染色仪、血细胞识别仪。

(2) 影响范围分析：仪器及人员配比不足，造成工作任务积压，延长了血液检测报告的时间，增加患者的等待时长，不利于患者的就医体验。另外，复检岗位人数少，不能保证复检标本的质量，影响结果的准确性。

(3) 纠正措施

1) 在高峰时期，如周一、二、周四增加半个工作人员，其他时间增加 1 名实习或进修生，分担标本检测的工作量。

2) 进行多次血细胞形态学检验培训和考核，提升员工的技术能力和熟练程度，保证血常规复检的工作质量和效率。

3) 向医院申请全自动推片染色仪、血细胞识别仪等设备，进一步提高复检工作的效率。

(4) 整改后效果验证

1）经核查复检岗已增加人员，见专业组排班表。

2）已对科室相关人员进行血细胞形态学培训3次、考核1次，相关记录完整。

3）已经向医院提交仪器紧急购买申请，正在进行论证、准备招标等流程中。

整改附件记录：附件1 专业组排班表，附件2 多次培训PPT、签到表及培训考核记录，附件3 全自动推片染色仪申购单，附件4 全自动血细胞识别仪申购单。

【案例18】

事实陈述：急诊化验室现场未能提供血液细胞形态学图谱等专业图书。

不符合条款号：与CNAS－CL02：5.1.5和CNAS－CL02－A001：5.1.5的条款不符。

分析和整改

（1）原因分析：原购置的血细胞形态学图谱等专业图书，可能被人放到其他地方，导致现场检查时找不到了。主管对于专业图书找不到情况下，没有及时进行图书更新。

（2）影响范围分析：工作人员在遇到形态学相关问题时，需要查阅形态学图谱等专业图书，没有书籍影响工作效率和质量。

（3）纠正措施

1）重新购置血细胞形态学图谱、体液细胞形态学图谱、寄生虫图谱、临床检验诊断学图谱等专业图书。设立专业图书、参考资料放置区域，按外来文件进行管理。

2）培训员工专业图书的使用和疑难形态学结果报告。

（4）整改后效果验证

1）急诊化验室已放置形态学图谱图书，工作人员知晓相关图书内容。

2）已完成疑难形态学结果报告的培训，记录完整。

整改附件记录：附件1 专业图书购买发票及图书照片，附件2 外来文件管理记录，附件3 培训PPT、签到表。

【案例19】

事实陈述：现场查阅形态学检查技术主管××档案，不能提供形态学检查专业技术培训及考核记录。

不符合条款号：与CNAS－CL02：5.1.9、CNAS－CL02－A001：5.1.9条款不符。

分析和整改

（1）原因分析：该技术主管硕士学历，从事血液学检验10余年。但近5年未参加血细胞形态学的进修或学习班等专题培训，对条款要求执行不到位。

（2）影响范围分析：定期进行的人员形态学培训及考核比对，该技术主管能高分通过，且临床科室对结果报告无质疑情况，经评估对检验结果无不良影响。

（3）纠正措施

1）再次对《人员资源和能力评估程序》进行培训学习并考核。

2）派技术主管参加近期举办的形态学继续教育学习班，并通过考核，取得继续教育学分。

3）培训结束后，技术主管在科室内进行传达培训内容并考核参加人员。

4）核查其他特殊岗位的工作人员是否取得相应上岗证书。

（4）整改后效果验证

1）经验证，某日科室人员进行《人员资源和能力评估程序》文件培训学习并考核，详见培训签到表、培训照片、考核试卷，记录完整。

2）某时间，形态学技术主管参加各类细胞形态学的质量控制及研究进展等学习班培训，并通过考核，获得培训证书和学分证，同时索要了当时培训的课件。详见培训班通知、培训证书和学分证、现场培训 PPT 材料。

3）技术主管对科室人员进行学术培训转训，详见培训会议签到表、培训 PPT、现场培训照片、培训考核试卷，记录完整。

4）抽查了 HIV、PCR 等岗位，均有相应的培训证书，符合要求，验证通过。

整改附件记录：附件 1 文件学习和考核记录，附件 2 外出培训审批、培训证书，附件 3 科室内部学术培训传达记录。

【案例 20】

事实陈述：抽血叫号液晶屏和窗口显示屏均显示患者真实全名，不符合患者隐私保护要求。

不符合条款号：与 CNAS－CL02：5.2.5 和 CNAS－CL02－A001 5.2.5 条款不符。

分析和整改

（1）原因分析：原来显示的患者姓名第二个字用○号代替，由于软件更新时程序员将患者显示全名。工作人员验证时未及时发现问题，未充分考虑到保护患者隐私。

（2）影响范围分析：影响患者的隐私保护，可能会造成患者的用户体验变差，影响检验的服务满意度，不影响检验结果的质量。

（3）纠正措施

1）重新培训《患者标本采集设施》、患者权利及隐私保护要求。

2）软件需求修改申请，电子显示屏中患者姓名第二个字用○号代替，不显示患者全名。工程师完成软件修改并更新。

3）现场核查，窗口电子显示屏及综合提示屏姓名部分第二个字用○代替。

（4）整改后效果验证

1）某日组织学习患者标本采集设施应将接待/等候和采集区分隔开。同时，实验室的标本采集设施也应满足国家法律、法规或者医院伦理委员会对患者隐私保护的要求。

2）某日现场验证，抽血叫号液晶屏和窗口显示屏的姓名部分第二个字用○代替。

整改附件记录：附件 1 培训学习照片、记录、PPT，附件 2 软件需求修改申请报告，附件 3 叫号液晶屏和窗口显示屏整改前后比对照片。

【案例 21】

事实陈述：未能提供血液分析仪溶血剂、染色液等新旧批号的验证记录。

不符合条款号：与 CNAS－CL02：5.3.2.3 条款不符。

分析和整改

(1) 原因分析：因血液分析仪试剂种类繁多，实验场地拥挤，在实行未经检查区、不合格区与合格区三区管理时存在试剂混放和交叉，导致对部分试剂验收的执行不到位。

(2) 影响范围分析：血液分析仪是市场主流品牌，溶血剂、染色液等性能稳定，批间稳定性好，对检验结果的影响在可控范围内。

(3) 纠正措施

1) 实验区域按 5S 管理，规范实验室试剂管理。

2) 新旧批号更换时，采用 5 例不同浓度的标本进行新旧批号试剂的比对试验，偏差判定标准参照 WS/T 406－2012。

3) 组织科内人员重新培训和考核《试剂和耗材管理程序》，督查其他专业组有无存类似情况。

(4) 整改后效果验证

1) 临检组实行 5S 管理，血液分析仪溶血剂、染色液等新旧批号的验证记录完整，整改有效。

2) 某日科室人员进行《试剂和耗材管理程序》文件培训学习并考核，详见培训签到表、培训照片、考核试卷，记录完整。

整改附件记录：

附件 1 新旧批号验证记录表，附件 2 培训学习照片、记录、PPT，附件 3 实验室 5S 管理成果。

【案例 22】

事实陈述：门诊尿常规检验现场未见清洁尿道外口、留取中段尿、2 h 内送检等正确采集尿液标本的提示。

不符合条款号：与 CNAS－CL02：5.4.2 和 CNAS－CL02－A001 5.4.2 的条款不符。

分析和整改

(1) 原因分析：标本采集手册有关于尿液标本采集方法及注意事项说明，但门诊及住院区没有制作相应的尿液标本采集简易图提供给患者，宣传不到位。

(2) 影响范围分析：医务人员在执行尿液检验时，会口头告之和教育患者如何留取标本，但未提供采集说明，可能会影响患者正确留取标本的质量。

(3) 纠正措施

1) 制作尿液常规标本采集示意图并张贴在尿液标本留取处，包括门诊、急诊及住院各病区厕所。

2) 再次组织岗位人员学习并考核《标本采集手册》。

(4) 整改后效果验证

1) 查阅到尿液标本采集示意图已张贴在门急诊及病房厕所。

2) 临检组已完成《标本采集手册》培训和考核,记录完整。

整改附件记录: 附件 1 尿液常规标本采集示意图,张贴现场照片,附件 2 人员培训 PPT、签到、照片和考核记录。

【案例 23】

事实陈述: 查阅标本采集手册,未见末梢血采集说明。

不符合条款号: 与 CNAS-CL02: 5.4.4.3 和 CNAS-CL02-A002: 5.4.4.3 条款不符。

分析和整改

(1) 原因分析: 标本采集手册主要用于指导病房护士进行标本采集,而病房在标本采集时无末梢血采集项目,因此未在标本采集手册中加入末梢血采集说明。

(2) 影响范围分析: 实验室员工有定期的标本采集培训和考核,未见末梢血采集说明不会影响末梢血采集工作。

(3) 纠正措施

1) 按《中国末梢采血操作共识》,在标本采集手册中增加了末梢血采集说明。

2) 对标本采集手册进行更新并培训考核。

(4) 整改后效果验证: 经查标本采集手册有新增的末梢血采集说明,已在医院办公系统发布。已完成末梢血采集的培训和考核工作。

整改附件记录: 附件 1 标本采集文件修改审批记录,附件 2 修订后的标本采集手册,附件 3 末梢血采集的培训和考核记录。

【案例 24】

事实陈述: 抽查某门诊患者采血管数量有 15 支,其中红管就有 9 支,未能提供标本采集量评估报告。

不符合条款号: 与 CNAS-CL02: 2012 中 5.4.4.3 规定不符合。

分析和整改

(1) 原因分析

1) 在新增检验项目或更新仪器设备时,只考虑到员工的工作方便,未考虑总采血量对患者的身体影响及成本的控制。

2) 对条款理解不到位,对血液标本采样量的评审理解不够深入,只在各组内进行评估,未从患者角度评估,未形成有效的评估意见和报告。

(2) 影响范围分析: 标本采集量过多,会造成患者医源性贫血,影响患者对检验服务的满意度。

(3) 纠正措施

1) 组织召开标本采集量评审会议,对存在改进空间或不合理的采样量提出改进措施。

要求同一区域的实验室，相同类型标本尽量只采集一管血，并形成患者血标本采集量适宜性的评审报告。

2）修改 LIS 功能，实现标本的自动合并和分管功能。

3）采用标本前处理系统进行分杯，减少采样人员工作量及患者的采血量。

4）试管合并情况，通知或培训护理部、体检中心等相关部门。

（4）整改后效果验证

1）已完成标本采集量适宜性的评审报告，并将较多项目合并共用同一试管。

2）LIS 已实现自动合并和分管功能。已在标本前处理系统进行分杯，减少了标本采集量。

3）医嘱或试管合并情况，已在院内网发布通知。

整改附件记录：附件 1 科室会议纪要，附件 2 标本采集量适宜性评估报告，附件 3 检验标本采集管合并一览表，附件 4 LIS 软件需求修改申请及功能验证，附件 5 院内网通知截屏。

【案例 25】

事实陈述：抽查某次室间质评，尿液沉渣形态 3 项不符合，未见纠正措施记录。

不符合条款号：与 CNAS－CL02：2012、CNAS－CL02－A002 中 5.6.3.1 规定不符合。

分析和整改

（1）原因分析：室间质评不符合原因，主要是平时工作中未遇到此类较罕见细胞，业务水平存在局限性。无纠正措施原因，实验室人员对认可准则和应用说明 5.6.3.1 的要求理解不够深刻，执行不到位。

（2）影响范围分析：尿有形成分室间质评常包括一些不常见的、不典型的细胞，但日常工作中，这类细胞极少遇到，对检验结果报告影响不大。

（3）纠正措施

1）制定培训计划，强化尿有形成分形态的培训和考核。

2）根据回报结果，认真分析不符合项目，填写室间质评分析报告并培训员工。

（4）整改后效果验证：经核查，已针对尿有形成分形态制定培训计划，已完成 3 个专题培训和考核，记录完整有效。已完成室间质评的不符合分析报告并作为材料培训员工。

整改附件记录：附件 1 室间质评不符合和纠正措施记录，附件 2 形态学培训计划，附件 3 多次员工的培训 PPT、签到表和考核记录。

【案例 26】

事实陈述：抽查某次尿液有形成分分析的院间比对记录（编号：××），不能提供比对医院的原始结果报告。

不符合条款号：与 CNAS－CL02－A002：5.6.3.2 规定不符合。

分析和整改

（1）原因分析：对科室文件《实验室间比对程序》中规定“所有比对要有原始记录”掌握不

全面、理解不到位，导致现场评审无法出具原始报告(数据)。

(2) 影响范围分析：每 6 个月一次的院间比对均按时完成，结果合格。只是原始记录保存不全，对检验结果使用及临床意义无影响。

(3) 纠正措施

1) 对《实验室间比对程序》进行再次培训和考核。

2) 联系比对医院，重新出具原始记录签字确认。按照比对计划和方案，严格执行院际比对。

3) 抽查科室其他项目比对原始数据是否完整。

(4) 整改后效果验证

1) 经验证，×年×月×日组内对《实验室间比对程序》进行培训和考核，详见签到表、照片和考核记录。

2) 已提供比对医院的原始结果报告并签字确认。

3) 按院际比对计划，每 6 个月进行一次比对，与×医院再次开展了一次尿液有形成分项目的结果比对，详见《尿有形成分分析比对报告》及院间比对记录，材料齐全，符合要求。

4) 科室抽查了血常规五分类等院间比对，结果显示比对记录完整。

整改附件记录：附件 1 文件培训照片、签到表及考核记录，附件 2 比对记录、确认签字原始结果，附件 3 最近一次尿有形成分分析比对报告及原始记录。

【案例 27】

事实陈述：未能提供尿液有形成分形态学检验人员结果一致性比对报告及原始记录。

不符合条款号：与 CNAS-CL02：2012、CNAS-CL02-A002 中 5.6.4(C)规定不符合。

分析和整改

(1) 原因分析：《体液检验内部比对》文件没有对体液形态及计数人员进行比对的频率、方法、结果判定等进行规定。对认可准则、应用说明理解和执行不到位，导致文件评审、内部审核等均未发现该问题。

(2) 影响范围分析：从事尿液检验人员定期进行培训和考核，技术能力符合要求。不同人员间存在差异，未进行人员间的比对和评估，可能会影响尿液复检结果的质量。

(3) 纠正措施

1) 修订《体液检验内部比对》SOP，增加细胞形态及计数人员比对方案，组内人员进行培训和考核。

2) 制定实验室人员比对计划，按照比对方案进行人员比对，形成人员比对报告，保留原始记录。

3) 核查其他检验项目，如有类似情况同样整改。

(4) 整改后效果验证

1) 已经更新《体液检验内部比对》文件，已完成组内培训和考核，记录完整。

2) 核查尿液形态学检验人员一致性比对报告和原始记录，所有人员通过一致性比对，比对方案规范，原始记录保留完整。

3）未发现其他检验项目存在类似情况。

整改附件记录：附件1体液检验内部比对（保留修改痕迹），附件2文件培训PPT、签到表和考核结果，附件3尿液形态学检验人员一致性比对报告、原始比对记录。

【案例28】

事实陈述：抽查尿常规报告（标本号××），尿有形成分红细胞、白细胞、上皮细胞的仪器结果分别为22.13、203.14、14.10，但实际报告结果分别是22.18、203.33、14.19。

不符合条款号：与CNAS-CL02：2012中5.8.1规定不符合。

分析和整改

（1）原因分析：对准则5.8.1条款的内容认识不足，理解不深刻，未能保证实际报告结果和仪器原始记录的一致性，确保结果的正确转录。其不一致原因是对尿有形成分红细胞、白细胞、上皮细胞的仪器结果传到接收电脑，进行了重新计算。

（2）影响范围分析：尿有形成分原始结果按固定公式进行转换，导致原始结果与LIS数据不一致，但两者结果相差极小，不影响患者的医疗决策。

（3）纠正措施

1）专业组内对《检验结果报告程序》文件进行再次培训和考核。

2）软件工程师对通讯程序进行修改，并完成软件更新。信息管理员完成尿常规机器程序更新后验证工作，确保仪器原始数据和LIS实际报告结果、EMR结果信息完全一致，保存验证的原始数据。

3）核查全科其他仪器，未发现类似情况。

（4）整改后效果验证

1）核查组内员工《检验结果报告程序》培训和考核的记录，记录完整。

2）对×台尿有形成分分析仪通讯更新后，各抽5个标本的仪器原始数据结果和LIS系统、EMR结果完全一致，照片清晰，记录完整。

整改附件记录：附件1培训PPT、考核记录，附件2仪器结果、LIS、EMR结果一致性验证报告及原始记录。

【案例29】

事实陈述：抽查尿液检验报告单，其中尿液有形成分红细胞、白细胞未注明参考区间。

不符合条款号：与CNAS-CL02：2012、CNAS-CL02-A002中5.8.3j规定不符合。

分析和整改

（1）原因分析：对《体液检验结果报告》相关的准则、应用说明和程序文件理解执行不到位，导致未在LIS中设置尿有形成分的红细胞、白细胞等项目的参考区间。

（2）影响范围分析：尿液检验项目由干化学和有形成分分析组成，干化学法是半定量报告，有形成分是定量报告。尿液中红细胞和白细胞在男性、女性中参考区间存在差异，不注明参考区间可能会对临床的结果解释存在影响。

(3) 纠正措施

1) 根据权威杂志的文献报告,征求临床意见后,设定红细胞、白细胞的参考区间,男性、女性设置不同的参考区间。

2) 按《生物参考区间评审程序》,至少选择男、女各20份健康人尿标本验证红细胞和白细胞的参考区间,完成参考区间验证报告并保存原始记录。

3) 修订尿液有形成分SOP,进行组内培训和考核。

(4) 整改后效果验证

1) 核查多份尿液检验报告单,已设置参考区间。

2) 查阅《尿液有形成分参考区间验证报告》,已通过验证,原始记录完整。

3) 核查尿液有形成分SOP的培训和考核情况,达到培训效果,记录完整。

整改附件记录: 附件1尿液常规检验报告单(男性、女性),附件2尿红细胞、白细胞参考区间评审报告及原始数据,附件3尿液有形成分SOP及培训签到、照片、考核记录。

【案例30】

事实陈述: 抽查标本号×××,白细胞计数15.0×10^9/L,血红蛋白54 g/L,属危急值结果,但检验报告单没有警示性注释。

不符合条款号: 与CNAS-CL02:中的5.8.3.11)规定不符合。

分析和整改

(1) 原因分析:实验室对《结果报告程序》的报告单内容中"警示性注释"理解不足,导致报告单上无危急值警示性注释。

(2) 影响范围分析:报告单中虽无"警示性注释",但按《危急值报告程序》报告并记录,确保患者安全。

(3) 纠正措施

1) 向信息部门提交软件修改申请,要求有危急值结果的项目用"★"标识,并备注"有危急值结果,请立即就诊"。

2) 对危急值加警示性注释报告进行数据验证,保证LIS和电子病历、体检中心等系统间展示结果的一致性。

3) 对《结果报告程序》进行培训并考核。

(4) 整改后效果验证

1) 已在报告单上增加危急值警示性注释,详见软件需求申请单和增加标识的某报告单。

2) 抽查检验科危急值报告与电子病历的一致性,抽查5份报告,全部添加警示性注释,与LIS系统一致。

3) 已进行《结果报告程序》再次的培训和考核,记录完整有效。

整改附件记录: 附件1软件需求申请单,附件2软件功能验证记录、不同系统一致性验证报告,附件3修改后危急值报告单示例,附件4培训签到、照片及考核记录。

【案例 31】

事实陈述： 抽查某血常规的血小板结果为 $5\times10^9/L$，符合危急值报告标准，实验室未按危急值报告流程报告临床。

不符合条款号： 与 CNAS－CL02：2012、CNAS－CL02－A001 中 5.9.1.b 规定不符合。

分析和整改

（1）原因分析：该患者有多次历史检查记录，既往已报告过血小板危急值，经过治疗后恢复正常。现在再次出现血小板减低触发危急值报告程序，但工作人员未引起足够重视，没有及时上报。科室对《危急值报告程序》的宣贯和督查不够，造成工作人员执行不到位。

（2）影响范围分析：医院规定血液病患者同一项目检验结果连续出现危急值报警不作危急值处理。但该患者非危急值和危急值结果反复出现，说明病情变化，如未及时通报危急值结果可能会影响患者安全。

（3）纠正措施

1）回顾了近两个月的血细胞分析结果，发现未上报的危急值与患者取得联系，了解就诊情况。这些患者都已经及时就诊，没有导致不良事件的发生。

2）再次培训和考核《危急值报告程序》，强调及时上报的重要性，要求全科严格执行危急值报告制度。

3）将危急值的通报率、及时率、记录完整率列为质量指标，每月监测并通报。

（4）整改后效果验证

1）回顾并评估危急值结果的患者情况，无不良事件发生。

2）核查《危急值报告程序》的培训和考核情况，达到培训效果，记录完整。

3）核查危急值的质量指标报告，达到预期目标。

整改附件记录： 附件 1 检验科与临床/患者沟通记录，附件 2 危急值报告制度培训 PPT、签到表和考核记录，附件 3 某月份危急值质量指标监测报告。

（杨大干）

【案例 32】

事实陈述： 临检室提供不出仪器编号××迈瑞 BC－6800Plus 血液分析仪（为本室血液分析参考仪器）白细胞分类计数的能力验证/室间质评记录。

不符合条款号： 与 CNAS－CL02－A001：2018，5.6.3.1 条款不符。

分析和整改

（1）原因分析：临检室 SOP 文件未对仪器法白细胞分类计数能力验证/室间质评进行规定。

（2）影响范围分析

1）查阅《血细胞形态学检查》最近 3 次能力验证/室间质评结果，均为合格（附件 1 血细胞形态学检查能力验证/室间质评记录）。

2）采用白细胞分类计数参考方法验证仪器编号××迈瑞 BC－6800Plus 血液分析仪白细

胞分类计数的准确性，全部合格(附件2 白细胞分类准确性验证记录)。

3) 查阅临检室仪器法白细胞分类计数室内比对记录，所有血液分析仪每6个月均与参考仪器进行比对，比对结果满足比对要求(附件3 仪器法白细胞分类比对记录)。

4) 查阅临检室最近6个月所有血液分析仪白细胞分类计数室内质控结果均符合质量控制的要求(附件4 仪器法白细胞分类室内质控记录)，未对患者标本检测白细胞分类计数结果产生影响。

(3) 纠正措施

1) 修改临检室能力验证/室间质评 SOP 文件，增加仪器法白细胞分类计数能力验证/室间质评内容(附件5 修改的 SOP 文件)，申请参加上海市临床检验中心组织的白细胞分类计数能力验证/室间质评(附件6 能力验证/室间质评记录)。

2) 组织临检室岗位人员学习修改的 SOP 文件(附件7 培训记录)。

(4) 整改后效果验证：×年×月×日，质量主管查阅临检室能力验证/室间质评 SOP 文件已做了修订，符合 CNAS-CL02-A001：2018，5.6.3.1 条款的要求。仪器法白细胞分类计数能力验证/室间质评已完成并形成记录，小组培训记录完整。

整改附件记录：附件1 血细胞形态学检查能力验证/室间质评记录，附件2 白细胞分类准确性验证记录，附件3 仪器法白细胞分类比对记录，附件4 仪器法白细胞分类室内质控记录，附件5 修改的 SOP 文件，附件6 能力验证/室间质评记录，附件7 培训记录。

【案例 33】

事实陈述：抽查临检室2019年9月12日住院部尿液分析送检标本，条码号为123456789的送检标本其申请单未显示标本采集时间。

不符合条款号：与 CNAS-CL02：2012，5.4.3 f)条款不符。

分析和整改

(1) 原因分析：检验科《临床标本采集手册》对申请单信息进行了明确的规定，包括原始标本采集后应及时记录采集时间(附件1《临床标本采集手册》中关于采集时间记录规定的章节)。

针对标本采集时间未及时记录的问题，对9月12日临检室所有住院部送检标本进行统计和分析(附件2 标本采集时间统计分析记录)，血液分析标本无采集时间记录率为2%，尿液分析标本、粪便常规检查标本无采集时间记录率为35%和48%。深入临床科室交流，了解到尿液分析和粪便常规检测标本采集时间未记录的原因主要有以下几点：① 部分患者自留取标本后直接将标本放置于标本收集处，当班护士未及时记录或忘记记录采集时间；② 护士未充分认识到采集时间记录的重要性，导致部分标本未记录采集时间。

(2) 影响范围分析：《临床标本采集手册》规定住院部标本采集后半小时内由标本运送人员送往检验科，符合尿液分析和粪便常规检测的时限要求，未对临床标本检测结果产生影响。

(3) 纠正措施

1) 质量主管将标本采集时间未及时记录纳入不合格标本统计内容(附件3 不合格标本统

计分析记录），每月在护理质量会议上通报，各临床科室分析原因并提出改进措施。

2）由检验科负责 CNAS－CL02：2012 5.4 检验前过程的要素管理员在护理质量会议上对准则中检验前过程和《临床标本采集手册》中关于采集时间记录的要求和重要性进行培训（附件 4 护理质量会议培训记录）。

3）各护理单元针对标本采集时间须及时记录进行了针对性的培训并严格执行。

4）由护理部统一制作尿液分析标本、粪便标本留取及送检流程图（附件 5 标本留取及送检流程图），张贴于每个病房卫生间易于看到的地方。

（4）整改后效果验证：×年×月×日，质量主管查阅当天所有送检标本，均显示有采集时间；各护理单元针对标本采集时间及时记录进行了针对性的培训（附件 6 护理单元培训记录）且所有标本在采集或收到后及时记录了采集时间。

整改附件记录：附件 1《临床标本采集手册》中关于采集时间记录规定的章节，附件 2 标本采集时间统计分析记录，附件 3 不合格标本统计分析记录，附件 4 护理质量会议培训记录，附件 5 标本留取及送检流程图，附件 6 护理单元培训记录。

【案例 34】

事实陈述：肝胆外科患者×××2019 年 9 月 7 日检测了血常规分析。9 月 8 日，该患者申请使用 9 月 7 日的血常规分析标本追加检测糖化血红蛋白，临检室当班工作人员提供不出 9 月 7 日该患者的原始标本。

不符合条款号：与 CNAS－CL02：2012，5.7.2 条款不符。

分析和整改

（1）原因分析：程序文件《标本管理程序》对临床标本的储存、保留和处置进行了明确的规定，在《临检室日常工作流程》SOP 文件中亦规定了已检血液分析标本储存条件（2～8℃）、保留时限（1 周）。

查看储存冰箱，不同日期储存标本分界不清，标识不醒目，导致工作人员处置 9 月 1 日已检标本时将 9 月 7 日的部分标本进行了处置。

（2）影响范围分析：核对冰箱内所有储存标本，其他日期（9 月 2、3、4、5、6 日）应储存标本均能找到，7 日有 13 个标本未能找到。通过和患者张某某沟通，重新采集标本检测糖化血红蛋白，结果正常发出。密切关注已错误处置的其他 12 个标本，至 9 月 14 日，相关科室未提出需要核对和使用标本的需求。

（3）纠正措施

1）对《临检室日常工作流程》文件进行修订，增加每日储存标本具体存放的要求：将临检室已检标本专用储存冰箱分为 7 个区域，分别显著、按序标识为星期一至星期日，每日上班后处置上周当日已检标本，当天需储存的已检标本放置当日固定的区域。同时在程序文件《标本管理程序》中增加“各专业组应明确已检标本储存的条件和方式”等内容（附件 1《临检室日常工作流程》文件，附件 2 程序文件）。

2）制作星期一至星期日的标识，将储存冰箱划分为七个区域，明显分隔，并贴上标识（附件 3 冰箱内分区和标识照片）。

3）临检室及全科人员、负责处置已检标本的工作人员学习修订后的文件（附件 4 培训记录）。

（4）整改后效果验证：×年×月×日，质量主管查阅《临检室日常工作流程》文件和程序文件已做了修订，储存冰箱规划清晰、标识明确，跟踪一个月未发生类似事件。培训记录完整。

整改附件记录：附件 1《临检室日常工作流程》文件，附件 2 程序文件，附件 3 冰箱内分区和标识照片，附件 4 培训记录。

【案例 35】

事实陈述：条码号 123456789 血液分析标本的检测结果触及血液分析复检规则，PLT 进行显微镜计数，并在 LIS 系统将仪器法结果修改为显微镜计数结果，临检室岗位人员现场查阅 LIS 系统显示不出 PLT 仪器检测的原始数据。

不符合条款号：与 CNAS - CL02 - A010：2018，5.9.2 条款不符。

分析和整改

（1）原因分析：实验室信息系统（LIS 系统）查阅原始数据权限仅对检验科管理层及专业组长开放，对于检验科日常工作人员，LIS 系统未开放查阅原始数据权限。

（2）影响范围分析：检验科日常工作人员，当患者数据修改后，不能查阅原始数据。审核报告时如需查阅原始数据，须通过有权限人员查看或在仪器界面查看，工作效率下降。

（3）纠正措施

1）评审《实验室信息系统手册》中关于检验人员权限设置的适用性并进行修订（附件 1 文件评审单，附件 2 实验室信息系统手册），规范和完善检验人员使用权限，满足 CNAS - CL02：2012 5.10 和 CNAS - CL02 - A010：2018 的要求。

2）按照修订后《实验室信息系统手册》的要求对拟重新授权人员进行培训、考核并授权（附件 3 培训记录，附件 4 考核记录，附件 5 授权记录）。

（4）整改后效果验证：×年×月×日，质量主管查阅《实验室信息系统手册》已做了修订，人员已授权。现场抽查临检室当班工作人员，患者数据修改后，可以快速查阅到原始数据。同时规范和完善了检验人员其他使用权限。

整改附件记录：附件 1 文件评审单，附件 2 实验室信息系统手册，附件 3 培训记录，附件 4 考核记录，附件 5 授权记录。

【案例 36】

事实陈述：临检室于 2019 年 8 月 6 日启用仪器编号××迈瑞 BC - 6800 Plus 血液分析仪，提供不出服务协议评审记录。

不符合条款号：与 CNAS - CL02：2012，4.4.1 e）、5.5.3 条款不符。

分析和整改

（1）原因分析：对 CNAS - CL02：2012，4.4.1 e）、5.5.3 条款和《服务协议评审程序》的认

识和理解不到位。

（2）影响范围分析：仪器编号××迈瑞 BC－6800 Plus 血液分析仪安装后进行了校准、性能验证、生物参考区间和复检规则验证，和临检室血液分析参考仪器进行了比对，制定了室内质控方案，编写了《迈瑞 BC－6800 Plus 血液分析仪标准操作规程》，并对所有使用人员进行了培训、考核与授权，保证检验结果的准确性和可比性。未发现对临床诊断和治疗产生影响（附件 1 临床反馈记录）。

（3）纠正措施：① 组织学习 CNAS－CL02：2012，4.4.1 e）、5.5.3 条款和《服务协议评审程序》；② 按《服务协议评审程序》对仪器编号××迈瑞 BC－6800 Plus 血液分析仪的使用进行服务协议评审，告知临床各部门（附件 2 服务协议评审记录）；③ 核查临检室其他检验项目新增检测方法、检测系统，均进行了服务协议的评审。

（4）整改后效果验证：×年×月×日，质量主管查阅 CNAS－CL02：2012，4.4.1 e）、5.5.3 条款和《服务协议评审程序》培训记录及仪器编号××迈瑞 BC－6800 Plus 血液分析仪服务协议评审记录。

整改附件记录：附件 1 临床反馈记录，附件 2 服务协议评审记录，附件 3 校准报告，附件 4 性能验证报告，附件 5 生物参考区间验证记录，附件 6 复检规则验证记录，附件 7 比对记录，附件 8 质控方案，附件 9 迈瑞 BC－6800 Plus 血液分析仪标准操作规程，附件 10 培训记录，附件 11 考核记录，附件 12 授权记录。

（肖秀林）

二、临床血液和体液检验 ISO 15189 医学实验室认可现场评审流程

（一）评审组报到。

（二）首次会议。

1. 评审组长主持。

2. 评审组长介绍评审组成员及分工。

3. 实验室介绍参加首次会议的领导和骨干。

4. 宣读评审员廉洁自律声明。

5. 评审的日程、目的、依据、范围等。

6. 评审的判定原则及方法和程序要求。

7. 公正客观原则，做出保密的承诺。

8. 向被评审方说明评审过程对评审组和被评审方存在的风险，如评审时间的局限性、时限性，以及评审现场试验的抽样性等。

9. 实验室高层领导讲话。

10. 实验室负责人介绍监督评审前的质量体系运行情况（PPT）。

11. 填写首次会议《现场评审会议签到表》。

12. 实验室填写《合格评定机构廉洁自律声明》。

13. 评审组陪同人员相互认识。

（三）参观实验室：检验前、中和后整体流程和分区，检验前重点检验标本转运与交接等环节，生物安全，分区及流程等。

（四）安排现场试验。

1. 关注仪器性能，根据申报认可项目选取 5 份标本，覆盖高、中、低浓度。特别关注不满意或有问题的能力验证项目、变更的能力、内审、管理评审和上次监督评审的有不符合项的项目。

2. 现场实验人员最好覆盖授权签字人、白班、新进和值班工作人员。

3. 现场试验方式：仪器比对、留样再测和人员比对。

（五）查阅记录和报告。

1. 临检组 SOP 文件、科室标本采集手册、程序文件、质量手册等。

2. 临检组仪器一览表、人员一览表。

3. 临检组人员培训计划及培训记录、个人技术档案。

4. 临检组认可仪器校准报告、故障维修、维护记录，包括尿离心机校准报告。

5. 临检组认可仪器性能验证报告、生物参考区间验证记录、仪器比对记录、人员比对

记录。

6. 临检组室内质控记录（从质控软件系统中查阅）及分析、室间能力验证及室间比对记录、失控报告等。

7. 试剂耗材验收记录、新批号试剂验证记录、试剂分装复溶记录等。

8. 血液、体液复检规则及复检规则验证记录，从LIS系统查阅复检规则实施情况。

9. 查阅仪器原始结果与报告单数据是否一致。

10. 危急值上报记录、不合格标本统计记录。

11. 检验前：凝血标本采血量、静脉血和末梢血采集规范、采血顺序等。

12. 现场向岗位人员提问：失控规则、失控处理流程等。

13. 打印：血常规报告单（男、女、儿童）、尿液报告单（尿干化学+镜检、尿有形成分分析）、血凝报告单各1张。

（六）医护座谈会。

（七）分析前走访和现场审核：病区采样、送检流程、危急值报告记录和执行情况。

（八）授权签字人考核：考核其是否熟悉CNAS的相关要求，以及技术能力是否满足要求。对授权签字人的技术能力评审，可在现场试验或调阅技术记录的过程中同时进行，没有相应技术工作背景或不满足CNAS相关要求的领域不能推荐。通过资料审查、电话考核等非面试考核方式增加的授权签字人，在随后的现场评审时评审组应对其进行面试考核。具体内容如下：CNAS要求授权签字人必须具备的资格条件、授权签字人概念、能力验证规则、实验室间比对的概念、实验室认可的作用和意义等。

（九）形态学考核。

外周血涂片形态学识别要求：形态学检验人员应能识别的细胞及寄生虫，至少50幅显微摄影照片（包括正常和异常细胞）或其他形式进行形态学考核，检验人员和授权签字人应能正确识别至少80%。

体液学检验形态学识别要求：尿液中的有形成分、脑脊液中的有形成分、浆膜腔积液中的有形成分、关节腔积液中的有形成分、支气管肺泡灌洗液中的有形成分、其他体液中的有形成分。至少50幅显微摄影照片（包括正常和异常细胞）或其他形式进行形态学考核，检验人员和授权签字人应能正确识别至少80%。

（十）评审组内部沟通：汇总评审情况，疑难问题讨论及开具不符合项。

（十一）评审组与实验室沟通：反馈评审情况。

（十二）末次会议。

（十三）评审组撤离。

（杨　冀）

三、临床血液和体液检验记录表

1. 不合格标本登记表

标本编号	姓名、标识号、年龄	标本来源	容器类型	标签形式	申请形式	标本接收时间（日期/时间）*	标本拒收时间（日期/时间）*	拒收原因#		采取措施
								标本不合格	标签不合格	
		1. 门诊 2. 住院 3. 急诊 4. 体检	1. 真空采血管 2. 非真空采血管	1. 条码标签 2. 手写标签 3. 打印标签 4. 其他	1. 电子 2. 纸质 3. 其他			见备注，请选择相应的代码	A. 无标签 B. 标签信息不全 C. 标签无法识别 D. 其他	1. 标本拒收，通知临床 2. 标本拒收，通知临床，重新采集标本 3. 标本拒收，通知临床，纠正标签错误 4. 无任何措施 5. 其他
1										
2										
3										

注：*. 日期/时间填写格式为：×月×日，×小时：×分钟，如5月8日，15:30。#. 标本不合格：a 溶血；b 凝血；c 标本量不足；d 空管；e 抗凝剂血量比例错误；f 乳糜血；g 标本容器错误；h 采样时间错误；i 标本类型错误；j 运输时间不合格；k 运输条件不合格；l 标本丢失或未收到；m 标本容器损坏；n 标本污染；o 其他。

2. 岗位工作日志

日期： 年 月 日			
工作人员	上午：	中午：	下午：
分析前			
仪器状态	XN-20(A1)： 正常□ 维修□ 停用□	离心机： 正常□ 维修□ 停用□	
	AX-4030： 正常□ 维修□ 停用□	光学显微镜： 正常□ 维修□ 停用□	
分析中			
质量控制	XN-20(A1)： 在控□ 失控□	尿早早孕(NHCG)： 在控□ 失控□	
	AX-4030： 在控□ 失控□	隐血(OB)： 在控□ 失控□	
	ABO、RhD 血型质控： 在控□ 失控□		
交接班记录	交班人	接班人	交接班情况

血常规检查复检记录

No.	复检项目	原始结果	复查结果	镜检(Y/N)	血涂片质量	人工分类								手工计数	
						N	L	M	E	B	YL	AC	NRBC	WBC	PLT

体液标本细胞分类记录

No.	标本质量	蛋白定性	RBC	有核细胞	涂片质量	N	L	M	E	B	AC	隐球菌	其他

（续表）

尿常规标本复查记录

标本号	复查项目	原始结果	复查结果	标本号	复查项目	原始结果	复查结果

ABO 和 Rh 血型检查记录

病历号	标本号	姓名	性别	ABO	历史结果	Rh	历史结果	备注（如历史结果与检测结果不相符，请联系临床，并做记录）

仪器	XN－2000	其他仪器
试剂更换	DCL－300A □（批号：　　） WNR－200A □（批号：　　） WDF－200A □（批号：　　） DFL－200A □（批号：　　） WPC－200A □（批号：　　） SLS－240A □（批号：　　）	尿 11 联试纸条 □（批号：　　） 隐血（OB）□（批号：　　） 尿早早孕（NHCG）□（批号：　　） ABO 试剂 □（批号：　　） RhD 试剂 □（批号：　　）

分析后

仪器设备维护	光学显微镜：	日维护□	周维护□	其他：工程师维修□
	XN－2000：	日维护□	周维护□	其他：工程师维修□
	离心机：	日维护□	周维护□	其他：工程师维修□

监督员：　　审核人：

3. 岗位职责书

部　　门：		岗位名称：	临检组技术人员
员工工号：		岗位编号：	
员工姓名：		执行日期：	
工作概要	在临检组主管的指导下，完成仪器维护、质量控制、样本准备、仪器操作及结果核对等临检组的各项工作。		
请示上报	临检组组长。		
工作职责	1. 正确而熟练地使用血常规及临检组的所有仪器设备，工作过程有组织，有效率。 2. 帮助收集和处理标本，依据规定的操作过程，做好仪器的准备工作和完成实验所需试剂的装配，使试剂合理而有效的运用，质控符合要求情况下完成各项实验操作。 3. 熟练掌握常规的形态学分析。 4. 协助主管完成各项包括试剂在内的质量控制及仪器的维护保养工作。 5. 严格遵守部门的安全手册。 6. 做到有效而经济地使用实验室消耗品。 7. 协助主管技师做好各医学院校实习生的带教工作。 8. 保持工作区域干净、整洁，各类物品、资料存放整齐有序。 9. 完成所指派的各项临时性任务。 10. 不受任何干扰，独立对临床送检验标本按照各项技术标准，秉公做出正确的操作、检测和判断。 11. 严格遵守检验科各类文件的管理和保密制度，理解文件内容并在工作中严格执行。		
工作标准	1. 能够按操作规程及时准确地进行质控、定标及患者标本的测试，出报告时间达到科室现标准，差错率低于1‰(测试量)。 2. 有独立操作所有常规检测项目的能力，对特殊复杂试验能按操作规程顺利完成。 3. 一天工作量实足7 h，完成当日标本测试。		
工作要求	1. 了解医院的目标及发展战略，明确医院的使命和服务理念。 2. 熟悉并遵守医院的各项规章制度，上下班不迟到、不早退，工作时间不做与工作无关的事，完成本科室的上下班交接流程。 3. 具有良好的职业形象意识，外表、着装符合医院要求。 4. 具有创新意识，根据本岗位的实际需要，提出新的方法和建议。		

（续表）

工作要求	5. 具有较好的成本管理意识，将与本岗位相关的时间、物品等资源的利用达到最优化。 6. 具有较好的时间管理意识，工作计划性强，并以提高工作质量与效率为前提不断调整和改进工作流程。 7. 注重工作细节，具有较强的判断能力。 8. 保证所需仪器、设备处于工作状态，发现常见故障能够及时处理，并联系相关部门采取相应措施。 9. 具备安全意识，严格按照操作规范和制度开展工作。 10. 能服从（轮流式工作、上夜班、化学/生物危害物品接触等）安排。 11. 认真仔细，按规程办事，以保证每天工作的质和量。 12. 意外情况下仍能灵活、有效地完成工作，并及时向上级主管汇报。
专业技能	1. 熟悉临床检验相关专业知识，熟练使用临检组的所有仪器设备。 2. 具有正确合理分析检验结果数据的能力。 3. 具有处理仪器常见故障的能力。 4. 主动参加继续教育，积极参与科室教学和科研工作，具有一定的教学科研能力。
合作交流	1. 以医院服务理念为宗旨，热情对待所有来访者。 2. 与本岗位相关的各科室医护人员保持良好的合作关系，主动关心和帮助同事。 3. 工作中虚心接受同事和主管的建议和意见并及时改进。 4. 碰到困难和问题时应保持情绪稳定，及时寻求帮助。与对方交流时应培养自己换位思考的能力。 5. 支持医院的文化和建设。
学历要求	检验及相关专业大专以上学历。
工作经历	一年及以上临检专业工作经验，主管以上技术职称。
体能要求	具有健康的身体，有长久站立工作（一天＞5 h）的体能。
工作条件	相应的工作空间及设备。
________ 员　　工	________ 主管领导

4. 检验科与患者、临床联系记录表

讨论内容：	
参加人员：	
内容记录： 记录人：	日期：
处理情况： 记录人：	日期：

5. 投诉受理记录表

投诉方：	联系方式：			
投诉受理人：	受理投诉时间：　　年　　月　　日			
投诉方式	表格 □	电话 □	口诉 □	其他方式 □
投诉内容、相关证据及要求： 受理人：	日期：			
投诉调查结果及处理意见： 质量主管：	日期：			
对重大抱怨的处理意见： 检验科主任：	日期：			
纠正措施及确认： 责任人：　　　　日期：	质量主管：　　　　日期：			
投诉方对处理结果反馈意见： 记录人：	日期：			

备注：详细书面材料可附表。

6. 不符合工作报告和纠正记录表

受审核专业组：	专业组负责人：
审核员：	审核日期：
不合格事实描述： 不符合要素条款：　　　　不合格类型：1. □　2. □　3. □ 内审员签名：　　　　责任部门负责人签名：	
原因分析及采取的纠正措施： 1. 原因分析： 2. 纠正措施及完成期限： 部门负责人签名：　　　　内审员签名：　　　　日期：	
纠正措施的验证： 内审员签名：　　　　日期：	
注：不合格类型有：1. 体系性不合格；2. 实施性不合格；3. 效果性不合格	

7. 软件故障或更新记录表

部门：	计算机唯一标识号：
故障发现者：	发现时间：
故障描述：	
□ 硬件：________________ □ 软件：________________ □ 其他：________________	
故障处理：	
□ 硬件　　通知设备科报修　　处理时间：　点　分 □ 软件　　通知计算机中心　　处理时间：　点　分 □ 自行解决，解决途径：________________	
故障跟踪描述：	
维修时间：□ 当场解决　□ 1～3 天　□ 4～6 天　□ 一周以上 维修满意度：□ 很好　□ 一般　□ 差 是否更换或更新软硬件：□ 是　具体变更：________________　______；□ 否	
本次监督员：	维修员签名：
记录人：	记录时间：　　年　　月　　日

8. 实验废弃物交接记录单

临时存放地点：							
存放日期	废弃物种类	废弃物数量（包）	无害化处理方法	存放人	交接日期	交接人	接受人
监督者：			审核者：		审核时间：		

注：交接日期、交接人和接收人由后勤部门和废物处理公司填写。其他内容由各部门清运人员填写。

9. 真空采血管性能验证记录

抽吸量：				
编 号	采血量	标准血量	判断标准	结果
1			80％的检测管采血量与标准血量差异＜10％	
2				
3				
管体强度：				
溶血情况：				
凝血情况：				
是否无菌：				
结果可比性：				
检测项目：				
编 号	比对管	考察管	回归方程	相关系数
1				
2				
3				
医学决定水平：				
偏倚：				
相对偏倚：				
判断标准：				
结果：				
性能验证结论：				

10. 采血量验证样本比对记录表

<table>
<tr><td colspan="2">项目：</td><td colspan="2">仪器：</td><td colspan="3">试剂：</td></tr>
<tr><td colspan="2">日期：</td><td colspan="2">操作者：</td><td colspan="3">审核者：</td></tr>
<tr><th>样本号</th><th>采集标准量管</th><th>采样量不足测试管（说明具体量）</th><th>偏倚（bi）</th><th>偏倚的百分比（%bi）</th><th>评价标准</th><th>结果评价</th></tr>
<tr><td>1</td><td></td><td></td><td></td><td></td><td rowspan="3"></td><td rowspan="3"></td></tr>
<tr><td>2</td><td></td><td></td><td></td><td></td></tr>
<tr><td>3</td><td></td><td></td><td></td><td></td></tr>
</table>

11. 临检组室内质控靶值变更记录表

<table>
<tr><td>仪器设备及编号：</td><td>项目名称：</td></tr>
<tr><td>质控品名称：</td><td>质控品水平：</td></tr>
<tr><td>原靶值：</td><td>原 SD：</td></tr>
<tr><td>新靶值：</td><td>新 SD：</td></tr>
<tr><td colspan="2">调整原因：</td></tr>
<tr><td>操作人：</td><td>调整时间：</td></tr>
<tr><td>审核人：</td><td>审核时间：</td></tr>
<tr><td colspan="2">备注：</td></tr>
</table>

12. 临检组室内质控及失控处理记录表

<table>
<tr><td colspan="4">仪器型号及编号：</td><td colspan="3">（　　）年</td></tr>
<tr><th>日　期</th><th>质控时间</th><th>质控批号</th><th>质控情况</th><th>失控原因及纠错方法</th><th>签　字</th><th>备注</th></tr>
<tr><td></td><td></td><td></td><td></td><td></td><td></td><td></td></tr>
<tr><td></td><td></td><td></td><td></td><td></td><td></td><td></td></tr>
<tr><td></td><td></td><td></td><td></td><td></td><td></td><td></td></tr>
</table>

13. 临检组室内质控失控分析报告

实验室名称：	
仪器名称和编号：	
失控项目：	
失控日期及时间：	
质控品名称：	
质控品批号及浓度水平：	
失控情况：	
失控原因分析：	
纠正措施：	
纠正日期及时间：	
纠正结果：	
临床影响评估：	
操作人员签字：	日期：
组长/质量负责人员签字：	日期：

14. 临检组参加能力验证活动计划表

序　号	质评机构	拟参加项目	负责完成人
制表人：		制表日期：	
批准人：		批准日期：	

15. 临检组室间质评记录表

样本发放机构		参加年度	

样品接收

序号	项目及频次	数量	样本号	收到时间	接收人

不合格样本

序号	项目及频次	不合格原因	处理措施	登记人

样本检测

序号	项目及频次	储存条件	测定时间	检测人	回报时间	负责人

备注：	
负责人签字：	日期：　　　年　　月　　日

16. 室间质评结果回报总结表

失控或不满意项目：	
失控或不满意原因：	
解决方法：	
操作者：	日期：
科主任签字：	日期：

17. 临检组室间比对计划表

序　号	比对项目	第 1 次比对	第 2 次比对	负责人

填表人：	时间：
审核人：	时间：

18. 临检组室内设备比对计划表

序　号	仪器类型	第 1 次比对	第 2 次比对	负责人
填表人：		时间：		
审核人：		时间：		

19. 临检组室内设备比对记录表

基准仪器名称及型号：			基准仪器编号：	
基准仪器试剂厂家：			科室：	
比对仪器名称及型号：			比对仪器编号：	
比对仪器试剂厂家：			科室：	
比对时间：	负责人：		审核人：	
1. 实验方案：				
2. 比对要求：				
3. 结果：				
比对项目：				
偏差标准：				
样本号	基准仪器	比对仪器	偏　差	判断结果
合格数量：				
合格率：				
结论：				

20. 临检组室内人员比对计划表

序　号	对比项目	参加人员	第 1 次比对	第 2 次比对	负责人
填表人：			时间：		
审核人：			时间：		

21. 临检组室内人员比对记录表

基准人员姓名：			职称：	
比对人员姓名：			职称：	
比对时间：		负责人：	审核人：	
1. 实验方案：				
2. 比对要求：				
3. 结果：				
比对项目：				
偏差标准：				
样本号	**基准人员**	**比对人员**	**偏　差**	**判断结果**
合格数量：				
合格率：				
结论：				

22. 持续改进措施记录表

持续改进来源分析：			
分析人：	日期：	负责人：	日期：
持续改进措施：			
负责人：	日期：		
审批意见及跟踪验证期限：			
质量负责人：	日期：		
持续改进措施执行情况：			
质量监督员：	日期：		
评价及结论：			
质量负责人：	日期：		

23. 质量改进计划表

需改进领域或项目	识别人	改进措施	整改负责人	预计完成时间
填表人：		日期：		
审核人：		日期：		

24. 实验室风险评估报告

评估目的：					
评估范围：					
评估方式：					
评估方法：					
评估内容：					
检验前过程的实验活动环节：					
潜在风险	影　响	严重程度	发生概率	风险评价	控制措施
检验过程的实验活动环节：					
潜在风险	影　响	严重程度	发生概率	风险评价	控制措施
检验后过程的实验活动环节：					
潜在风险	影　响	严重程度	发生概率	风险评价	控制措施
评估总结：					
编写人：			日期：		
审核人：			日期：		

25. LIS系统检验数据更改申请表

<table>
<tr><td colspan="3">申请人：</td><td colspan="2">申请日期：　　年　　月　　日</td></tr>
<tr><td colspan="2">专业组：</td><td colspan="3"></td></tr>
<tr><td rowspan="6">检验结果数据</td><td colspan="4">检验结果信息(修改检验报告单填写)</td></tr>
<tr><td></td><td>姓名：</td><td>年龄：</td><td>性别：□男　□女</td></tr>
<tr><td></td><td>就诊卡号：</td><td>病案号：</td><td>科室/床号：</td></tr>
<tr><td></td><td>标本类型：</td><td>样本号：</td><td>申请医生：</td></tr>
<tr><td></td><td>操作人：</td><td>审核人：</td><td>报告单日期：
年　　月　　日</td></tr>
<tr><td colspan="5">申请更改原因：</td></tr>
<tr><td colspan="5"></td></tr>
<tr><td colspan="5">申请更改内容：(请详细说明具体项目，包括修改前数据、修改后数据等)</td></tr>
<tr><td colspan="5"></td></tr>
<tr><td rowspan="5">负责人意见</td><td colspan="4">以上申请信息(□是　□否)属实，(□是　□否)同意　　　　提出的更改申请。</td></tr>
<tr><td colspan="2">专业组负责人：</td><td colspan="2">日期：　　年　　月　　日</td></tr>
<tr><td colspan="4">(□是　□否)同意专业组负责人意见，并且(□允许　□不允许)信息管理组根据上述申请内容进行更改。</td></tr>
<tr><td colspan="2">实验室负责人：</td><td colspan="2">日期：　　年　　月　　日</td></tr>
<tr><td colspan="5">备注：</td></tr>
</table>

26. 口头报告结果记录表

日期	患者姓名	床号	病案号	检验项目	检验结果	向临床报告时间	报告接受人	报告者

27. 临检组医疗隐患备案记录表

<table>
<tr><td>发生时间：</td><td>涉及实验室：</td></tr>
<tr><td>是否涉及其他科室</td><td>□ 未涉及。
□ 涉及临床科室/后勤/行政部门等，请填写以下内容：
1）涉及科室：
2）涉及科室联系人及电话：</td></tr>
<tr><td>备案人：</td><td>备案日期：</td></tr>
<tr><td colspan="2">事件具体内容(可附页)：

签字：　　　　　　　　　　日期：</td></tr>
<tr><td colspan="2">其他相关科室建议或意见(适用时填写)：

签字：　　　　　　　　　　日期：</td></tr>
<tr><td colspan="2">持续改进建议：

签字：　　　　　　　　　　日期：

科主任意见：　　　　　签字：　　　　　日期：</td></tr>
</table>

28. 紧急冲淋和洗眼装置检查表

<table>
<tr><td colspan="9">房间或科室：</td></tr>
<tr><th rowspan="2">检查日期</th><th rowspan="2">设备名称</th><th colspan="3">检查内容</th><th rowspan="2">故障描述</th><th rowspan="2">纠正措施</th><th rowspan="2">检查人</th><th rowspan="2">复核人</th></tr>
<tr><th>开关</th><th>水流</th><th>外观</th></tr>
<tr><td></td><td>冲淋装置□　洗眼器□</td><td></td><td></td><td></td><td></td><td></td><td></td><td></td></tr>
<tr><td></td><td>冲淋装置□　洗眼器□</td><td></td><td></td><td></td><td></td><td></td><td></td><td></td></tr>
<tr><td></td><td>冲淋装置□　洗眼器□</td><td></td><td></td><td></td><td></td><td></td><td></td><td></td></tr>
</table>

注：① 每次检查前确定设备名称，在□内打"√"；② 科室人员每周至少应检查一次，并在"检查人"处签名；③ 检查时相关内容性能正常打"√"；④ 冲淋和洗眼装置出现故障、破损等应及时通知相关部门维修；⑤ 生物安全主管巡查实验室时应复核冲淋和洗眼装置的现状，并在"复核人"处签名。

29. 灭火器安全检查记录表

检查年度：				设备编号：					存放地点：			
检查项目及评估	**1月 日**	**2月 日**	**3月 日**	**4月 日**	**5月 日**	**6月 日**	**7月 日**	**8月 日**	**9月 日**	**10月 日**	**11月 日**	**12月 日**
压力指针在绿色区域												
灭火器筒体未有锈蚀、变形												
喷嘴未有变形、开裂、损坏												
保险插销、提手把完好												
灭火器储存箱外观清洁												
灭火器箱未被移动												
灭火器周边未被物品堵塞												
灭火器在有效期内												
重量合格(适合 CO_2 灭火器)												
灭火器整体评估	□正常 □不正常	□正常 □不正常	□正常 □不正常	□正常 □不正常	□正常 □不正常	□正常 □不正常	□正常 □不正常	□正常 □不正常	□正常 □不正常	□正常 □不正常	□正常 □不正常	□正常 □不正常
检查人签名												

30. 环境失控纠正报告

失控情况描述及原因分析：	
采取的纠正活动及结果： 科室负责人：	 日期：
纠正活动有效性评价： 质量负责人：	 日期：

注：如纠正活动涉及样品或试剂的转移，必须写明转移物品的种类、数量、转移原始位置、转移至什么位置(如具体到设备编号)、交接人员等信息。

31. 检验科职业暴露记录表

<table>
<tr><td>事故信息</td><td colspan="2">时间：</td><td colspan="2">地点：</td></tr>
<tr><td>事故是否造成人员伤害</td><td colspan="2">□是</td><td colspan="2">□否</td></tr>
<tr><td>受伤者信息</td><td colspan="4">姓名：　　　　　　　部门：　　　　　　　科室：</td></tr>
<tr><td colspan="5">处理人员填写</td></tr>
<tr><td colspan="5">事故描述及详细原因：</td></tr>
<tr><td>事故责任区分</td><td colspan="2">□人为原因引起事故</td><td colspan="2">□非人为原因</td></tr>
<tr><td>责任人培训情况(有责任人时才填)</td><td colspan="2">□有接受培训</td><td colspan="2">□没有接受培训(原因：　　　　)</td></tr>
<tr><td colspan="5">人员伤害的部位、严重情况：</td></tr>
<tr><td colspan="5">现场应急处理描述：</td></tr>
<tr><td>安全事件报告说明</td><td colspan="4">□已经报告(报告时间：　　　报告人：　　　　)　　□没有报告</td></tr>
<tr><td colspan="5">现场事故处置人签名：</td></tr>
<tr><td colspan="5">事故管理人员填写</td></tr>
<tr><td rowspan="4">事件类型区分</td><td>□感染性暴露事件</td><td>□样本溢出事件</td><td>□病理操作割伤或切伤</td><td>□化学品泄漏或溅污事件</td></tr>
<tr><td>□气体泄漏事件</td><td>□电安全事件</td><td>□中毒事件</td><td>□设备设施故障安全事件</td></tr>
<tr><td>□辐射暴露事件</td><td>□爆炸事件</td><td>□消防安全事件</td><td>□交通安全事件</td></tr>
<tr><td>□自然灾害事件</td><td colspan="3">□其他安全事件(注明：　　　　　)</td></tr>
<tr><td colspan="5">事件采取的预防措施：</td></tr>
<tr><td colspan="5">专家组鉴定结论：</td></tr>
<tr><td colspan="5">事件处置的最终结论描述：</td></tr>
<tr><td colspan="2">专家组成员签名</td><td colspan="2">当事人意见及签名</td><td>安全主任意见及签名</td></tr>
<tr><td colspan="2"></td><td colspan="2"></td><td></td></tr>
<tr><td colspan="5">注：调查资料包括医疗机构临床诊断报告、治疗方案和检查结果等；责任不清，当事人进行专家鉴定时由鉴定专家组填写鉴定结论，其他情况无须填写；只有感染性暴露等有血清学检查的情况需要继续填写以下表格。</td></tr>
</table>

（续表）

感染性暴露的血清学检查							
项目	暴露源结果	受伤者检测结果					
	条码（ ） □已征求许可	事件当天 （必填）	4周 （必填）	8周 （选填）	3个月 （必填）	6个月 （必填）	1年 （选填）
HBsAg	□阳性□阴性	□阳性□阴性	□阳性□阴性	□阳性□阴性	□阳性□阴性	□阳性□阴性	□阳性□阴性
HBsAb	□阳性□阴性	□阳性□阴性	□阳性□阴性	□阳性□阴性	□阳性□阴性	□阳性□阴性	□阳性□阴性
HBeAg	□阳性□阴性	□阳性□阴性	□阳性□阴性	□阳性□阴性	□阳性□阴性	□阳性□阴性	□阳性□阴性
HbeAb	□阳性□阴性	□阳性□阴性	□阳性□阴性	□阳性□阴性	□阳性□阴性	□阳性□阴性	□阳性□阴性
HBcAb	□阳性□阴性	□阳性□阴性	□阳性□阴性	□阳性□阴性	□阳性□阴性	□阳性□阴性	□阳性□阴性
丙肝	□阳性□阴性	□阳性□阴性	□阳性□阴性	□阳性□阴性	□阳性□阴性	□阳性□阴性	□阳性□阴性
HIV	□阳性□阴性	□阳性□阴性	□阳性□阴性	□阳性□阴性	□阳性□阴性	□阳性□阴性	□阳性□阴性
梅毒	□阳性□阴性	□阳性□阴性	□阳性□阴性	□阳性□阴性	□阳性□阴性	□阳性□阴性	□阳性□阴性
注：尊重个人隐私，暴露源检测须征求本人许可，严禁多检测项目；得到准许在“已征求许可”框内划“√”，并填写检测结果，否则禁止填写；暴露源原始条码应记录；受伤者在8周和1年的检测为选择项，其他时间必检。							

32. 临检室来访人员登记表

序号	日　期	来访时间	来访人	来访者单位	被访人	事由	离开时间	备注

33. 不合格试剂耗材记录表

试剂名称：	数量：
厂家：	有效期：
试剂问题反馈： □批号验证不能通过（试剂批次差异的问题） □校准不能通过（校准品的问题） □质控结果证明试剂存在质量问题 □临床反馈并证实试剂的质量问题 □厂家通知试剂结果差异问题（溯源性、成分等改变导致和其他批次试剂差异较大） □其他：	

（续表）

对已发报告的处理： 技术负责人签名：　　　　　　　　　　　　　　　　　　　　年　　月　　日
检验科主任审核意见： □试剂退回给采购处理 □其他： 签名：　　　　　　　　　　　　　　　　　　　　年　　月　　日
采购处理措施(若有)： 签名：　　　　　　　　　　　　　　　　　　　　年　　月　　日

34. 仓库库存物料盘点表

年　　月　　日

物料编码	科室	厂家	物料名称	规格型号	批号	仓位名称	有效期	单位	账面数量	盘点数量	差异数量	备注
仓库盘点人：							财务盘点人：					

35. 试剂耗材报废记录表

试剂耗材名称：		数量：
购进日期：	有效期：	厂家：
报废原因： 申请人签名：　　　　　　　　　　年　　月　　日		
检验科主任意见：　　　　　　签名：　　　　　　年　　月　　日		
采购意见： 签名：　　　　　　　　　　年　　月　　日		

36. 试剂耗材出库登记表

试剂名称	厂　家	规　格	数　量	出库时间	领用人	交接人	备　注

37. 试剂耗材入库登记表

试剂名称	厂　家	规　格	数　量	验收情况	入库时间	入库人	备　注

38. 自配试剂配制记录表

配制日期	试剂名称	溶　剂	定容体积	保存条件	有效期	配制人	备　注

39. 血液分析仪校准记录

检测系统名称：		检测系统编号：				
校准日期：		校准物：　□制造商推荐校准物　□参考实验室赋值新鲜血				
检测次数	WBC	RBC	Hb	HCT	MCV	PLT
1						
2						
均值						
校准物定值						
偏倚(%)						
判定标准	≤1.5%	≤1.0%	≤1.0%	≤2.0%	≤1.0%	≤3.0%
判定结果						
校准结论：						

注：若偏倚介于“表1　血细胞分析校准的判定标准”的第一列和第二列之间，需按照说明书要求对仪器进行调整；若偏倚大于“表1　血细胞分析校准的判定标准”的第二列数值，需请工程师检查原因，完成校准；偏倚=(均值－定值)/定值×100%。

40. 血液分析仪使用与维护记录表

<table>
<tr><td colspan="5">检测系统名称：</td><td colspan="3">检测系统编号：</td></tr>
<tr><td rowspan="2">日期</td><td colspan="4">开机准备：</td><td rowspan="2">执行室内质控并在控</td><td rowspan="2">每日保养</td><td rowspan="2">执行人签字</td></tr>
<tr><td>电源及管道连接</td><td>试剂装载</td><td>废液倾倒</td><td>其他</td></tr>
<tr><td>1</td><td></td><td></td><td></td><td></td><td></td><td></td><td></td></tr>
<tr><td>2</td><td></td><td></td><td></td><td></td><td></td><td></td><td></td></tr>
<tr><td>3</td><td></td><td></td><td></td><td></td><td></td><td></td><td></td></tr>
<tr><td colspan="8">月保养：</td></tr>
<tr><td colspan="8">特殊保养：</td></tr>
</table>

注：每一项完成，则在空格内划“√”；每日保养：关机前执行自动清洗、清洁仪器表面；月保养、特殊保养请按实际情况填写。

41. 血沉分析仪操作及维护保养记录

<table>
<tr><td colspan="4">检测系统名称：</td><td colspan="5">检测系统编号：</td></tr>
<tr><td rowspan="2">日期</td><td colspan="3">开机准备</td><td rowspan="2">执行室内质控并在控</td><td rowspan="2">每批维护</td><td rowspan="2">每日维护</td><td rowspan="2">每周清洁</td><td rowspan="2">执行人签字</td></tr>
<tr><td>开机自检</td><td>剩余测试数量</td><td>其他</td></tr>
<tr><td>1</td><td></td><td></td><td></td><td></td><td></td><td></td><td></td><td></td></tr>
<tr><td>2</td><td></td><td></td><td></td><td></td><td></td><td></td><td></td><td></td></tr>
<tr><td>3</td><td></td><td></td><td></td><td></td><td></td><td></td><td></td><td></td></tr>
<tr><td colspan="9">月保养：</td></tr>
<tr><td colspan="9">特殊保养：</td></tr>
</table>

注：每一项完成，则在空格内划“√”；每批维护：每批标本完成后执行蒸馏水清洗程序；每日维护：清洁仪器表面；开机后、关机前执行蒸馏水清洗程序；每周清洁：用浓度小于0.5%次氯酸钠溶液擦拭样本架，再用蒸馏水清洁并抹干用无水乙醇擦拭条码阅读器；月保养、特殊保养请按实际情况填写。

42. 凝血分析仪项目定标确认表

<table>
<tr><td colspan="2">检测系统名称：</td><td colspan="3">检测系统编号：</td></tr>
<tr><td colspan="2">定标项目：</td><td colspan="3">定标日期：</td></tr>
<tr><td rowspan="3">质控品信息</td><td>质控品</td><td>Level - 1</td><td>Level - 2</td><td></td></tr>
<tr><td>批　号</td><td></td><td></td><td></td></tr>
<tr><td>靶值/SD</td><td></td><td></td><td></td></tr>
</table>

（续表）

定标情况的描述	定标批号： 描述：		
确认措施	□测定质控品	□留样比对	□其他：
是否通过	□是	□否	
确认结果	□质控在控，定标通过	□质控未在控，重新定标	□其他：
确认人及日期：	审核人及日期：		

43. 仪器设备操作使用记录表

仪器设备名称：			仪器设备编号：	
日　期	**开机时间**	**设备运转情况**	**关机时间**	**操作人**
1				
2				

44. 仪器设备维修保养记录表

维修系统名称：	维修系统编号：
维修情况的描述：	描述：
维修人及日期：	审核人及日期：

45. 仪器设备校准检查确认表

校准系统名称：	校准系统编号：
制造商/供应商：	
检定/校准单位：	
检定/校准结论：	
检定/校准日期：	下次检定/校准日期：
检定/校准结果	本次校准结果中，＿＿＿＿＿＿均满足相应技术要求，仪器处于可接受范围。
确认结果：	
确认人及日期：	审核人及日期：

46. 仪器维修性能评价表

维修系统名称：		维修系统编号：		
评价项目：		评价日期：		
质控品信息	质控品	Level - 1	Level - 2	
	批　号			
	靶值/SD			
维修情况的描述	描述：			
确认措施	□测定质控品	□留样比对	□其他：	
是否通过	□是	□否		
确认结果	□质控在控，维修通过　□质控未在控，重新维修 □其他：			
确认人及日期：		审核人及日期：		

47. 迈瑞 UA - 5800 尿干化学分析仪使用及维护保养记录

专业组：				年　月				仪器编号：			
日期	开机时间	关机时间	使用状况	日常维护	操作者	日期	开机时间	关机时间	使用状况	日常维护	操作者

每日维护内容：将所有检测完成并审核完毕的标本按要求处理，架子集中按顺序放置；清空废纸盒中的试纸条，清洗废纸盒并擦干；24 h 使用仪器需每天执行一次“保养”操作。点击“菜单”中的“保养”命令，按提示执行保养操作；在关机状态下，清洁仪器外壳。

频　率	维 护 内 容	日　期	操作者
每周维护	清洗托盘，清洗废纸盒		
定期维护	清理下纸模块(生产厂商授权的专业人员定期维护)		
	清理选纸模块(生产厂商授权的专业人员定期维护)		

48. 迈瑞 EH－2080 尿有形成分分析仪使用及维护保养记录

专业组：						年　月			仪器编号：		
日期	开机时间	关机时间	使用状况	日常维护	操作者	日期	开机时间	关机时间	使用状况	日常维护	操作者

每日维护内容：将所有检测完成并审核完毕的标本按要求处理，架子集中按顺序放置；完成当天检测后，使用仪器自带保养液进行保养。在试管中倒入适量保养液，在仪器静止的状态下，将试管放置在可加样位置，点击“维护”→“正常保养”，仪器自动执行正常保养操作；在关机状态下，清洁仪器外壳。

频　率	维 护 内 容		日　期	操作者
每周维护	计数池表面每周维护至少 1 次。当视野内有污物时，用棉签轻轻擦拭计数池表面。			
按需维护	1. 清洗吸样针：点击“维护”→“清洗吸样针”，执行清洗吸样针操作。 2. 正向冲洗：点击“维护”→“正向冲洗”，执行正向冲洗操作。 3. 反向冲洗：点击“维护”→“反向冲洗”，执行反向冲洗操作。 4. 显微镜镜头的清理：用柔软的刷子或纱布清除灰尘。较顽固的污渍可以用干净的软棉布、镜头纸蘸上无水乙醇与乙醚的混合液轻轻地擦去。			

49. 离心机使用维护记录表

专业组：		离心机编号：		年　月	
日期	离心筒及附件清洁	使用情况	离心腔清洁	异常情况	记录者
1		正常（　）异常（　）			
2		正常（　）异常（　）			

注：√表示已实施。

50. 显微镜使用时间记录表

专业组：			显微镜编号：		年　月		
日　期	使用时间		记录者	日期	使用时间		记录者
	1号	2号			1号	2号	
1							
2							

51. 移液器使用维护记录表

专业组：		移液器编号：		年　月	
日期	移液器表面清洁	使用情况	吸样腔清洁	异常情况	记录者
1		正常（　） 异常（　）			

52. 检验科危急值记录表

日期	患者姓名	病案号	科室	床号（适用时）	项目	结　果		处理程序			
						检测结果	复查结果	确认时间	通知时间	临床受话者	检验科报告人

53. 临检组室内质控月总结

仪器名称及型号（编号）：								质控日期：								
检测项目	质控品批号	设定值			测定项目原始质控数据			测定项目除失控外的质控数据			允许CV	评价	失控情况			
		平均数	标准差	变异系数	平均数	标准差	变异系数	平均数	标准差	变异系数			质控个数	失控个数	未处理个数	失控率
本月结论：																
纠正及预防措施：																
操作者：		日期：			审核者：			日期：			实验室负责人：			日期：		

54. 温 度 记 录 表

仪器名称/编号：　　　　负责人：

温度控制范围：　　　　年：

月	1	2	3	4	5	6	7	8	9	10	11	12	13	14	15	16	17	18	19	20	21	22	23	24	25	26	27	28	29	30	31	评估意见	评估人
1																																	
2																																	

55. 环境温湿度记录表

科室：　　　　负责人：

温度控制范围：　　　　年：

月	1	2	3	4	5	6	7	8	9	10	11	12	13	14	15	16	17	18	19	20	21	22	23	24	25	26	27	28	29	30	31	评估意见	评估人

湿度控制范围＿＿＿＿

月	1	2	3	4	5	6	7	8	9	10	11	12	13	14	15	16	17	18	19	20	21	22	23	24	25	26	27	28	29	30	31	评估意见	评估人

56. 试剂批号、批次验证记录表

<table>
<tr><td colspan="6">项目：</td><td colspan="5">结果判断接受标准：</td></tr>
<tr><th>日期</th><th>旧批号、批次</th><th>结果</th><th>新批号、批次</th><th>结果</th><th>结果差异</th><th>结果判断</th><th>新批号首次使用的日期</th><th>说明书版本/日期</th><th>操作者</th><th>审核者</th></tr>
<tr><td></td><td></td><td></td><td></td><td></td><td></td><td></td><td></td><td></td><td></td><td></td></tr>
</table>

57. 凝血分析仪维护记录

<table>
<tr><td colspan="11">维修系统名称：</td><td colspan="21">维修系统编号：</td></tr>
<tr><th rowspan="2">维护项目</th><th colspan="31">每日维护</th></tr>
<tr><th>1</th><th>2</th><th>3</th><th>4</th><th>5</th><th>6</th><th>7</th><th>8</th><th>9</th><th>10</th><th>11</th><th>12</th><th>13</th><th>14</th><th>15</th><th>16</th><th>17</th><th>18</th><th>19</th><th>20</th><th>21</th><th>22</th><th>23</th><th>24</th><th>25</th><th>26</th><th>27</th><th>28</th><th>29</th><th>30</th><th>31</th></tr>
<tr><td>清洗探针</td><td></td><td></td><td></td><td></td><td></td><td></td><td></td><td></td><td></td><td></td><td></td><td></td><td></td><td></td><td></td><td></td><td></td><td></td><td></td><td></td><td></td><td></td><td></td><td></td><td></td><td></td><td></td><td></td><td></td><td></td><td></td></tr>
<tr><td>清理垃圾桶</td><td></td><td></td><td></td><td></td><td></td><td></td><td></td><td></td><td></td><td></td><td></td><td></td><td></td><td></td><td></td><td></td><td></td><td></td><td></td><td></td><td></td><td></td><td></td><td></td><td></td><td></td><td></td><td></td><td></td><td></td><td></td></tr>
<tr><td>签　名</td><td></td><td></td><td></td><td></td><td></td><td></td><td></td><td></td><td></td><td></td><td></td><td></td><td></td><td></td><td></td><td></td><td></td><td></td><td></td><td></td><td></td><td></td><td></td><td></td><td></td><td></td><td></td><td></td><td></td><td></td><td></td></tr>
<tr><th rowspan="2">清洗仪器</th><th colspan="31">按需维护</th></tr>
<tr><th colspan="9">日期/签名</th><th colspan="6">日期/签名</th><th colspan="9">日期/签名</th><th colspan="7">日期/签名</th></tr>
<tr><td>调节压力</td><td colspan="9"></td><td colspan="6"></td><td colspan="9"></td><td colspan="7"></td></tr>
<tr><td>更换取样针</td><td colspan="9"></td><td colspan="6"></td><td colspan="9"></td><td colspan="7"></td></tr>
<tr><td>××××××</td><td colspan="9"></td><td colspan="6"></td><td colspan="9"></td><td colspan="7"></td></tr>
</table>

58. Sysmex 尿干化学分析仪使用维护记录表

专业组：														年　月										仪器编号：								
日保养记录																																
日期		1	2	3	4	5	6	7	8	9	10	11	12	13	14	15	16	17	18	19	20	21	22	23	24	25	26	27	28	29	30	31
开机时间																																
废试条盒检查																																
废液瓶检查																																
仪器状态	良																															
	差																															
关机维护																																
关机时间																																
操作人																																
月保养记录																																
洗液瓶清洗																																
比重计校正																																
操作者/日期																																
按需保养记录																																
更换保险丝																																
操作者/日期																																
审核人：																	日期：　年　月　日															
制表人：																	审核人：								批准人及日期：							

59. Sysmex 全自动尿液有形成分分析仪使用维护记录表

专业组：														年　月										仪器编号：								
日保养记录																																
日期		1	2	3	4	5	6	7	8	9	10	11	12	13	14	15	16	17	18	19	20	21	22	23	24	25	26	27	28	29	30	31
开机时间																																
负压防逆室水位检查																																
清洗样本抽吸管（关机）																																
仪器状态	良																															
	差																															
关机时间																																
操作人																																
关机时间																																
月保养记录																																
清洗旋转阀SRV																																
操作者/日期																																
按需保养记录																																
更换样本过滤器																																
操作者/日期																																
审核人：																	日期：　年　月　日															
制表人：																	审核人：							批准人及日期：								

60. 迪瑞尿干化学分析仪使用维护记录表

专业组：											年　　月										仪器编号：										
日保养记录																															
日期	1	2	3	4	5	6	7	8	9	10	11	12	13	14	15	16	17	18	19	20	21	22	23	24	25	26	27	28	29	30	31
开机时间																															
仪器表面清洁																															
试剂仓清洁																															
废条盒清洁																															
清洁工作台板和步进齿板																															
比重计清洗																															
浊度计清洗																															
关机时间																															
操作人																															
周保养记录																															
废液桶清洁																															
光纤传感器清洁																															
条码阅读器扫描窗清洁																															
操作者/日期																															
年保养记录																															
更换清洗泵																															
操作者/日期																															
审核人：													日期：　年　月　日																		
制表人：													审核人：							批准人及日期：											

61. 迪瑞全自动尿液有形成分分析仪使用维护记录表

专业组：								年　月												仪器编号：											
日保养记录																															
日期	1	2	3	4	5	6	7	8	9	10	11	12	13	14	15	16	17	18	19	20	21	22	23	24	25	26	27	28	29	30	31
开机时间																															
检查试剂余量																															
清洗流动池																															
倾倒废液																															
关机时间																															
操作人																															
周保养记录																															
清洁吸样探针																															
清洁废液清洗池																															
清洁物镜																															
清洁光纤传感器																															
清洗样本过滤网																															
条码阅读器扫描窗																															
操作者/日期																															
月保养记录																															
清洗鞘液瓶																															
废液桶清洗更换																															
操作者/日期																															
按需保养记录																															
流动池外壁清洁																															
运条单元导轨维护																															
操作者/日期																															
审核人：												日期：　年　月　日																			
制表人：												审核人：								批准人及日期：											

62. 贝克曼库尔特尿干化学分析仪使用维护记录表

专业组：															年　月											仪器编号：						
日保养记录																																
日期		1	2	3	4	5	6	7	8	9	10	11	12	13	14	15	16	17	18	19	20	21	22	23	24	25	26	27	28	29	30	31
开机时间																																
仪器表面清洁																																
废条倾倒																																
废条盒清洁																																
废液倾倒																																
仪器自动清洗																																
仪器状态	良																															
	差																															
关机时间																																
操作人																																
周保养记录																																
仪器除尘																																
操作者/日期																																
按需保养记录																																
更换洗涤液过滤膜																																
清洗试纸条托盘																																
操作者/日期																																
审核人：																		日期：　年　月　日														
制表人：																		审核人：							批准人及日期：							

63. 贝克曼库尔特全自动尿液有形成分分析仪使用维护记录表

专业组：														年　月									仪器编号：									
日保养记录																																
日期		1	2	3	4	5	6	7	8	9	10	11	12	13	14	15	16	17	18	19	20	21	22	23	24	25	26	27	28	29	30	31
开机时间																																
检查试剂量																																
调焦																																
质控																																
倾倒废液																																
仪器状态	良																															
	差																															
关机时间																																
操作人																																
月保养记录																																
定标																																
吸样针清洁																																
洗涤槽清洁																																
操作者/日期																																
按需保养记录																																
易损件更换																																
操作者/日期																																
审核人：																		日期：　年　月　日														
制表人：																		审核人：							批准人及日期：							

64. 爱威全自动尿液有形成分分析仪使用维护记录表

专业组：													年　　月												仪器编号：							
日保养记录																																
日期		1	2	3	4	5	6	7	8	9	10	11	12	13	14	15	16	17	18	19	20	21	22	23	24	25	26	27	28	29	30	31
开机时间																																
试剂量检查																																
仪器表面清洁																																
计数池表面清洁																																
仪器状态	良																															
	差																															
废液倾倒																																
关机时间																																
操作人																																
月保养记录																																
仪器内部清洁																																
试管架清洁																																
操作者/日期																																
按需保养记录																																
易损件更换																																
操作者/日期																																
审核人：																		日期：　　年　　月　　日															
制表人：																		审核人：							批准人及日期：								

65. 全自动粪便分析仪使用维护记录表

专业组：														年　月							仪器编号：											
日保养记录																																
日期		1	2	3	4	5	6	7	8	9	10	11	12	13	14	15	16	17	18	19	20	21	22	23	24	25	26	27	28	29	30	31
开机时间																																
仪器表面清洁																																
试剂耗材余量检查																																
废弃物处理																																
仪器状态	良																															
	差																															
关机前保养																																
关机时间																																
操作人																																
半年保养记录																																
管道保养																																
仪器润滑																																
计数池清洁																																
操作者/日期																																
按需保养记录																																
泵的更换及校准																																
灯泡的更换																																
操作者/日期																																
审核人：																		日期：　年　月　日														
制表人：																		审核人：								批准人及日期：						

66. 设备检定、校准年度计划表

<table>
<tr><td colspan="4">专业组：</td><td colspan="2">年度：</td><td>年</td></tr>
<tr><th>设备编号</th><th>设备名称</th><th>型号</th><th>检定/校准机构名称</th><th>检定/校准时间</th><th>检定/校准有效期</th><th>备注</th></tr>
<tr><td></td><td></td><td></td><td></td><td></td><td></td><td></td></tr>
<tr><td></td><td></td><td></td><td></td><td></td><td></td><td></td></tr>
</table>

67. 仪器使用与维护、维修记录

<table>
<tr><td colspan="11">专业组：</td><td colspan="11">年　月</td><td colspan="10">仪器：</td></tr>
<tr><td>每日执行以下操作（完成打勾）</td><td>1</td><td>2</td><td>3</td><td>4</td><td>5</td><td>6</td><td>7</td><td>8</td><td>9</td><td>10</td><td>11</td><td>12</td><td>13</td><td>14</td><td>15</td><td>16</td><td>17</td><td>18</td><td>19</td><td>20</td><td>21</td><td>22</td><td>23</td><td>24</td><td>25</td><td>26</td><td>27</td><td>28</td><td>29</td><td>30</td><td>31</td></tr>
<tr><td>仪器工作状态良好</td><td></td><td></td><td></td><td></td><td></td><td></td><td></td><td></td><td></td><td></td><td></td><td></td><td></td><td></td><td></td><td></td><td></td><td></td><td></td><td></td><td></td><td></td><td></td><td></td><td></td><td></td><td></td><td></td><td></td><td></td><td></td></tr>
<tr><td></td><td></td><td></td><td></td><td></td><td></td><td></td><td></td><td></td><td></td><td></td><td></td><td></td><td></td><td></td><td></td><td></td><td></td><td></td><td></td><td></td><td></td><td></td><td></td><td></td><td></td><td></td><td></td><td></td><td></td><td></td><td></td></tr>
<tr><td></td><td></td><td></td><td></td><td></td><td></td><td></td><td></td><td></td><td></td><td></td><td></td><td></td><td></td><td></td><td></td><td></td><td></td><td></td><td></td><td></td><td></td><td></td><td></td><td></td><td></td><td></td><td></td><td></td><td></td><td></td><td></td></tr>
<tr><td></td><td></td><td></td><td></td><td></td><td></td><td></td><td></td><td></td><td></td><td></td><td></td><td></td><td></td><td></td><td></td><td></td><td></td><td></td><td></td><td></td><td></td><td></td><td></td><td></td><td></td><td></td><td></td><td></td><td></td><td></td><td></td></tr>
<tr><td>每周保养</td><td colspan="7">第一周</td><td colspan="7">第二周</td><td colspan="7">第三周</td><td colspan="7">第四周</td><td colspan="3">操作者</td></tr>
<tr><td colspan="14">每月保养：</td><td colspan="14">日期：</td><td colspan="3">操作者</td></tr>
<tr><td colspan="14">维修日期：</td><td colspan="14">维修内容：</td><td colspan="3"></td></tr>
<tr><td colspan="14">需要时保养：</td><td colspan="14">日期：</td><td colspan="3">操作者</td></tr>
</table>

68. 外周血细胞形态学检查人员比对记录表

比对项目 比对人员		白细胞分类(100 个)					白细胞异常形态描述	红细胞异常形态描述	血小板异常形态描述	其他	是否符合
	样本编号	N(%)	L(%)	M(%)	E(%)	B(%)					
	1										
	2										
	3										
	4										
	5										
结论：											

69. 形态学检查人员比对计划表

序号	比 对 目 的	比对项目	参 加 人 员	标本来源	比对时间安排
1	保证不同人员之间外周血细胞形态检查结果可比和一致	外周血细胞形态学	所有出具血液常规检验报告的检验人员	全血	
2	保证不同人员之间尿有形成分检查结果可比和一致	尿有形成分形态学	所有出具尿液常规检验报告的检验人员	尿液	
3	保证不同人员之间粪便残渣检查结果可比和一致	粪便标本形态学	所有出具粪便常规检验报告的检验人员	粪便	
4	保证不同人员之间各类体液标本形态检查结果可比和一致	体液标本形态学	所有出具体液标本形态检验报告的检验人员	体液	
计划人及日期：			审核人及日期：		

70. 尿有形成分形态学检查人员比对记录表

比对项目 比对人员		WBC/HP						RBC/HP						CAST/LP			
	编号	0～2	2～5	5～10	10～25	25～50	50～100	0～2	2～5	5～10	10～25	25～50	50～100	0～2	2～5	5～10	>10
	1																
	2																
	3																
	4																
	5																
比对项目 比对人员		EC/LP				结　晶					细　菌					其　他	
	编号	0～5	5～20	20～ 100	>100	－	1＋	2＋	3＋	4＋	－	1＋	2＋	3＋	4＋		
	1																
	2																
	3																
	4																
	5																

结论：

71. 粪便标本形态学检查人员比对记录表

比对项目 比对人员		WBC/HP						RBC/HP						巨噬细胞			
	编号	0～2	2～5	5～10	10～25	25～50	50～100	0～2	2～5	5～10	10～25	25～50	50～100	0～2	2～5	5～10	＞10
	1																
	2																
	3																
	4																
	5																
比对项目 比对人员		细 菌					真 菌					寄生虫					其他
	编号	－	1＋	2＋	3＋	4＋	－	1＋	2＋	3＋	4＋	－	1＋	2＋	3＋	4＋	
	1																
	2																
	3																
	4																
	5																

结论：

72. 体液标本形态学检查人员比对记录表

比对项目 比对人员		WBC/HP						RBC/HP						巨噬细胞			
	编号	0～2	2～5	5～10	10～25	25～50	50～100	0～2	2～5	5～10	10～25	25～50	50～100	0～2	2～5	5～10	＞10
	1																
	2																
	3																
	4																
	5																
比对项目 比对人员		细　菌					真　菌					寄生虫					其他
	编号	−	1+	2+	3+	4+	−	1+	2+	3+	4+	−	1+	2+	3+	4+	
	1																
	2																
	3																
	4																
	5																
结论：																	